高等院校观赏园艺方向"十二五"规划教材

园艺疗法概论

李树华　主编

中国林业出版社

内容简介

园艺疗法作为一种新型的医疗方法，在我国不仅具有深厚的文化基础，而且具有广阔的应用前景与发展前景。

本教材在系统介绍园艺疗法的历史与现状，理论基础，功效与特征，适用对象，构造要素与实施场所，实施程序设计，实施过程与评价，教育与科学研究的基础上，还介绍了园艺植物与绿地的保健功能，园艺疗法师资格认证制度与就业，园艺疗法专类园规划设计。

本教材可供园艺、风景园林、医疗、护理、社会福利等相关专业师生使用，也可供园艺工作者、风景园林设计师、苗圃与植物园工作人员、敬老院工作人员以及政府福利部门工作人员等参考使用。

图书在版编目（CIP）数据

园艺疗法概论/李树华主编. —北京：中国林业出版社，2011.8（2023.10重印）
高等院校观赏园艺方向"十二五"规划教材
ISBN 978-7-5038-6278-6

Ⅰ. 园… Ⅱ.①李… Ⅲ. 观赏园艺–应用–物理疗法–高等学校–教材 Ⅳ.①R454.6

中国版本图书馆 CIP 数据核字（2011）第 153569 号

国家林业局生态文明教材及林业高校教材建设项目

中国林业出版社·教材出版中心

策划编辑：康红梅　　　　　　责任编辑：康红梅　田　苗
电话：83143516　　　　　　　传真：83143561

出版发行	中国林业出版社（100009　北京市西城区德内大街刘海胡同7号） E-mail:jiaocaipublic@163.com　电话：(010)83143500 http://lycb.forestry.gov.cn
经　销	新华书店
印　刷	三河市祥达印刷包装有限公司
版　次	2011年8月第1版
印　次	2023年10月第4次印刷
开　本	850mm×1168mm　1/16
印　张	21
字　数	523千字
定　价	56.00元

未经许可，不得以任何方式复制或抄袭本书之部分或全部内容。

版权所有　侵权必究

《园艺疗法概论》编写人员

主　编　李树华
副主编　贺学勤　李树和　吴少华
编写人员（按姓氏拼音排序）
　　　　　　陈　颖（黑龙江大学）
　　　　　　贺学勤（内蒙古农业大学）
　　　　　　李保印（河南科技学院）
　　　　　　李庆典（青岛农业大学）
　　　　　　李树和（天津农学院）
　　　　　　李树华（清华大学）
　　　　　　李　颖（青岛农业大学）
　　　　　　刘海涛（华南农业大学）
　　　　　　温鹏飞（山西农业大学）
　　　　　　吴少华（福建农林大学）
　　　　　　徐　峰（中国农业大学）
　　　　　　徐迎春（南京农业大学）
　　　　　　张建国（浙江农林大学）
　　　　　　赵惠恩（北京林业大学）

高等院校观赏园艺方向规划教材
编写指导委员会

顾　问	陈俊愉（北京林业大学）
主　任	张启翔（北京林业大学）
副主任	李　雄（北京林业大学）
	包满珠（华中农业大学）
	李树华（清华大学）
委　员	（按姓氏拼音排序）
	包志毅（浙江农林大学）
	车代弟（东北农业大学）
	陈发棣（南京农业大学）
	高俊平（中国农业大学）
	高亦珂（北京林业大学）
	何少云（华南农业大学）
	何松林（河南农业大学）
	蒋细旺（江汉大学）
	金研铭（吉林农业大学）
	亢秀萍（山西农业大学）
	吴少华（福建农林大学）
	姚允聪（北京农学院）
	于晓英（湖南农业大学）
	岳　桦（东北林业大学）
	曾　明（西南大学）
	张　钢（河北农业大学）
	郑成淑（山东农业大学）
秘书长	高亦珂（北京林业大学）
	康红梅（中国林业出版社）

前 言

人类，在其诞生之前的类人猿时期，一直生活在绿色的大自然之中；在其诞生之后到工业文明出现之前的农业时代，大部分时间都在田野中与栽培植物（农作物）和豢养动物（家畜）为伴。因此，可以说人类自诞生以来，绝大部分时间都是在充满绿色植物的环境中度过的。所以，人类有回归自然的情感，人们可以从植物中获取平静，看到植物后心灵会得到慰藉。即使在工业文明出现之后，人类生活环境急速向无机化方向迈进的当今，也脱离不了自然因素。

农业活动促进了城市的诞生，城市的出现导致了人们生活方式的改变，从而产生了园艺。园艺，与人类生活密不可分，其功效主要表现在食用、经济、环境、身体、心理、精神、技能以及教育等方面。利用与绿色植物相关的农业操作、园艺操作进行人类身心疾病治疗与康复活动具有悠久的历史。这种活动即为原始的园艺疗法。原始的园艺疗法经过草创期、变革期以及成长期等阶段的发展，现在已经成为一门国际上公认的交叉型学科与实践型学科。随着城市化进程的发展、老龄化社会的到来以及人们生活方式、价值观的多样化，人口老龄化、亚健康、心理不健康等成为越来越严重的社会问题。园艺疗法因其功效综合、无副作用而被认为是解决这些社会问题的最有效方法之一。其基本思想是积极运用园艺植物、园艺操作活动以及园林绿地环境对人产生的直接的、间接的作用，改善身心状态，维持和增进健康，提高生活质量，帮助人们过上更富有人情（性）味的生活。

本教材由工作在园艺与园林教育一线的13所高校的14位教师结合自己的教学经验与实践经验合力编写而成。写作目标力求内容系统全面，学术观点新颖，图文并茂，填补国内空白。

本教材由李树华担任主编，贺学勤、李树和、吴少华担任副主编。编写组对编写内容统一讨论、分工编写，再先后由副主编、主编统稿完成。各章编写分工如下：第1章，李树华、贺学勤、李保印；第2章，李树华、陈颖；第3章，李树华；第4章，李树华、贺学勤；第5章，吴少华、李树和、李颖、刘海涛、李保印、李庆典、张建国；第6章，温鹏飞；第7章，李树华、赵惠恩；第8章，李树华、徐迎春、贺学勤；第9章，李树华；第10章，李树华；第11章，徐峰、李树华；附录，李树华、吴少华、李树和、李颖。

本教材可供园艺、风景园林、医疗、护理、社会福利等相关专业师生使用，也可供园艺生产者、风景园林设计师、苗圃与植物园工作人员、医疗与护理人员、敬老院工作人员以及政府福利部门工作人员等参考使用。

由于我国在园艺疗法的研究教育与实践方面尚处于起步阶段，相关资料匮乏，本教材在编写过程中主要参考了以日本、美国为主的国外资料，在此向相关学者深表谢意。

由于编者在园艺疗法方面的学术研究水平与实践经验有限，本教材错误与不足之处难免，敬请同行与读者提出宝贵意见。

李树华

2011 年 1 月

于清华大学建筑学院景观学系

目 录

前 言

1 绪 论 (1)
  1.1 园艺疗法基础相关领域 (2)
  1.2 园艺疗法的相关概述 (8)
  1.3 园艺疗法与相关学科领域的关系 (15)
  1.4 与园艺疗法相关的其他疗法 (16)
  小 结 (24)
  思考题 (24)

2 园艺疗法的历史与现状 (25)
  2.1 园艺疗法的形成与发展 (26)
  2.2 主要国家园艺疗法发展概况 (31)
  2.3 具有中国特色的园艺疗法的历史发展与出路 (41)
  小 结 (45)
  思考题 (45)

3 园艺疗法的理论基础 (46)
  3.1 植物对人的五感刺激 (47)
  3.2 认识园艺疗法的可行性 (57)
  3.3 从神经科学视点解释心理康复与植物的关系 (61)
  3.4 植物栽培对身体机能恢复的作用 (65)
  小 结 (67)
  思考题 (67)

4 园艺疗法的功效与特征 (68)
  4.1 园艺疗法功效模式 (69)
  4.2 园艺疗法的功效 (72)
  4.3 园艺疗法的特征 (83)
  小 结 (88)
  思考题 (88)

5 园艺植物与绿地的保健功能 (89)
   5.1 果树（果品）的保健功能 (90)
   5.2 蔬菜的保健功能 (96)
   5.3 花卉的保健功能 (103)
   5.4 芳香植物的保健功能 (108)
   5.5 药用植物的保健功能 (115)
   5.6 茶树（叶）的保健功能 (117)
   5.7 绿地的保健功能 (123)
   小 结 (134)
   思考题 (134)

6 园艺疗法的适用对象 (135)
   6.1 未成年人 (136)
   6.2 老年人 (141)
   6.3 残疾人 (144)
   6.4 智障者 (147)
   6.5 精神病患者 (149)
   6.6 亚健康人群 (152)
   6.7 患有其他疾病的人群 (154)
   小 结 (159)
   思考题 (159)

7 园艺疗法的构造要素与实施场所 (160)
   7.1 园艺疗法的构造要素 (161)
   7.2 园艺疗法的实施场所 (166)
   小 结 (178)
   思考题 (178)

8 园艺疗法实施程序设计、实施过程与评价 (179)
   8.1 园艺疗法程序设计 (180)
   8.2 园艺疗法实施过程 (192)
   8.3 园艺疗法实施要点与心得体会 (200)
   8.4 园艺疗法功效评估 (204)
   8.5 园艺疗法实施实例 (206)
   小 结 (209)
   思考题 (209)

9 园艺疗法教育与科学研究 …………………………………………… (210)
  9.1 园艺疗法教育 ………………………………………………… (211)
  9.2 园艺疗法科学研究 …………………………………………… (217)
  小　结 …………………………………………………………… (222)
  思考题 …………………………………………………………… (222)

10 园艺疗法师资格认证制度与就业 ………………………………… (223)
  10.1 美国园艺疗法师资格认证制度与就业 …………………… (224)
  10.2 英国园艺疗法师资格认证制度与就业 …………………… (231)
  小　结 …………………………………………………………… (232)
  思考题 …………………………………………………………… (233)

11 园艺疗法专类园规划设计 ………………………………………… (234)
  11.1 园艺疗法专类园类型 ……………………………………… (235)
  11.2 规划设计目标与原则 ……………………………………… (238)
  11.3 场地选择 …………………………………………………… (242)
  11.4 园艺疗法园分区构建 ……………………………………… (243)
  11.5 植物选择与种植设计 ……………………………………… (252)
  11.6 园路与设施 ………………………………………………… (255)
  11.7 各类园艺疗法园设计要点 ………………………………… (263)
  小　结 …………………………………………………………… (270)
  思考题 …………………………………………………………… (270)

附录一　部分果品的保健功能 …………………………………………… (271)
附录二　部分蔬菜的保健功能 …………………………………………… (275)
附录三　部分花卉的保健功能 …………………………………………… (290)
附录四　部分芳香植物的保健功能 ……………………………………… (294)
附录五　部分药用植物的保健功能 ……………………………………… (297)
附录六　园艺疗法各种用表 ……………………………………………… (302)
参考文献 …………………………………………………………………… (320)

1 绪 论

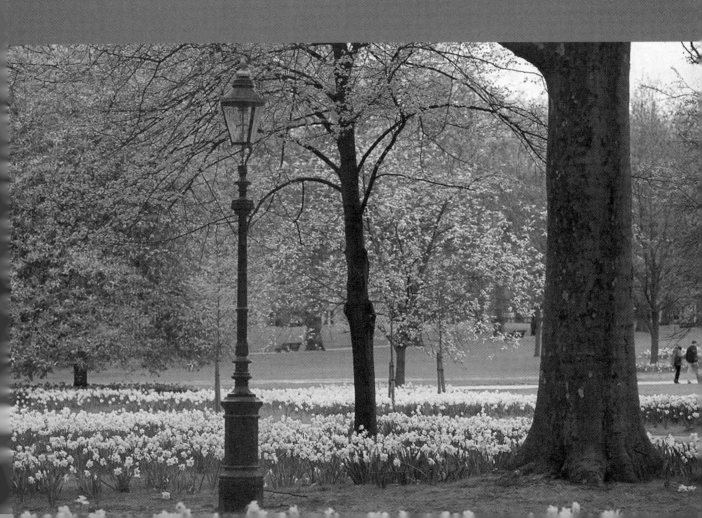

1.1 园艺疗法基础相关领域

1.1.1 园艺

园艺活动是指栽培果树、蔬菜以及观赏用植物等的活动。农耕促进了城市的诞生，城市的出现导致了生活方式的改变，从而诞生了园艺（表1-1）。被文化孕育，又养育了文化的园艺与人类生活的深层关系，是园艺活动作为疗法的重要思想背景。

表1-1 农耕与园艺的思想

名称		农耕	园艺
英语名称		Agriculture	Horticulture
原含意		耕种土地	耕种围合起来的土地
思想与目的	猎取 以商品生产为目的（产业）	农业（Agro-industry）	园艺业、园艺农业或园艺产业（Hort-industry）
	培育 作为生活的一部分来进行，享受培育的过程，其产物对生活有帮助（生活）	农艺（Agriculture）	园艺（Horticulture）

1.1.1.1 园艺文化史

(1) 园艺词源

从农耕活动1万多年的历史来看，蔬菜、果树与花卉的栽培仍属新生事物。"园艺"的术语最初见于我国出版的第一本英汉字典——《英华字典》，即在该字典"Horticulture"一词下，意译成"园艺"或"种园之艺"。英文 Horticulture 由拉丁语中表示"包围"或"被包围的土地"的 hortus 和表示栽培的 cultura 组成。我国本无"园艺"的词组，据吴耕民先生认为《英华字典》的译文可能来源于明代王象晋所编著的《群芳谱》（1621年）的"灌园艺蔬"或清代初期陈淏子（又名陈扶摇）所著的《秘传花镜》（1688年）的"锄园艺圃"（图1-1）。

(2) 花卉园艺文化史

高水平的生产力与安定的社会生活等是花卉园艺文化产生的基础。在世界历史长河中，产生了两个花卉园艺文化中心，一个是西方花卉园艺文化中心，另一个是东方花卉园艺文化中心。

西方花卉园艺文化中心 最早起源于美索不达米亚、亚述（公元前18世纪至7世纪间建立于西亚底格里斯河上游一带的奴隶制帝国）和古巴比伦，稍晚古埃及也加入其中。之后传入古罗马，到了中世纪传入西欧，16世纪以后由西欧传入北美而发扬光大。可以说美索不达米亚、埃及、罗马等在地中海产生的花卉园艺文化是西方花卉园艺文化发展史上的第一个阶段，而后由西欧传向北美，进一步影响到世界范围，是西方花卉园艺文化发展史上的第二个阶段。

东方花卉园艺文化中心 起源于我国，流经朝鲜半岛传入日本。经长期栽培，在古代中国产生了牡丹和菊花两大花卉奇迹，还有梅花、兰花、月季、杜鹃花、山茶花、荷花、桂花和中国水仙等著名花卉。除此之外，我国还编辑出版了数量众多的花卉园艺著作，如西晋时期的《南方草木状》、唐代王方庆的《园庭草木疏》、李德裕的《平泉山居草木记》，宋代范成大的《范村梅谱》、王观的《芍药谱》、王贵学的《兰谱》、陈思的《海棠谱》以及欧阳修的《洛阳牡丹记》等，明代周文华的《汝南圃史》、王象晋的《群芳谱》和王路的《花史左编》，清代陈淏子的《花镜》和汪灏的《广群芳谱》。经过长期积累，我国形成了独特精湛的花卉园艺文化。

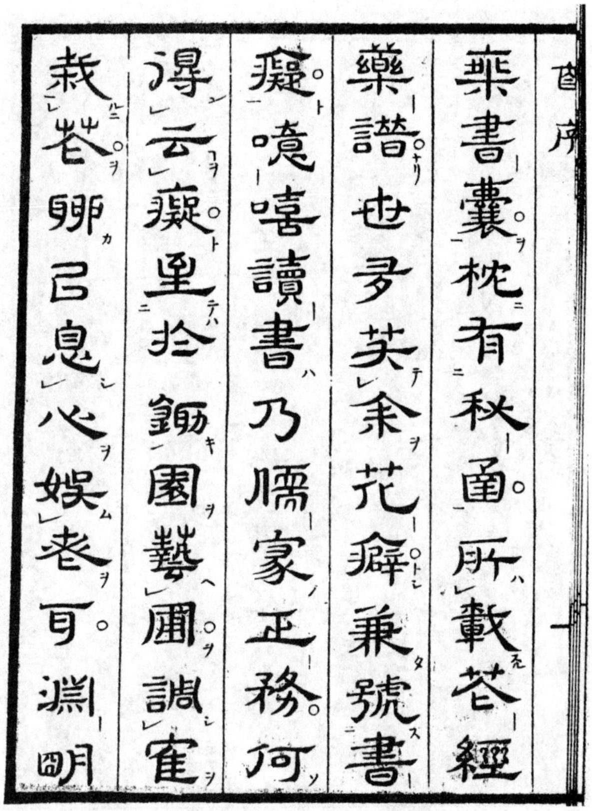

自遣隋使、遣唐使时代开始到江户时代之前，日本全面引进了我国的花卉园艺文化，但到了江户时代（1603—1868），日本结合本国文化，形成了独树一帜的花卉园艺文化。该时期日本的花卉园艺文化处于世界最领先水平（图1-2）。

图1-1　陈淏子所著《花镜》"序"中所见"锄园艺圃"（日本花说堂刊本）

1.1.1.2　园艺的分类

根据栽培对象的不同，园艺分为果树园艺、蔬菜园艺和花卉园艺。随着城市绿化与生活中花草需求量的增加，观赏用植物栽培进入专业化，现已培育出可供观赏的植物种类多达1万余种。园艺疗法中经常使用多种观赏植物，如一、二年生草花，多年生草花，球根植物，花木等；除此之外，还使用多浆类植物、仙人掌类植物、水生植物、观叶植物、温室植物、藤本植物、蕨类植物、兰科植物、盆栽类、山野草以及室内植物等。园艺作为疗法使用时，园艺疗法师有必要掌握这些植物的特性（图1-3）。

1.1.1.3　园艺活动

（1）园艺活动的概念

广义的园艺活动是指人们在生活中所进行的趣味性、自发性的园艺和为了促进身心健康而进行的园艺。这些园艺活动有时能够取得与进行园艺福利和园艺疗法相同的效果。园艺福利是间接的，园艺疗法则是直接的、明确的，它们都需要具有专业知识的技

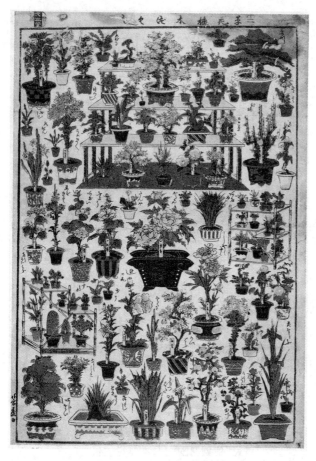

图1-2 《各种草花树木》中描绘的江户时期的各类盆栽的花草树木

术人员参与。

生活中的园艺活动、作为福利环境的园艺福利和作为疗法使用的园艺疗法的关系如图1-4所示。也有人认为园艺疗法包含在园艺福利之中，但是福利环境的使用方法与作为疗法手段时的使用方法有所差异，两者有重叠。

(2) 园艺活动的优点与缺点

置身室外对身心是件有益的事情，人们的表情会变得生动，感情会更加丰富。看到植物一天天长大，看到植物以生长的方式回应自己的护理，大多数人会感到高兴。与其他活动相比，如与木工制作等相比，不容易产生压力等，人们更加乐于参加。但人们在进行园艺活动时，其心理变化难以把握，至今尚未确立科学的评价方法。这也是园艺疗法不容易受到关注、不能被积极引进的原因之一。

1.1.1.4 园艺活动为人们与植物的生长建立关系

当人与植物相处时，即建立起相处关系。自史前时期，植物不仅在人类的衣食住等生活中发挥着重要作用，还在神灵的寄宿场所以及宗教方面有重要意义。此外，植物还在文化的传承与发展、环境教育、居住环境的舒适化方面必不可缺。人与植物建立起的关系可以分为两种情况：一种是仅将旁边的植物看作一个物体，另一种是作为生物来进行养护管理，而园艺的本质在于后者（图1-5）。

实际上，园艺的概念已经被扩大，除室内、庭园、菜园之外，还

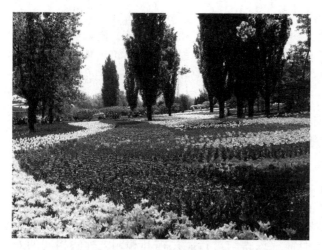

图1-3 由乔木、灌木以及球根花卉组成的园林景观

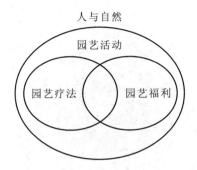
图1-4　园艺活动、园艺疗法与园艺福利的关系

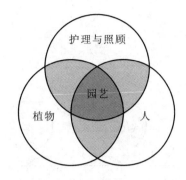
图1-5　园艺在人与植物关系中的定位

包括学校花坛、街道两旁绿地、公园等。园艺即指在室内、庭园、菜园、阳台、花坛、温室、塑料大棚等设施或身边的场所内培育植物。在培育时，还需要进行与之相关的各种活动，即园艺活动。

通过园艺活动培育植物，使用五官感受植物的生长和收获产物（蔬菜、花、水果、香草、药草等），或者使用和加工这些产物，都是园艺活动的延伸。这是因为自己栽培过的植物中包含感情，品尝或利用它们做成某样东西时，喜悦感倍增，同时这也能成为支撑园艺活动的推动力。

1.1.2　健康与保健

(1) 人类生活的基本条件

人们健康生活需要具备以下基本条件（图1-6）：

①住　拥有能够安全居住的房屋和能够生活的场所；
②友　拥有相互交流、共同生活的亲朋好友；
③用　拥有自己的一份工作并发挥作用；
④食　拥有安全、必要种类与数量的食物；
⑤衣　拥有包裹自己身体的衣物。

其中，①、④、⑤是有关人们生活"衣食住"的要素，是生活的最基本条件，因而《管子·牧民》曰"衣食足知荣辱"；而①、②、③被称为正常化（标准化）生活的三条件。

(2) 生活与健康

人需要维持健康的生活，或者为了增进健康而谨慎地生活。有的人即使没有生病和受伤，为了努力保持健康，每天也过着积极的"健康法"生活。当高龄、疾病或经常性患病身体虚弱时，为了提高治愈率，需要适度的生活，这种生活方式叫做"养生"。

对于不能马上取得治疗效果的状态，为了治病、疗伤和恢复健康而进行的治疗，使心灵和身体得到放松时叫做"疗养"，可以说"疗养"比"养生"更注重疾病方面。当受伤或患病给生活带来不便时，通过医疗知识和技术积极治伤或治病的活动即为"治疗"。

无论病残，人为了健康地生活下去所采取的各种生活方式，如治疗、疗养、养生、健康法、自然生活的关系可以用图1-7表示。如何根据各种不同的生活方式进行园艺活动，

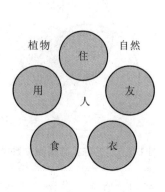 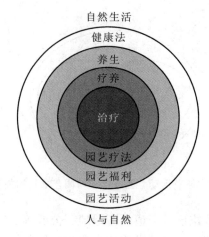

图 1-6　自然生活的要素　　　　　图 1-7　健康与园艺

如何享受植物和环境带来的好处，是否能够把它们称为园艺疗法，其关键点也在于此。

(3) 保健

保健，源于日语的"保溝"，其意义在于保护健康，亦指为保护和增进人体健康、防治疾病所采取的综合性措施。

保健在我国有着悠久的历史，早在春秋战国时期的中医学经典著作《黄帝内经》中就全面地总结了先秦时期的养生经验，明确地指出"圣人不治已病治未病，不治已乱治未乱……夫病已成而后药之，乱已成而后治之，犹渴而穿井，斗而铸锥，不亦晚乎！"的养生观点，为我国传统预防医学和养生学的发展奠定了基础。我国的传统养生学流派较多，各有所长，总体来讲主要分为精神、动形、固精、调气、食养、药饵六大学派。各学派的养生学说自有体系，各有所长，又兼收并蓄，形成了我国独具特色的养生保健方法。

我国医学中很多养生保健的观念和现代生命学相似，很多传统养生保健方法也很有效，如推拿按摩、拔罐、食疗、针灸、五禽戏、太极拳、书画、气功（引行导气、腹式呼吸）等。除针灸外，其他方式任何人都可以个人操作，经常使用会对养生保健、强身健体、预防疾病有特殊的疗效。

1.1.3　治疗与疗法、医学与医疗

(1) 治疗与疗法

治疗就是医治疗养和用药物、手术等消除疾病，通常是指干预或改变特定健康状态的过程。

疗法是指治病的方法。有特异疗法、药物疗法、五绝指针疗法、益脑回春疗法等。医疗人士认为，疗法具有广义与狭义之分，广义的疗法不仅包括"治疗"，还包括健康人在内的娱乐、锻炼、保健、预防。"疗法"一词来源于治疗法，它是以需要医疗处理的人为对象，以治疗为目的而进行的一系列过程。

但是，像精神病等疾病，治疗只是在急性期这一极短的时期内才进行，之后的看护、护理与康复占有较大比重，因此相比医疗性措施，生活指导更加重要。外科领域也

是如此，从怎样在术后让病人像常人一样生活的观点出发，需要进行手术及后期护理。

因此，护理和看护时的作业疗法、活动疗法等开始受到人们的关注，其对象也扩大到需要福利帮助的人。也就是说，疗法的目标从医疗性措施扩大到了生活指导，其中也包含了提高护理对象的生活质量和推进有人情味的生活方式。

除此之外，作为疗法的要件，疗法指"这方面的专家在了解了改善什么、如何改善的基础上，列出符合该目的的程序，然后在验证的过程中再寻找更好的方法的过程"。简单地说，就是理解治疗对象的症状，考虑该人的性格，在明确了哪种方法可以治疗、改善或改良其症状后，使用某种方法时，这种方法就是疗法（therapy）。不满足这个条件的方法，就是自由活动（activity）。如果这种活动是以预防疾病、维持健康为目的，即属于保健领域的活动，则可以称为健康法。以健康人为对象的保健领域内的活动不属于疗法的概念。

（2）医学与医疗

医学是研究人体和疾病的治疗预防的学问，是指用基于医学知识和见识的医术来治病。医疗与国家制度紧密相关。

医学、医疗、疗法、治疗对于我们的身体和精神都是必要的。它们是相互补充、相互依存的。园艺疗法具有把上述4项有机结合的综合作用。

1.1.4 福利和园艺福利

（1）福利

福利是员工的间接报酬。一般包括健康保险、带薪假期或退休金等形式。这些奖励作为企业成员福利的一部分，奖给职工个人或者员工小组。

福利必须视为全部报酬的一部分，而总报酬是人力资源战略决策的重要方面之一。从管理层的角度看，福利可对以下若干战略目标做出贡献：协助吸引员工；协助保持员工；提高企业在员工和其他企业心目中的形象；提高员工对职务的满意度。与员工的收入不同，福利一般不需纳税。由于这一原因，相对于等量的现金支付，在某种意义上福利对员工具有更大的价值。

福利适用于所有的员工，而奖金则只适用于高绩效员工。福利的种类很多，可以归为以下几类：补充性工资福利、保险福利、退休福利、员工服务福利。

目前的发展趋势是福利在整个报酬体系中的比重越来越大。

（2）园艺福利

享受园艺的功效来保持身心健康，过上有品位的生活，这是所有市民的愿望。有效利用园艺所具有的各种功效，使所有市民都能过上身心健康，有人情味的幸福生活，即为园艺福利。

园艺福利包含很多方面，除了个人的身心健康（治疗、康复、维持和增进健康等），还包括促进精神与情绪（人性）的成长，以及促进社会人际关系的顺畅和交流，进而形成、发展和完善社区等。换言之，就是提高生活质量。

园艺福利是以园艺为媒介，增进所有市民的幸福感，而园艺疗法是因为需要医疗与福利的市民很难独立、自由地从事园艺，因此在得到专家（园艺疗法师）的帮助后，增进他们的幸福感（表1-2）。现在，一般人们对园艺疗法的理解，多包含了很多属于园艺福利领域的内容。

表1-2　园艺福利与园艺疗法

目的与目标	词汇	对象	与园艺产生关系的方法
以园艺为媒介，改善和促进身心状态，促进人性的成长，提高生活质量	园艺福利	所有人	在从事园艺的过程中享受它的功效
	园艺疗法	有某种残疾或障碍的人	由于无法独立、自由地从事园艺，因此在专家（园艺疗法师）的帮助下享受它的功效

1.2　园艺疗法的相关概述

1.2.1　园艺疗法的概念

1.2.1.1　园艺疗法的多种定义

园艺疗法，顾名思义就是以"园艺"作为媒介的"疗法"。但由于"园艺"和"疗法"含义的不确定性，不同的国家、不同专业背景的相关人士对于"园艺疗法"一词含义的理解有所出入，因而出现了"园艺疗法"的多种定义。

(1) 欧美关于园艺疗法的定义

①英国园艺疗法协会的定义　园艺疗法是以园艺作为手段，改善身心的状态（improving well being by using gardening），其特征在于它几乎能够适应于所有的障碍者，能够对应人们所面临的所有问题。

虽然园艺疗法也培育植物，但并不是以得到园艺的效果和植物的生长等为目标，而是通过实施园艺疗法，在身体、社会、精神或者经济等方面达到更好、更理想的状态。

②美国园艺疗法协会的定义　园艺疗法是对于有必要在其身体以及精神方面进行改善的人们，利用植物栽培和园艺操作活动，从社会、教育、心理以及身体诸方面进行调整更新的一种有效的方法。

园艺疗法的治疗对象包括残疾人、高龄老人、精神病患者、智力低能者、滥用药物者、罪犯以及社会的弱势群体等。

③Growth Point 的定义　Growth Point (1999)将园艺治疗定义为利用植物及进行相关的园艺活动，使园艺治疗对象在身体上、心理上或精神上获得改善效果的一种辅助治疗方法。在身体上的改善包括体力、耐力、手脚功能灵巧度及园艺方面相关的技能等；在心理上或精神上的改善包括获得成就感、恢复自信心与价值感、疏解压力、调和心情、期待未来及安定情绪、增加园艺治疗对象的幸福感等。幸福是人类现实生活中存在的一种重要现象，也是人类生活所不断追求的目的和理想。

④Diane Relf 的定义　弗吉尼亚州理工科大学 Diane Relf (2005)教授采用模式图对园艺治疗的定义进行了阐述（图1-8）。该图阐述的定义与 Sempik 等的以职业治疗模型为基础定义的园艺治疗非常相似。即要求有可测量的治疗目标（指临床定义）和受过训

练的专业人员。Relf 将园艺治疗对象限制为有明确诊断的疾病；园艺活动侧重活体植物的养护和培育，而不是将所有与植物或庭园活动有关的内容都作为园艺活动的内容。将受过训练的专业人员作为治疗结果的承担者。由于 Relf 定义的园艺治疗限定了治疗的对象和治疗师的专业资格，从而使园艺治疗范畴超出了景观体验和芳香治疗的范畴。

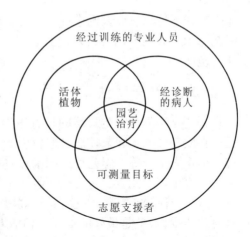

图 1-8　Relf 用维恩图(Venn diagram)表示的园艺治疗定义模式图

（2）日本关于园艺疗法的定义

①日本园艺福利普及协会的定义　园艺疗法是通过植物以及与植物有关的各种活动（园艺、花园制作），改善身心状态，促进身体健康的疗法。

②日本园艺疗法研修会的定义　在福利、医疗、康复、教育等方面，作为援助和治疗技术之一，灵活运用园艺活动产生的效果和优点即为园艺疗法。

③高江洲义英的定义　日本园艺疗法研究者高江洲义英（1997）把园艺疗法定义为通过与以植物为中心的自然的接触，发现自我，为了促进自己的成长、自己态势的修复或者安定，同时通过与他人或者地区社会的共同作业和连带，以个人或者团体的康复和治疗为目标的一系列技法、活动的总称。

（3）园艺疗法的综合定义

具体来讲，园艺疗法应该满足以下条件：

——对于自己无法享受到自然与植物恩惠的人（适用对象）；

——了解这个人的身心机能与生活中的活动处于何种状态（评价）；

——选择使用园艺的哪个方面作为手段（手段选择）；

——明确治疗对象希望将身心机能和生活上的障碍变为什么程度（目标设定）；

——考虑如何使用园艺（制订治疗与援助计划）；

——与治疗对象一起努力（设立适合与阶段）；

——记录实施内容与结果（记录）；

——确认效果（效果判定）；

——在具有专业知识和技术的人员指导下进行（专业性）。

因此，不满足这些条件的园艺活动，可以根据其是否具有疗法上的意义，而分别称为园艺的疗法运用（严格地说不能叫做园艺疗法）、自由的园艺活动或者园艺健康法。

在此基础上，我们可对园艺疗法定义如下：园艺疗法是指通过植物、植物的生长环境以及与植物相关的各种活动，维持和恢复人们身体与精神机能，提高生活质量的有效方法。

1.2.1.2　对园艺疗法的多种解释

虽然给出了园艺疗法的定义，但在实际情况中，对于园艺疗法的解释既有广义的，也有狭义的。例如，从广义上看，在学校花坛对小学生们进行园艺指导是园艺疗法，老年人在树下休息、或人们进行森林浴,也是园艺疗法。另外,为了建造街区花园,大家一起劳动,形成了地区社会,也是园艺疗法。但是,从狭义来看,这些都不属于园艺疗法的范畴。

1.2.2 园艺疗法的对象

园艺疗法强调园艺栽培的过程中所得到的精神上的利益,因此治疗的范围也很广泛。在欧美国家,园艺疗法普遍应用于社会服务机构、医疗机构、精神疗养院、大专院校、残疾人学校等。园艺疗法的治疗对象十分多元化,包括亚健康人群、残疾人、高龄老人、青少年、儿童、智力低下者、精神病患者、早期老年痴呆症患者、犯罪者等。

园艺疗法简单易行,既有益于健康,又有助于环保。它所强调的是预防(强化人体自身的免疫力)就是最好的治疗,相信人类的身体本身就有相当的自我治愈能力,并追求身体、心灵的全面健康。随着人们对园艺治疗作用的重视,治疗的对象范围亦由特殊人群扩大到普通人群,根据治疗对象的不同,所采取的方法以及所欲达到的目标亦随之不同。对于身体或心理有障碍者的特殊人群,在采用园艺治疗时,应以药物治疗作为主轴,而把园艺治疗作为辅助性的治疗方法。身心障碍者,如唐氏症(Down's Syndrome)、智能不足(Mental Retardation)、自闭症(Autistic Disorder)、精神病患者等,园艺活动的目标是促使其身体功能改善,通过在园艺活动中照料植物,获得信心和价值感。身体障碍者,如身体或肢体伤残、身体局部瘫痪者(如中风、脑瘫)等,此类人群往往由于无法自理生活起居而产生无用或成为家人累赘的负面心理,采用园艺活动的目标不但是改善治疗对象的身体功能如体力、耐力、手脚灵活性,而且使治疗对象得到照料植物的能力进而获得心理补偿。长期身体病痛者,如慢性疾病、癌症患者,采用园艺活动进行辅助治疗是让患者在照顾植物时通过付出时间、精神与专注,来转移其在病(伤)处的注意力,从而达到减轻病痛的目的(图1-9)。

以普通人群为对象的园艺治疗主要起恢复自信心与价值感、缓解压力、调和心情、期待未来及安定情绪等作用,对于个别严重的个体,可配合一定的心理干预。精神压力(包括来自工作、事业、家庭及感情等的精神压力,如夫妻离异、顿失亲人、失恋、失业等导致的精神压力)大的人,可以在自己喜欢的庭园中进行园艺操作,如除草或移植之类的事情,来转移焦点,植物的颜色、花型、花色及香味能提供视觉及味觉的享受,在期待成长、期待开花的过程中使生活多一份期待与希望,进而起到安定情绪、滋养心灵、缓解压力、忘记疲劳、恢复活力的作用。年长者,尤其是退休后无休闲娱乐或亲人无法经常陪伴者,在生活中往往存在担心自己丧失价值的精神压力或缺乏精神寄托,逐渐丧失生存的能力或乐趣,通过园艺活动,让其在照料植物的

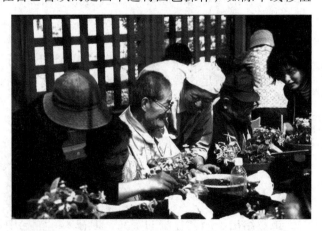

图1-9 园艺疗法对各种患者具有多种多样的效果

过程中降低寂寞感,并在参与植物的生命过程中获得自信心、价值与成就感。个性急躁、缺乏耐心者,如许多处于叛逆期的青少年或年轻人,由于植物的生长是一个渐进而缓慢的过程,在参与园艺活动的过程中,能对其急躁、缺乏耐心的个性进行抑制与改善。

1.2.3 园艺疗法与园艺的区别

从以上可以看出,园艺疗法是以园艺为媒介,以人为对象的方法。植物生产量的多少、质量的好坏,都不是主要目的,在通过建立关系的过程中,治疗对象得到了多大程度的改善,或者成长了多少,这才是最大的目标。也就是说,园艺疗法中,比起生产量和质量,建立关系的方法及过程更加重要(Lewis,1995)。因此,日本园艺疗法研究者泽田(1996)曾说过:"在园艺疗法中人是主角,这一点与植物是主角的园艺截然不同。"

当然,生产第一是以往园艺领域的主题,即如何使用植物、如何更多地生产具有良好品质的植物,是一个重要课题。因此,在直接利用人与植物关系的园艺疗法相关人士来看,在园艺中,植物是主角,人是次要的。

但是,园艺是一个人参与植物生长过程之后才出现的领域,换言之,园艺的本质是人帮助植物生长。因此,在与植物生长有关的园艺中,人不仅存在,而且还是主角。也就是说,不存在无人的园艺。

那么,园艺和园艺疗法的区别是什么呢?这可以从对象的范围和有无程序中找到答案。园艺疗法中,对象是人,目标是治疗、护理、康复、人性的成长。

但是,园艺中,它的对象是非常多的。例如,所谓的园艺农民以植物为对象,以提高生产为目的;而与环境相关的园艺是以生活场所为对象,以舒适化为目标;在娱乐、运动、教育、文化等场所,是以园艺为媒介,以人为对象,以发育身心、增进健康、形成思想和价值观为目标。也就是说,在以人为对象这一点上,园艺和园艺疗法是相同的,但是,园艺疗法以需要医疗和福利的人为对象,而园艺以所有的人为对象。

综上所述,既然是疗法,就需要各种程序,以改善治疗对象的症状,恢复和增进机能,提高生活质量。也就是说,通过有没有程序,即可区分疗法与自由活动。园艺疗法是在园艺和人(主要是需要医疗和福利的人)的关系上,增加了作为疗法应有的程序后成立的(图1-10)。这表明,如果不是园艺和人的关系,而是植物与人的关系再加上作为疗法应有的程序后,应该叫做植物疗法。

1.2.4 园艺疗法的定位

(1)作业疗法

所谓的作业疗法是指对于身体或者精神患有障碍的患者,为了谋求其适用的动作能力或者社会适应能力的恢复,所进行的手工艺制作、工作和其他作业。

美国作业疗法协会认为,"作业疗法是精神疗法的一种,与其他生物学上的身体治疗不同,它是以对患者有某种效果的活动为媒介,促进治疗性人际关系的治疗法。通过各种心理机制显示的情绪欲望的净化与升华等作为它的理论性基础。"

作业疗法的具体目的包含了表1-3所示的内容。这里,作业疗法作为回归生活的手段,将生活中进行的所有活动作为疗法(康复)的媒介。专家的介入只是暂时的,当治

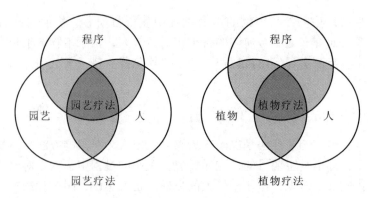

图 1-10 园艺疗法与植物疗法

（注：园艺疗法是园艺与人的关系加上作为疗法的程序后成立的。如果用植物取代园艺，则成为植物疗法）

疗对象文化方面的活动固定下来后，就不需要专家了。根据不同的状况选择不同活动的人，就是作业疗法师。

表 1-3 作业疗法的目的

1	早期	1）减轻机能障碍（治疗疾病）； 2）防止二次障碍；
2	恢复期	3）与疾病没有关系，运用可以运用的能力，恢复已衰弱的能力； 4）通过利用社会资源（含人力资源）改善生活障碍； 5）学习和训练生活所需的各种机能；
3	慢性期和维持期	6）改善和调整生活环境、社会环境； 7）帮助利用社会资源；
4	结束期	8）缓解痛苦； 9）直到最后都保持作为人而生活的喜悦； 10）怀着对生命的骄傲和尊敬与其共度时光

从作业疗法的这种观点上看，它是：①以身心具有某种残疾的人为对象；②以康复及生活质量的提高为重点，而不是治疗行为（医生的工作）；③园艺、音乐、散步、钓鱼以及其他所有活动都是疗法的媒介。购物称为购物疗法（Shopping Therapy），运动称为运动疗法（Sport Therapy）。

实际上，像音乐等艺术活动或园艺活动，其活动范围都很广，而且很深。它们分别有各自的专家，并根据专家的指导进行生活。因为这是多方面、多专业的集成，并不是某一个领域的内容，要多专业的多位专家的指导。

因此，作业疗法师对于所有的活动只能是浅而广的涉及，能否根据时间、场所、机会采取正确的措施还是个疑问。这样就必须要考虑是培养了解所有专业领域的作业疗法师，还是培养各个领域的疗法师。

在美国和英国，诞生了认证、非认证、自称、他称的各种疗法师，这表明疗法的领域或疗法的方法已经细化、专业化和深化，甚至到了必须由各个领域的专业疗法师来应对的局面。

（2）园艺疗法在作业疗法中的位置

借助于各种项目进行的疗法，如音乐疗法、园艺疗法等称为辅助疗法。这些辅助疗法中的大部分是20世纪中期开始将作业疗法中的各个作业项目作为单独的疗法手段发展变化而来的。

从作业疗法利用手段的差异来看,辅助疗法可以分为以"创作与表现"为手段、以"生物(生命)"为手段、以"运动与行为"为手段的三大类(图1-11)。各类疗法并不是独立的,而是看作为媒介的焦点放在哪个活动上。例如,借助舞蹈时,如果焦点放在表现上,则称为表现疗法;如果焦点放在身体活动上,则称为活动疗法。

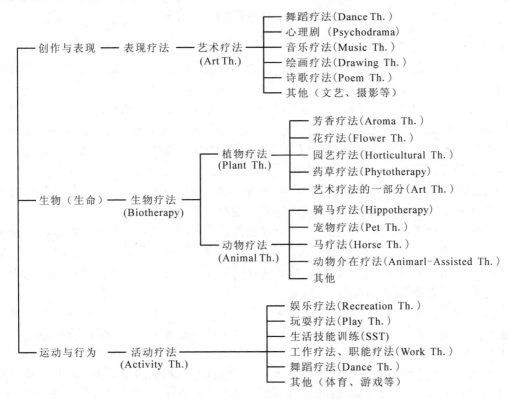

图1-11 从作业疗法的各种媒介中产生的辅助疗法(引自山根,2000)

从图1-11可以看出,园艺疗法属于生物疗法中植物疗法的一种。

(3)园艺疗法与作业疗法的关系

园艺疗法从作业疗法中分离出来,成为了作业疗法的一个环节。

作业疗法是可以随机应变的使用多种活动作为疗法的媒介,而园艺疗法只能使用园艺(名称上有这样的限定,但实际上活动种类也是多种多样且有趣的)。作为疗法的媒介。虽然活动内容有限制,但适用对象广泛,可以运用多种技术和方法,这一点与音乐疗法、艺术疗法等相同,园艺疗法是相当专业的领域。但这也容易潜藏危险,认为只有园艺疗法是最好的方法,即"只见树木,不见森林"。园艺疗法只不过是多种疗法中的一种,但是,它与有生命的植物有关联,这一点是与其他众多疗法的根本区别。

作为辅助疗法之一的园艺疗法所包含的范围很广泛,内容包括从被动使用到作为疗法的积极使用,这是它的特征(图1-12)。将日常生活中的舒畅和乐趣、安心作为治疗和疗养手段来运用,可以说是园艺疗法的奥妙之处。

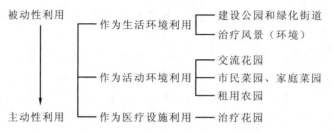

图 1-12　作为疗法的园艺的利用范围

(4) 日本、欧美对于园艺疗法的定位

在日本，园艺疗法的观念还没有普遍渗透到人们心中，至于对它的定位等也未曾考虑过。

在各种设施中从事治疗和训练的人们中，与园艺疗法最靠近的是作业疗法师，但他们的认识也只是"园艺是作业疗法的一种"。这在对作业疗法的描述中也可以看出，即："以精神或身体上具有某种障碍的患者回归社会为目的，通过手工艺、陶艺等室内作业以及园艺等室外作业，使其具有适用的动作能力和社会适应能力"。

在园艺疗法发达的英国也有这种类似观点，但实际从事园艺疗法的人们认为自己与作业疗法师、理学疗法师、语言疗法师等同等地对治疗对象进行治疗。

在英国，园艺疗法师活跃在各种医疗设施内，而培养园艺疗法师的正规课程开始于1992年。也有人认为，以前有很多人以志愿者的身份从事园艺疗法，这是因为园艺是我们日常生活中不可缺少的。因此，从如何让因某种障碍而无法享受园艺的人们也能享受园艺这一点上进行园艺疗法，普遍受到人们很高的评价。

在美国，既有园艺疗法是作业疗法的内容之一、园艺疗法师与作业疗法师是同等关系的观点，还有园艺疗法是与作业疗法具有同等地位的艺术疗法（音乐疗法、绘画疗法等）的一种的观点（松尾，1994）。

原本美国社会中分业体系就比较发达，支撑它的是互相信赖与责任。因此，对园艺疗法的定位观点也不一定是一致的，但医生、护士、作业疗法师、理学疗法师、园艺疗法师，以及其他疗法师等都是在同等的立场上，为患者、治疗对象制订最好的疗法。这个观点是团队医疗的基本出发点。

在美国，当医院经营状况不好、必须进行人员削减时，首先被列入候补名单的是园艺疗法师。但是，园艺疗法师的工作场所不仅仅是医院，还有救护所、难民设施、老年人设施、幼儿园、保育所、监狱等，范围非常广泛，再加上人们对园艺疗法关注度的提高，以及设置了培养课程的大学及植物园的出现等，可以认为，园艺疗法师的社会评价会得到进一步提高。

1.2.5　园艺疗法的类型

园艺疗法与通过运动、音乐、艺术、游憩等的治疗原理一样，除了治疗疾病外，更重要的是在于维持精神健康、缓解压力，帮助患者在心理上产生一种转移作用，如精神病患者在园艺操作中可以转移自己过去的悲伤情绪，因为植物可以无条件地接受任何人。强调完整治疗，即从内在因素如生理、心理、精神等，以及外在因素如环境、社会、人际关系等，全面考虑，各方兼顾；强调人体自愈能力，运用人体与生俱来的免疫力建立、维护或恢复健康；强调良好的医患关系，医者具有同情心、医德，而患者也有同理心、病德，二者是同一战线上的同盟。

根据所治疗的对象，园艺治疗可分为两大类：一类是治疗型，包括身体和心灵的治疗，如身心障碍者、身体障碍者、长期身体病痛者，在此类治疗中，园艺治疗属于辅助性的治疗方法，若患者病情过于严重，药物治疗将为主轴；另一类是社会型，主要以心灵的治疗为主，包括精神压力大者、高龄者、个性急躁缺乏耐心者，通过园艺治疗可以提升生活品质、提高社会福利。

按照所覆盖的范围和影响，园艺治疗可分为专业治疗、身体治疗、教育治疗、精神治疗、预防治疗以及自然恢复治疗等。目前日本又延伸出很多新的更细的分工，如有人主张身体和精神治疗才是园艺治疗的对象，因此将针对此二者进行的治疗课程称为正统园艺疗法，将预防治疗和自然回复疗法称为园艺福利或园艺福利服务。

1.3　园艺疗法与相关学科领域的关系

园艺疗法是跨学科的专业领域，最好由具有广泛知识、接受过高水平技术教育的专家来实践。但是，这样的专家在短时间内难以培养出来。因此，现阶段就需要相关领域的专家以各种各样的形式参与，并协助确立这个领域。

那么，对于园艺疗法来说，需要哪个领域的人以什么样的形式参与呢？下面只考虑一下与之有直接关系的领域。

园艺疗法是以园艺活动为媒介的，因此园艺相关人士所发挥的作用很大。植物的选择，栽培器材的准备，种植场所、花盆的准备，移植、栽培与管理的指导，病虫害防治，收获，最后的收拾整理等，都需要根据植物的种类、场所、季节、天气、时刻等采取必要措施，要求具有较高的知识、经验与技术。

作为疗法来说，它具有很强的精神疗法的特性，因此必须有心理学知识。这样在从事园艺之前，就能确定现在是否是从事园艺的良好状态，根据喜好和经验来判断选择何种植物，选择何种园艺活动，也能理解状态的变化。尤其是学过福利的人可以在这方面发挥作用。

了解身心机能、具有医学知识的人，为了恢复和强化某个部位，可以知道选择什么种类、什么强度的作业，同时也能判断对于治疗对象应该做什么、不应该做什么，能够从医学角度判断活动的效果。

造园与绿化相关人士能够准备活动场所，知道如何设计和建造患者也可进行活动的场所，如轮椅可以通过的宽敞通道、升高花床等。擅长环境设计领域的人能够开发出舒适的园艺活动场所、容易操作的栽培设施及装置。

擅长计算机和信息科学的人，能够顺利制作在医疗设施和医院进行园艺活动所需的预算和结算报告。擅长商业的人能够顺利找到场所、调查材料、获得预算等。

擅长计划或文章写得好的人可以发挥特长，制作预算书、援助申请书、报告书，并进行园艺疗法的宣传等。

擅长推进小组活动的人在集体进行园艺疗法时，可以在组织和推进等方面发挥一技之长。

因此，与园艺疗法具有紧密联系的领域是园艺、福利、医疗。当然，作为三领域基础的植物学、生态学、土壤学、肥料学、植物病理学、农药学、解剖学、生理学、心理学、行动学、社会学、教育学、看护学，以及与疗法场所相关的园林学、环境设计学，进行疗法时的经营学、统计学、计算机、信息科学、自我表现法等都是不可缺少的。

在园艺疗法的适用方面，主要作为活动疗法之一用于生活指导，但也有医疗行为的要素。因此，在美国，进行园艺疗法师的等级认证时，还希望能够学习与身体或心理相关的科目。如果要想成为园艺疗法师，至少要关心人，这是首要条件，因为这个工作是解决与人的身心相关联的各种关系。

1.4 与园艺疗法相关的其他疗法

本节将对与园艺疗法相关的主要疗法进行介绍。表1-4列举了各种疗法的特征与治疗效果。

表1-4 各种疗法(作业、环境、艺术、运动)的特征与比较

利用材料	疗法名称	内容	治疗效果					
			被动效果	主动效果	自立意识	社会整合（共生意识）	生活质量提高	对环境的影响
植物（花草树木）	园艺疗法	园艺操作	看、触感	作业、行动	平等参加	植物、环境与人的共同作业	兴趣、职业教育、季节感	地区美化、绿化
	疗养园林	医院、公园等的绿化	感觉自然	散布、游览		与植物的一体感	季节感	
	花卉疗法	手艺、手工艺品	艺术感	制作作业	成就感		兴趣、职业教育	室内美化、装饰
	趣味疗法	园艺、盆景	艺术感	作业	成就感			花坛、室内装饰
	芳香疗法	芳香植物	闻、药用					空间美化、装饰
	药草疗法	药草	治疗、药用		治愈			
动物	骑马疗法	骑马	触感	运动	成就感	与植物的一体感	兴趣、运动	
	动物疗法	饲养小动物	触感	饲养			兴趣、饲养	

（续）

利用材料	疗法名称	内容	治疗效果					
			被动效果	主动效果	自立意识	社会整合（共生意识）	生活质量提高	对环境的影响
音乐	音乐疗法	听音乐	听觉		艺术感	和谐、合唱、协作	兴趣、职业教育	
	音乐疗法	唱歌	听觉	唱歌、发声	艺术感			
绘画	绘画疗法	看画	视觉		艺术感			
	绘画疗法	绘画	视觉	描绘、动手	艺术感	小组、协作	兴趣、职业教育	空间美化、装饰
手艺	手工艺品疗法	制作手工艺品	视觉	动手				
器械	理学疗法	灵活运用器械		身体运动	成就感			
精神、心理	精神疗法	各种（罗沙哈测验）	治疗判断、判定	各种疗法并用				
相关领域			医疗、治疗、预防、生理、心理、护理、修养	园艺、农业、就业、教育	教育		生活方式、教育	观光、建筑、园林、医院、福利设施、公园、道路、学校、地区

1.4.1 植物疗法

(1) 与植物相关的各种疗法

与植物相关的疗法见表 1-5 所示。

(2) 植物观赏是非园艺

即使是利用园艺植物或其产物进行的活动，只要不是自己亲手栽培的植物或产物进行的活动就不属于园艺的范畴。

例如，即使自己设计了庭园，但自己没有栽种植物，也没有进行管理，就不能算作园艺（图 1-13）。如庭园的设计是设计师的工作。另外，城市居民在农民的农田里收割蔬菜和水果也不是园艺。即使去公园赏花，进入大山沉浸在树海中，或者赏红叶，这也只是观赏植物的行为。

另外，即使制作了干花、插花、标本，以及蔬菜和水果的果酱、蜜饯、番茄酱等，如果使用的是买来的或别人赠送的材料，这是使用园艺植物，不是园艺的范畴。

表 1-5　与植物相关的各种疗法

疗法名称	疗法概要
自然食物疗法	通过食用中草药和蔬菜等使身体强壮的疗法
药　浴	通过菖蒲洗浴和药草洗浴达到保健效果的民间疗法
森林浴	森林中的花草树木放出的挥发性物质对人具有缓解疲劳、减轻紧张感的效果。通过在森林散步，达到身心放松作用的疗法
芳香疗法	利用提炼自芳香植物的精油的芳香，促进身心健康、达到美容效果的疗法
花草疗法	东方医学"阴阳五行说"认为，自然界中的所有物质和生物都由金、木、水、火、土5种物质组成，这5种物质相互作用、相互影响而保持平衡。在该理论中，五脏（肝、心、脾、肺、肾）分别与五色（青、赤、黄、白、黑）相关联，并且通过形、色与芳香的附加作用，恢复"气"的平衡的疗法
埃德瓦特·帕奇花水疗法	把隐藏在山野植物中的自然能量转化成特制水，利用该种水治愈患者恐怖、孤独、消沉以及绝望等心理疾病。该疗法由英国的埃德瓦特·帕奇医学博士在多年的研究与实践的基础上提出
园艺疗法	通过园艺活动或者与植物相关联的各种活动，以达到身体机能恢复与对社会适应力恢复等目标的疗法

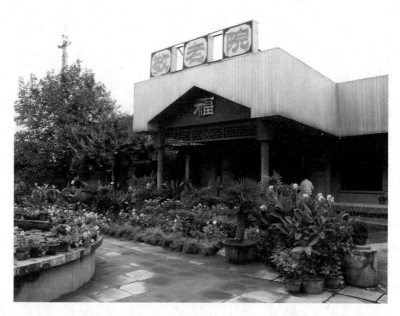

图 1-13　对于敬老院的老人来说，居住在优美的庭院中不等于园艺疗法

因为利用植物的方法分为"培育"（护理、栽培）、"猎取"（用五官感觉感受、收获等）、"创造"使用这些材料做出某种东西，从利用这些活动对人类的功效（也包含作为药用的医疗功效）的观点出发，称作"植物疗法"应该更恰当一些（松尾，1997）。即植物疗法包括：①以栽培活动为中心的园艺疗法；②用五官感觉感受植物的香草

疗法、花疗法或森林浴（从周围环境要素也具有疗法效果来看，也可以看作环境疗法）、收获农产品等；③作为医药品而使用植物的药草疗法领域（狭义的植物疗法）；④作为食用和嗜好品疗法的场所的运用；⑤以植物为材料制作插花、标本、造园等为艺术疗法的一种。

(3) 植物疗法与园艺疗法的关系

园艺疗法是植物疗法的下位概念，即园艺疗法是植物疗法中的一种。

1.4.2 动物疗法

(1) 动物疗法的内涵

以动物作为媒介进行人们身心状况改善和维持的疗法（图1-14）。比较典型的动物疗法有海豚疗法和骑马疗法等。

海豚疗法是指如果能使有自闭症和强迫症的孩子与海豚在对等的游乐场中碰面，通过自海豚出生就拥有的资质（创造与对方的关系纽带，一起游玩，拥有对对方的好奇心等），使孩子慢慢具备针对目标的反应，通过模仿，学习行为也能达到更好的效果。

骑马疗法是以神经生理学为基础的马背运动疗法，是参加者（患者）通过骑马，体验、维持身体姿势反应和身体各部位的协调运动，以改善平衡、恢复关节与肌肉机能、疏导心理、调节情绪为目的的一种运动和娱乐方法。在英国、美国、荷兰、德国、日本等发达国家发展较快，已被广为接受并推广。

(2) 动物疗法和植物疗法的特征比较

在以生物为媒介的疗法（生物疗法）中，具有代表性的是植物疗法和动物疗法。它们都是与生物建立关系，这是其他疗法所不具备的特征。但是，在分别以动物和植物作为疗法的媒介时，又会有各种不同的特征（表1-6）。

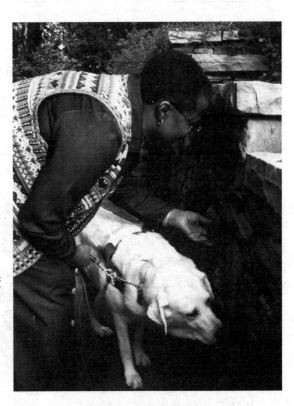

图1-14 动物疗法之一

表 1-6 动物疗法和植物疗法的特征比较

疗法种类	植物疗法	动物疗法
移动或活动	无	有
出声	无	多数有
反应	缓慢	敏感
感情表达	不明确	一般比较丰富
体臭和气味	有	有
排泄物	落叶、落花、掉落的水果等	粪尿
温度	与气温相同	有的很温暖
与人共通的病	无或少	有
事故的可能性	刺手	咬伤、抓伤
与人接触后的压力	不明（有待研究）	有

1.4.3 景观疗法

从目前应用的趋势看，园艺疗法不是作为一个孤立的治疗手段，而是与其他治疗方法相结合的治疗手段。其中结合较多的治疗方法如景观疗法（Landscape Therapy），就是通过采用景观元素所组成的环境来作为刺激感官的工具，以达到舒缓身心、治愈疾病的目的。早在19世纪六七十年代，美国风景园林师奥姆斯特德（Frederick Law Olmsted）就相信与自然的视觉接触会有益于城市居民的情绪和身体健康。柔和舒适、干净明亮的外在环境有益于人的身心，而令人焦虑不安、不舒适的环境将危害人的身心。在一个治疗性庭院中进行园艺操作活动，便可将植物的力量发挥到完美的境界。有研究证实一边从事体力活动一边观赏怡人绿色乡村和城市图片，要比单纯从事体力劳动或边从事体力活动边观看不愉快的景观更能有效降低血压、改善心情、提高自尊心（图 1-15）。正是由于园艺活动与庭园景观的相互作用，景观治疗与园艺治疗紧密结合。

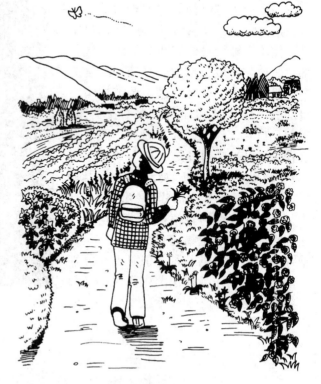

图 1-15 在寂静的乡村田野里散步，以快乐、舒适的享受

1.4.4 艺术疗法

艺术疗法是依靠与专家的关系，使疾病患者、精神外伤者等通过制作艺术品达到治疗的目的。艺术疗法师是在艺术和疗法两方面经过专门训练的专家。这些专家具备多方面的知识结构，如心理学、医疗、精神、文化、艺术等，他们作为个人或者医疗团队的一员，在精神病医院、康复中心、医疗设施、犯罪科研设施、交流中心、福利中心、学校、养老院、公司设施、艺术疗法专业设施等场所提供服务。

通过艺术活动达到治愈心灵效果的艺术疗法包括绘画疗法，盘景疗法，捏土、雕刻、摄影、陶艺、粘贴疗法，诗歌疗法，音乐疗法，心理剧、舞蹈疗法等种类（图1-16）。

图1-16　干花作品制作属于艺术疗法之一

在绘画疗法中需要特别介绍的人物就是莫里斯·郁特里罗（1883—1955）。20世纪末，18岁的郁特里罗为酒精依存症所困扰，精神疗法医生向他推荐了画笔，使他罕见的才能得以展现，这才有了20世纪末治愈我们心灵的那幅诗情洋溢的巴黎风景画。

1.4.5 音乐疗法

音乐疗法，是以个人的生理学的、社会的需求为焦点，使用音乐进行治疗的与医疗相关的专门职业。音乐疗法师通常是在音乐疗法的环境中，以治疗患者病病为目标的交叉学科团队的一员。音乐疗法师给精神障碍、智力障碍、言语和听觉障碍、身体障碍、神经障碍等成人和儿童提供服务。

利用音乐所带有的心理的、生理的、社会的各种效果进行的音乐疗法也属于艺术疗法。现在音乐疗法在以高龄者、成人、障碍者等为对象的医院和设施作为一种新的疗法实施（图1-17）。

1.4.6 娱乐疗法

娱乐疗法是为了在心理、物理方面健康地维持、恢复幸福感，以娱乐为重点的独特的代替援助的专门职业。娱乐疗法师是为了提高疾病患者与残疾人个人的功能，通过娱乐活动进行治疗的医疗服务提供者。娱乐疗法是通过扩大健康、功能的能力、自立、生活的质量发展而来，作为有助于疾病，残疾，以及其他状态的治疗、教育、娱乐的服务而被利用。

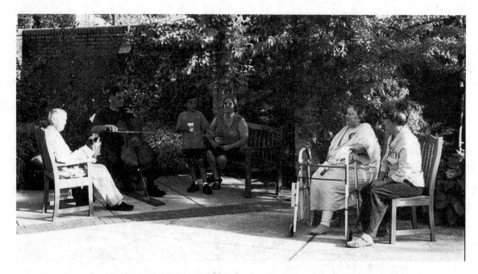

图 1-17　在园艺疗法园中进行乐器演奏,具有园艺疗法和音乐疗法的双重效果

娱乐疗法通过各种各样的游戏和体育项目、趣味活动、纪念活动等使心情转换和活动身体,引起对周围环境的关心,并解除不满和不安等,在医院、养老院、残疾人设施、日常服务部门等实施。从广义上来讲,园艺疗法也是娱乐疗法的一种。

1.4.7　盘景疗法(箱庭疗法)

盘景疗法原名箱庭疗法(Sandspiel,Sand Play Technique,Sandplay Therapy),是指在治疗者的陪伴下,来访者从玩具架上自由挑选玩具,在盛有细沙的特制箱子里进行自我表现的一种心理疗法(图 1-18)。

箱庭疗法是在欧洲发展起来的一种心理疗法,起源于英国伦敦的儿科医生劳恩菲尔德(M. lowenfeld,1890—1973)于 1929 年创立的用于儿童心理治疗的世界技法(The World Technique)。瑞士的心理治疗家卡尔夫(Dora M. Kalff,1904—1990)发展了劳恩菲尔德的世界技法,并用 sandspiel 命名,以区别劳恩菲尔德的世界技法。河合隼雄(Kawai Hayao)于 1965 年将其介绍到日本。

随着临床心理理论与实践的发展,越来越多的心理学家开始关注箱庭疗法,并将箱庭疗法与分析心理学及其相关理论相结合,不断丰富和发展了这一治疗技法。目前,无论是理论构建还是相关的治疗技术、专业治疗师的培训,美国和日本在箱庭疗法方面的发展都是引领潮流的。尽管中国在这方面起步较

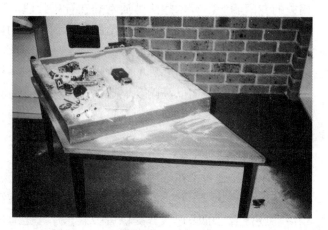

图 1-18　一个重度语言障碍儿童的盘景作品

(引自张日昇,2006)

晚，尚处于探索阶段。

日语"箱庭"中的"箱"指木质台盘，"庭"指庭园，也就是园林景观，"箱庭"的日语本意是在木质台盘之上用砂石、植物、房屋、人物等表现各种园林景观，类似于我国的水旱盆景、山水盆景；加之对于"箱庭"一词中国人从字面上难以理解其含义，因而，本书主编认为，我国不应该沿用日本的"箱庭"一词，而应该使用"盘景"一词。这样既易于理解，也有中国特色，又与相近的"盆景"有所区别。所以，我国现在使用的"箱庭疗法"应该更名为"盘景疗法"。

1.4.8　环境疗法

环境疗法是通过人内心的作用，深切感受植物带给人的各种感觉要素、其生长的外观和周边环境，以及作为生命不屈服于自然现象的事实等，使身体和精神得到放松，达到健康的目的。

环境疗法中所包含的因子有3种：①植物自身所具有的感觉要素，如芳香、触觉、色彩、形状、大小等；②具有反映自然现象的特点，如随风摇摆、对声音和光的反应（闪闪发光）、具有明暗（阴影、阳光）两部分、使水滴落下、随日照时间变化、与小动物共生等；③具有作为生命体的生死和轮回现象，如即使被掩埋在土里也会露出头（发芽）、管护它就会生长，反之则死亡，一定会枯萎、死后返回土地成为肥料等。

置身于这些以植物为主体的环境中，自己也会心情舒畅、内心宣泄、活力健康（图1-19）。这也是自古以来人们与植物建立关系的原因。

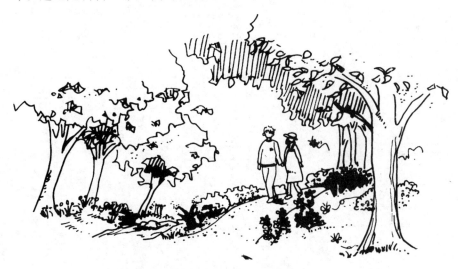

图1-19　在以植物为主体的大自然中散步属于环境疗法之一

小　结

　　本章首先论述了奠定园艺疗法基础的相关领域，包括园艺，健康与保健，治疗与疗法、医学与医疗，福利和园艺福利。讨论了园艺疗法的概念、对象、与园艺的区别、定位以及类型等。其次，简单介绍了园艺疗法与相关学科领域的关系。最后，以植物疗法、动物疗法、景观疗法等为重点，介绍了与园艺疗法相关的其他疗法。

思考题

1. 园艺疗法基础相关领域有哪些？分别了解它们的概念与特征。
2. 了解东、西方花卉园艺文化史发展概况。
3. 简述园艺疗法的概念、对象、定位与类型。
4. 园艺疗法与园艺的区别是什么？
5. 园艺疗法与相关学科领域的关系如何？
6. 与园艺疗法相关的其他疗法有哪些？了解其概念与概况。

2 园艺疗法的历史与现状

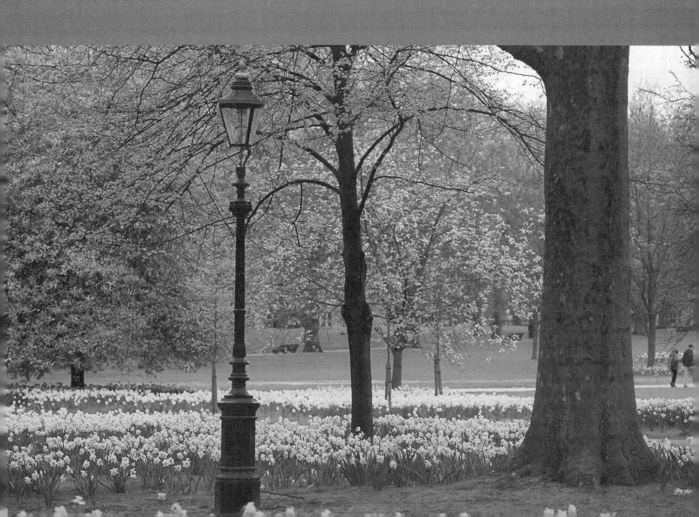

2.1 园艺疗法的形成与发展

2.1.1 作业疗法的萌芽

早在古埃及时期,人们就认识到了农耕等作业活动有益于身心健康,作业疗法开始萌芽。追溯作业疗法的历史就会发现,埃及的伊姆豪太(前 3000 年)、希腊的阿斯克勒庇俄斯(前 600 年)、希波克拉底斯(约前 400 年)等医学创始人已经将体育、游戏、骑马、农耕劳作、工作、音乐等作为调节身心的处方。据记载,伽林曾说过:"翻土、农耕、钓鱼、木工、工作等,从事这些活动是自然最好的医生,这是人类幸福的基本条件。"

2.1.2 园艺活动在作业疗法中得以应用

到了 17~18 世纪,欧洲、美国的一部分医院和救护院等采用农耕和园艺等操作活动来促进治疗效果,该种治疗方法主要应用于精神不安定和神经系统患者的治疗,特别是精神障碍患者和精神薄弱者。到了 18 世纪后半期和 19 世纪,随着道德疗法(Moral Treatment)的兴起,园艺作业活动开始应用于心理疾病患者和智障者的治疗。

(1) 欧洲的实践活动

英国是利用园艺操作活动进行治疗最早的国家之一。英国的莱纳多·麦加(Leonard Meager)认识到了整理庭园有益于健康,1699 年时他说:"有时间的话,就到庭园里挖挖坑、坐一坐、除除草吧。除此之外再也没有比这更有效的保持健康的方法了。"蒂克(1732—1822)于 1816 年为精神病患者建立了救护所,在该救护所中给予他们行动自由,并使他们劳作。19 世纪初,苏格兰的格里高利博士(Gregory)列举了让患者在农场中劳动,对精神病治疗取得好的效果,其因对精神病患者的康复效果而闻名。

1856 年英国救护院的记录中记载着:"白天,男性尽可能从事与花坛制作的工作和动物饲养等,女士也根据自己的能力从事各种活动。治疗的重点是让患者专心从事某项工作,使他们的精神时常处于活动状态,并努力让他们能够在屋外活动,使患者心情愉快,并感觉到生活的喜悦。"

法国对于精神病患者多采取放血、沐浴、监禁、捆绑的方法进行治疗,但皮内儿(1745—1826)在毕瑟托卢(Bicêtre)医院将患者从铁链中解放出来,于 1793 年在对精神病患者的治疗过程中,采取了进行手部劳动和运动的方法。据资料记载,"从这家医院里日常的经验中可以看出,让病人从事农业劳作是让他们恢复正常的有效方法;身份高的人只简单地认为那是机械性的工作,而轻视、傲慢、拒绝从事,该类人的狂傲和精神错乱都具有持久化这一悲哀的特征。"

1806 年前后,西班牙的一家医院强调了园艺对精神病患者的有效性。

在德国,一位新教徒的牧师于 1867 年开设了一家专门收容癫痫病患者、贫穷者、无家可归的人等的设施,并让他们从事农业劳动。

这一时期欧洲的多数文献记载道:精神病院大多建在郊野、乡下,都附带有农场,在这些医院中进行农业作业和家畜饲养，因为这些活动对于患者具有治疗效果。

（2）美国的实践活动

美国从18世纪就开始对精神病患者采取农业耕作、园艺操作的治疗方法，从而促进了园艺疗法的形成。

费城医药医疗研究所（Institute of Medicine & Clinical Practice）的拉什（Benjamin Rush，1745—1813）教授不仅因在独立宣言上签名而闻名，而且被誉为"美国精神医学之父"。他于1789年发现由于在庭院里劳动使一位精神病患者的症状减轻，从而记述道：松土对于精神病患者有非常好的疗效。1812年他还记录了帮助患者砍伐木材、在户外生火、在庭园挖坑等活动可以改善其症状。

密歇根州的Pontiac州立医院自1878年成立以来，园艺活动就在治疗项目中占有重要地位；1817年成立的Pennsylvania's Friends Asylum精神病院（现在作为Friends Hospital而被人熟知）自成立以来也让患者护理菜园、果园，1879年又为患者的治疗建立了首个温室。

1899年约翰逊（E. R. Johnson）阐述了园艺对于精神上有残疾的儿童的治疗效果，还以五官感觉的培训为目的引进了园艺操作。1900年罗伦斯（G. M. Lawlence）写道："儿童们在无意识的状态下学习花的分类，数叶子和花瓣数，尤其对于智力迟钝的孩子们，当自己的庭园里的花比其他小朋友的多时，会感觉很自豪。"

20世纪初期，很多健康设施引入了园艺活动，作为治疗的处方之一。1918年纽约州布卢明代尔医院（Bloomingdale Hospital, White Plains, New York）的女性作业疗法师部已增加园艺疗法师。1919年成立的明尼格医院（Menninger Hospital）认可植物的治愈效果，在患者的治疗项目中加入了散步活动和园艺操作。

在美国独立、法国发生革命、自由民权思想开始扩散的时代，作业疗法是道德疗法实践的重要手段之一。使用作为精神病患者物理性解放与人的日常生活中的作业活动，是近代精神医学的开始。所使用的作业活动可以是裁缝、编织、家务、农耕、园艺、读书、绘画、球技、音乐、散步等人们日常生活中所有的活动内容（图2-1）。当时尚无"作业疗法"（Occupational Therapy）这一名词，使用这些作业活动的疗法被称为"Work Therapy, Ergotherapy"。表2-1总结了美国在1949年园艺疗法被确立前后的主要事件。

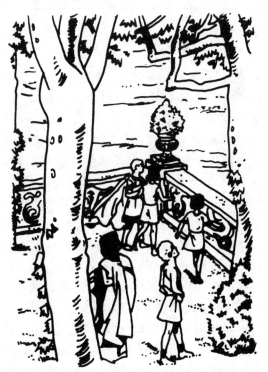

图2-1　庭园散步想象图
（引自 J. Martin）

园艺真正作为"园艺疗法"而被积极利用，是在"Horttherapy"(1945)、"Horticultural Therapy"(1948)这两个词语出现之后，而"园艺疗法"的确立是在1949年美国制订了园艺疗法项目后开始的。

表2-1　美国在1949年园艺疗法被确立前后的主要事件(松尾，1998年)

时间	事件
1879	宾夕法尼亚友好医院建立了第一个以治疗为目的的温室；
1918	懂晓园艺的疗法师进入布卢明代尔医院的作业疗法部；
1919	Menninger精神病院引入了园艺疗法项目；
1945	莱特开始使用"Hort therapy"一词；
1946	McCandliss女士为患者开设了造园班；
1948	Masherpreis开始使用"Horticultural Therapy"一词；
1949	McCandliss女士在Menninger医院开设了园艺项目；
1955	密执安州立大学出现了学习园艺疗法的课程(学士)；
1959	纽约大学医疗中心建立了园艺疗法温室；
1971	堪萨斯州立大学开设了园艺疗法课程(学士)；
1973	建立通过园艺进行的治疗和康复的全国协会(National Council for Therapy and Rehabilitation through Horticulture，NCTRH)；
1975	堪萨斯州立大学开设园艺疗法课程(硕士)；
1976	NCTRH开始建立园艺疗法师的认证资格制度，第二年认证了21人；
1987	NCTRH改名为AHTA(美国园艺疗法协会)

2.1.3　园艺疗法的尝试

20世纪20~40年代，关于作业疗法的书籍中大部分都以某种形式介绍了园艺操作。到了20世纪40年代以后，在美国，花园疗法(Garden Therapy)作为不同类型的疗法开始引起人们的关注。

20世纪40年代中期，为了看护退伍军人而建立医院时，引进了作业疗法师和具有花木栽培技术的园艺俱乐部的志愿者。参与了医院的园林绿化设计的Rhea McCandliss于1946年为患者建立了园艺培训班。Rhea McCandliss于1949年受位于堪萨斯州Topeka的州立医院内的K. Menninger博士的邀请，开设了园艺项目，一直工作到1953年。之后，作为园艺疗法师于1958年加入了Menninger财团，之后的13年里，一直为患者开发项目。在这期间，她收到了很多关于如何使用治疗用的植物的咨询。于是，她从1968年开始调查和研究是否扩大在医院内使用的植物的项目、需要什么样的专家，并明确了熟练的园艺疗法师以及对该领域有兴趣的人们需要进行信息交换。

另一位先锋者是精神科社会工作者(社会福利人士)及作业疗法师Alice Burlingame。1950年她开发出了作为疗法的园艺所使用的工具，并进行了演示，发表了论文。尤其是1950年，她与密歇根州立大学的Donald Watson成立了首个园艺疗法相关的研究会，探寻在各个医院中广泛进行工作的志愿者进行园艺活动的精神意义。她还与作业疗法师Eleanor McCurdy(密歇根州立庞蒂克医院)共同制订了首个被称为园艺疗法的项目。

另外，志愿者以及美国庭园疗法协会(National Council of State Garden Club)会员，

开展了植物、花卉、园林等各种各样的园艺疗法项目，尽量让退伍军人参加，从而使园艺疗法产生了突飞猛进的发展。

1955年，密歇根州立大学首次在此领域授予学士学位；4年后的1959年，纽约大学医学中心的康复医学研究所(The Institute for Rehabilitation Medicine)，为了给脑血管疾病、工伤事故、骨髓损害的后遗症患者治疗，专门开设了进行园艺疗法的温室。此设施现在称为康复机构(Rusk Institute)，并于1991年春，新设立了370m² 的室外治疗花园。

1960年，Burlingame 与 Watson 合著了该领域内的首本教科书《借助于园艺的疗法》(Therapy Through Horticulture)。

园艺疗法为需要身心治疗的患者开创了治疗新局面。

2.1.4 园艺疗法的确立

从20世纪60年代开始，越来越多的大学开始设立园艺疗法讲座。1971年，堪萨斯州立大学研究生院20位教授聚集在马里兰州 Upper Marlboro 酒店，组成美国园艺治疗康复协会，园艺疗法迎来了其成长期。

1972年，此组织会员人数达到335人，并且迅速扩展到美国的其他40个州以及加拿大、英国等地。此 NCTRH，就是现在美国园艺疗法协会(American Horticultural Therapy Association，AHTA)的前身。他们确立了治疗的资格认证审核方法，有自己的出版社，每年举行年会，事业蓬勃发展。此外，为了响应"协会雇用残疾人(Horticulture Hiring the Disabled)"计划，他们还雇用接受过职业培训的残疾人进行工作。

NCTRH 于1987年改名为 AHTA 并沿用至今。AHTA 的会员数约950人(1997)。除进行资格认证外，每年还召开一次全会，发行协会杂志和时事通讯。另外，还从事促进残疾人就业、促进项目开发、对相关团体进行资金援助等活动。

另一方面，在欧洲大陆普及园艺疗法还需要一段时间。1978年，英国园艺疗法协会(Horticultural Therapy and Rural Training Association，H. T.)诞生，欧洲终于取得了园艺疗法的市民权。此协会以振兴"治疗康复、职业培训、患者休闲的园艺、农业、花园"为目标，活动范围涉及整个欧洲以及第三世界国家。其工作是在医院、康复中心组织和召开学习会、研究会；给有意向召开学习会、研究会的团体进行相关指导；进行调查研究活动；与对园艺疗法感兴趣的个人和团体进行交流活动等。并且从1979年开始，出版内部杂志《生长点》(Growth Point)，给社会各界提供相关信息。

这样，治疗的患者除了精神病患者之外，视觉障碍者、运动障碍者、老年人、囚犯、吸毒病人等也开始加入被治疗的行列，其治疗对象的范围正在逐步扩大。

在法国，有多个劳动扶助中心(Centres d'Aide parle Travail，CAT)，在对精神薄弱者的复归社会职业培训中采用园艺疗法。

现在，在康复计划中采用园艺疗法的世界机构主要有以下4个：①美国康复医学研究所(Institute of Rehabilitation Medicines)；②美国伯克康复中心(Burke Rehabilitation Center)；③加拿大汉密尔顿圣彼得医院(St. Peter's Hospital)；④英国纳菲尔德玛丽马尔伯勒社团中心(Mary Marlborough Lodge Centre)。

2.1.5 园艺疗法的发展

综上所述,园艺疗法利用植物、花园、园林,对人的身心均具有治疗效果,并作为治疗、康复、职业训练的一种方法,在医学上广泛应用。

关于障碍者在社会的生存问题,1959年,丹麦产生的重要观念在国际上对其后的障碍者福利方式起了决定性的规范作用。即将1951—1952年创立的"精神障碍者家属运动协会"提倡的"正常化"(normalization)继续下去。正常化是指:从19世纪中期开始的对病患者的隔离,对监护主义的疑问与批判,认为"不管是老年人,年轻人或其他障碍者,都应该作为单独的人类个体进行正常生活,只有人类共同生活,共同参与生活的社会,才是正常的社会。"(日本自由国民社,1981)

这个观念,于20世纪60年代得到了北欧各国,以及加拿大、美国、英国等国家的支持。日本在70年代也开始关注此问题,并于国际障碍者年——1981年通过,最终确立下来。

此理念的广泛传播,给社会带来了各种变化:养老院开始公寓化,重视社团服务,扩大地区福利,医疗、教育与福利统合化等。在园艺疗法领域,也开始了"创造属于大家的园林与花园"的思想,发展形势方兴未艾。

还有一种是从慈善因素考虑的。在英国,热爱园林的中产阶级们,将自己的私人园林向普通人开放,和普通人分享与植物及园林空间接触的愉悦效果。到了20世纪60年代,类似的开放式园林或公园已经发展到坐轮椅的身体障碍者也可自由出入;对于视觉障碍者,则建造了"芳香庭园",让他们也能乐在其中(图2-1)。

但是,自古以来人们在个人园林或公园中都只是为观察植物,追求宁静,以及可以舒适休息,寻求梦想而来,其喜悦感属于被动获得。随着时间推移和经济发展,人们开始倾向于自己营造园林,自己打理花园,在这一过程中主动获得愉悦感。由此,园艺技术日趋大众化。

此外,随着闲暇时间增多,希望自己建造园林、学习园林技术的障碍者及普通市民也增多,相应地,园艺、花园爱好者组织、网站、协会也相继产生,园艺变为一项大众化的有益的休闲活动(图2-2)。

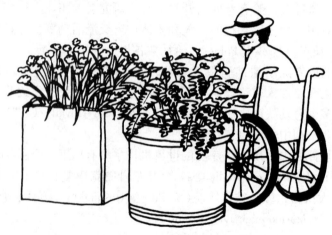

图2-2 静坐在园艺环境中

20世纪70年代，园艺疗法协会大量创立；与此同时，障碍者的社会立场改善活动也在积极进行。例如，1979年，开始了代表欧洲重要的障碍者协会与团体的"欧洲行动"(Action Europeenne des Handicapes)，其行动目标是：①障碍者与其家庭、社会及工作的相融；②对于障碍者尽早实施适当的诊断与治疗；③障碍者的失业对策；④障碍者的生活环境改善。

进入80年代，园艺、园林的社会意义进一步加深，人们开始热衷于研究园艺对人类幸福与社会发展的影响，并将研究成果发表，国际专家进行广泛信息交流，让研究能进一步深入。这种热潮至今仍然持续着。1987年，欧洲召开《环境与障碍——城市公园》国际会议；1990年，在美国召开《园艺对人类幸福与社会发展的作用》专题讨论会，各国积极进行信息交流。

1994年8月，在日本京都召开第24届国际园艺学会议（IHC）中，讨论主题有"丰富的人类生活"、"文化的发展"和"园艺创造舒适环境"等，这些都涉及园艺疗法话题。

2.2 主要国家园艺疗法发展概况

2.2.1 英国

英国与美国并称为园艺疗法发达的国家。园艺疗法认为是生活的一部分，残疾人无法进行园艺等同于被剥夺了生活的权利。

（1）园艺疗法历史悠久

在英国，园艺被看做国民的娱乐形式之一，园艺疗法从很久以前就被认为是让身体、精神残疾者回归社会，同时也是预防治疗的重要手段。1699年莱纳多·麦加（Leonard Meager）等人，在一本名为《英国庭园师》的期刊中指出园艺疗法的效果："有空的时候请到庭院里挖挖坑，坐一会儿，除除草。没有比这更能保持健康的方法了。"

1792年，注目于自然所拥有的治愈能力，精神病医院约克收容所让患者与兔子、鸡等进行玩耍交流并从事庭园操作，将此作为治疗的一环。

进入20世纪40年代，在作业疗法中，园艺作为身体活动的一种而被利用。进入60年代，相对残疾人的"治疗"来说，人们更重视的是作为娱乐或者职业训练而进行园艺活动。于是，即使在作业疗法领域，也由以身体康复为目的的重复作业转向在刺激环境中提高技能的方向。

（2）园艺疗法多样呈现

当今人们普遍重视与园艺和自然接触而产生的积极效果，开始把关心的焦点集中到似乎比"作业疗法"更加重要的"园艺疗法"上来。

（3）园艺疗法有关组织应运而生

1978年设立了英国园艺疗法协会（Horticultural Therapy），以所有年龄层及各种患者的利益而振兴庭园园艺事业，以及为有兴趣利用庭园进行治疗的人们提供专业援助为目标。它是欧洲唯一的全国性专业组织。该协会的主要事业内容为：①园艺疗法指导者的培养及庭园和园艺设施的设计，对相关工具、设备、设计提出建议，实用的启示等信息服务；②莱顿庭园、特殊需求庭园等 4 所展示庭园的运营及出租庭园的建设和运营；③通过为弱视者设立的咨询委员会，培养盲人园艺师；④对在医院、日间护理中心、精神病患者训练中心、老人福利设施等作为治疗的园艺、园艺计划等进行支援；⑤《生长点》（Growth Point）（季刊杂志）、专门书籍的出版发行。

作为未来的前景展望，除了开办使园艺疗法指导者取得资格证书课程之外，还开办结业证书课程，并准备在米德兰州和西北部各开设一处展示庭园，以及在全国总部开设出租庭园。

1979 年成立了残疾人园艺促进联盟（Federation to Promote Horticulture for Disabled People，FPHDP），该团体是个慈善团体，主要进行信息交换活动，如提供与园艺相关的出版信息、举办讲演会、设置交流场所等。

1983 年成立了与残疾人一起进行园艺的协会（The Bucks Association for Gardening with Disabled People），帮助不能在普通的庭园和花坛享受园艺的人们进行园艺活动，并提供其他各种帮助。

（4）园艺疗法人才培养

当前从事园艺疗法项目的机构有作业治疗师和园艺师。

相关的培训机构有英国园艺疗法协会和 Coventry College 大学保健社会科学院共同设置的能够取得"治疗园艺结业证书"，以及在雷丁大学（University of Reading）园艺学院开设的"作为治疗的园艺"讲座的结业证书的两种培训课程。后者只限于接受满足特定条件的专业人士，范围广泛，几乎涉及残疾人被动利用的景观设计等。

在英国现在还无正式的园艺疗法师资格制度，所以培训都是由英国园艺疗法协会和脑性麻痹协会（Spastics Society）等部门主办的短期讲座和学习会，培训对象为在此行业内工作的人员和具备一些园艺知识的医疗保健师或护理人员等。

（5）土地利用志愿者的活动

英国园艺疗法协会为了可以提供具有园艺技术的志愿者，并支持推进残疾人治疗园艺的计划，于 1991 年创设了土地利用志愿者组织。

有园艺行业经验或基础资格，期待与残疾人共同劳动的人都具有入会资格。选拔合格的人员在 LUVs 进行登记，由英国园艺疗法协会在适合各人技术经验的项目出现时，随时进行派遣。入会期间将参与 6 个月至 1 年的实际项目，通过实地体验进行培训。

到现在为止 LUVs 已经参与了超过 100 个为在医院、日间护理、养老院、市民农园（进行有机农业和家畜饲养的市民农园）等机构进行护理的有视觉障碍等残疾人、精神病患者、老年人、社会弱势群体所实行的项目。主要负责实行园艺疗法的土地和庭园的维护、对使用者的训练、对园艺行业职员的辅助等。

2.2.2　美国

2.2.2.1　园艺疗法的萌芽

1812 年本杰明·拉修医生（费城独立宣言的起草者、署名者）在著作中，论及了精神病患者在庭园中进行劳作具有疗效效果。

费城友好精神医院建于 1817 年，该院因采用园艺疗法较早而闻名全美。当初，医院因工作人员食用需求而在医院内种植蔬菜。1880 年院方发现在野外劳作对患者有非常好的治疗效果。

1920 年，作业疗法领域发布了园艺植物、园艺操作以及造园活动给人们带来的治疗效果，此后开始了有关花卉对人身心健康有医疗效果的尝试。

2.2.2.2　园艺对身体康复、重返社会训练的作用

美国的军人医院因对第二次世界大战和越南战争负伤复员军人进行的园艺疗法而引人注目，其实践证明，园艺疗法对于因战争导致身体和精神障碍的人们确实非常有效。

园艺疗法的正式展开是在 20 世纪 40 年代联邦政府在各州建设了退伍军人医院，院方把园艺操作作为园艺疗法的一环导入到康复与职业培训之中，发现效果显著。现在全美有退伍军人医院 300 余所，其中 54 所具有园艺治疗的项目。

在智障者机构中采取的则是以残疾人的自立为目的的，作为重返社会教育培训的以园艺操作为主的园艺疗法。

2.2.2.3　园艺疗法上门服务

1953 年前后，美国的园艺疗法注入了一个重要内容，即马萨诸塞州的阿诺德森林植物园为了残疾人和老年人之便，开始提供园艺疗法上门服务。

芝加哥植物园的园艺疗法项的内容为，由园艺疗法科承担，创立以来已经实施了 65 个以上的园艺疗法项目。独特项目的内容为，对治疗医院、智力残疾者的职业训练中心、高龄者住宅、精神病院、青少年教育恢复设施、高龄者护理设施、退役军人病院等设施内的工作人员提供 1 年的训练项目。

2.2.2.4　美国园艺疗法协会

(1) 园艺疗法名称与协会名称的确定

在美国，园艺疗法并不是从一开始就使用 Horticultural Therapy 这个名称。在 1973 年前，曾使用过 Hortotherapy（1945）、Garden Therapy（1953）、Flora Therapy（1954）、Horticultural Therapy（1955）、Plant Therapy（1968）、HortTherapy（1971）等名称。美国园艺治疗康复协会后改名为美国园艺疗法协会，1987 年 Horticulture 改为 Horticultural。协会正式定名为 American Horticultural Therapy Association, Inc. 从此，该两个名称得到了规范统一。

(2) 美国园艺疗法协会概要

美国园艺疗法协会有 10 分会，会员 953 名（截至 1997 年 3 月），工作内容有以下 10 项：①园艺疗法师的资格认证；②召开协会年会；③评选协会奖；④出版活动，如协会杂志（Journal of Therapeutic Horticulture，每年 1 期）、人与植物关系刊物（People Plant Connection）、出版会员名簿（Membership Directory and Resource Manual，每年 1 次）以及出版其他刊物；⑤促进残疾人就业；⑥帮助开发大学园艺疗法教育项目；⑦由会员帮助提高治疗项目，推进园艺疗法项目和园艺疗法活动的行政与民间援助；⑧为维持上

述目的而进行资金援助；⑨协助园艺疗法朋友会活动（Friends of Horticultural Therapy，FOHT）；⑩协助移植花铲与修剪技工会活动（Trowel and Pruner Society，TAPS）。

(3) 会员概况

会员的种类首先分为团体/法人会员和个人会员。根据 1995 年的规约，个人会员又分为认证登记会员、一般会员、准会员、学生会员、名誉会员、终身会员。无论是团体/法人会员，还是个人会员，其中都有外国会员。名簿中登记的外国会员，会费与国内会员相同。

认证登记会员根据类别分为 3 种：高级园艺疗法师（Master Horticultural Therapist，MHT）、正园艺疗法师（Horticultural Therapist Registered，HTR）、园艺疗法技师（Horticultural Therapy Technician，HTT）。

(4) 出版活动

出版活动对学会和协会来说是项很重要的工作。美国园艺疗法协会的出版工作之一是发行简报，内容包含了各种设施内的活动、园艺疗法课程介绍、招聘、研究抄录等。出版工作之二是协会杂志，于 1979 年以 HortTherapy（A4 版）为题发行了第一卷第一号，1981 年发行了第一卷第二号，之后又临时停刊，部分论文刊登在 NCTRH 简报（NCTRH Newsletter）。到 1986 年，更换了新刊名，以园艺疗法杂志（Journal of Therapeutic Horticulture）为刊名重新开始发行。

(5) 园艺疗法的人才培养

园艺疗法的大学教育于 1973 年首次在堪萨斯州州立大学设立，现在已经扩展到了研究生课程中。此外，其他大学也开始设置了几门课程。除了大学中的学士和硕士课程之外，纽约植物园也在进行认证培训事业。

2.2.2.5 美国园艺疗法的特点

在此我们从临床医学的角度来论述美国园艺疗法的特点。

(1) 医疗状况变化对园艺疗法的充实化

①住院天数较短　费城友好精神医院只有 122 张床位。除特殊情况，患者的平均住院天数为 4~10d。

因此，随着住院天数的缩短，园艺疗法项目与内容也进行了改进。例如，从播种到发芽费时较长，因而转到在温室中栽培。

②对创伤后精神紧张性障碍有效　从越南战争结束后的 1974—1980 年，美国精神医学协会把"创伤后精神紧张性障碍（PTSD）"作为一个新的疾病概念记入诊断手册。PTSD 是指因战争、凌辱、灾害、家庭暴力、虐待儿童、强奸等精神创伤导致的身心障碍。此外，1990 年还追加了"边缘性人格障碍（BPD）"这一新的疾病概念。因不协调的人际关系和亲子关系而陷入苦恼的人越来越多，该类疾病反映出了现代的社会状况。对于现代社会所产生的这些新的疾病园艺疗法，经过验证也认为是有效的。

③从诊疗庭园看园艺疗法　洛杉矶退伍军人救济署所管辖医疗中心有一个占地 $6hm^2$ 的诊疗庭园。在这里，因上述疾病苦恼的人们为了能融洽自立地生活，而进行着基于园艺疗法的操作活动。

此庭园由非营利组织管理，邻近的加利福尼亚大学洛杉矶分校（UCLA）的神经精神医学研究所医院给予医疗技术支持。在此庭园的住院天数仅为 7~11d，以后作为门诊就医。在 UCLA 的神经精神医学研究所医院，对于因恐慌状态住院的人，在其住院后的第三天就开始在庭园内接受简单的园艺疗法治疗。把屋顶平台按照改良为儿童用玩耍空间的方法，设置园艺疗法用花坛。对因交通创伤和脑出血、脑瘤等脑外科手术后的患者在此接受园艺疗法治疗。

(2) 园艺疗法的效果判定

像拉斯克研究所康复医院及其老年痴呆专业病房里，病历卡上记载着园艺疗法的实践效果。园艺疗法的病历卡在以医生、护士、理疗师、作业治疗师、语言治疗师、社会福利工作者、志愿者等组成的综合系统中进行统一的记载。其要点在于，根据每个人的工作设定确认明确的目标。园艺是把"结果"作为重要的目的，而园艺疗法则是要把着眼点放在"过程"上。因此，计划和过程成为了重点，系统必须由计划和过程来支持。

(3) 专业园艺师

在美国，参与园艺疗法的人不仅仅只是园艺治疗师、理疗师、作业疗法师、语言疗法师、休闲疗法治疗师等专职人员，还有在养老院、儿童康复医院和福利机构协助园艺疗法工作的专业园艺师。专业园艺师按 1972 年华盛顿州的农业研究机构创立的专业园艺师计划进行培养。该培训为免费培训，但在接受 50h 有关园艺的训练之后，要在一年内于自己的居住地区进行 50h 的志愿者活动，把自己所学的专业技能回馈给社会，该课程才算结业。

现在，在美国和加拿大注册活跃的专业园艺师大约有 4500 名。除了对医院、学校、福利设施的花坛管理、修剪作业、园艺疗法的支援之外，还以最新的信息和园艺指导来应对有关区域家庭花园和小规模市民农园（家庭菜园等）的咨询。

2.2.3　日本

2.2.3.1　园艺疗法简史

大约在 100 年前，东京的松泽医院和大阪的中宫医院就开始在作业疗法中引进了园艺操作活动，但当时并没有受到好评。1965 年因作业疗法师制度的引进又重新开始了园艺活动，福冈县福间町的福间医院精神科把园艺操作作为作业疗法的一种，并命名为"环境美化作业"进行实践，取得了显著的成果。

2.2.3.2　园艺疗法的研究组织及其活动

日本还没有出现关于园艺疗法的全国统一组织。关注园艺疗法的推广与实践的人们自发组织研究会、研修会或者类似的活动。

西神户园艺疗法研究会，园艺疗法研修会，日本园艺疗法研究会，园艺疗法研究会，大阪园艺疗法研究会。

除此之外，各地还成立了几个研究会，有静冈县园艺疗法研究会、福冈县园艺疗法研究会、山梨园艺疗法研究会、高知县园艺研究协议会。

2.2.3.3 进行园艺疗法实践的医疗设施

日本将园艺用于疗法的历史较长。据野田(1997)介绍,东京的松泽医院、大阪的中宫医院早在70年前就使用了园艺作业作为作业疗法之一。之后,当作业疗法制度完善后,园艺作业成为作业疗法的一种。随着人们对园艺疗法的不断关注,以及英美的园艺疗法实际情况被介绍到日本,尝试园艺疗法的设施和医院开始增多(图2-3)。但是,这些场所是否都在实践园艺疗法还是有疑问的。这是因为园艺疗法本身的意思就很模糊,例如,一般人认为只要使用了与园艺相关的植物,就在"进行园艺疗法"。被介绍的很多场所实际上在没有明确什么程度是园艺疗法的基础上就实践了园艺疗法。

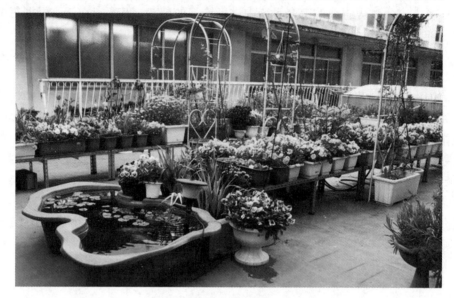

图2-3 日本井田医院园艺疗法场所

另一方面,也有很多设施因治疗对象的精神不稳定而拒绝采访和参观,或者以采访和参观需要时间、为原本的疗法带来不便为由,并没有公开宣布自己正在实施园艺疗法,但他们的确在持续着真正的园艺疗法活动(泽田,1997)。

总体来看,尝试园艺疗法场所中,福利设施比医院多。这表明福利场所比医疗场所更加关注园艺疗法。

对于引进园艺操作的目的,残疾机构是以休养、环境美化、机能恢复训练为顺序进行的;而智障机构是以训练教育、环境美化、生产销售为顺序的进行的。两者侧重有所不同。

2.2.3.4 阶段性目标的设定

考虑到当前的课题,园艺疗法研究者泷邦夫把日本园艺疗法的阶段性目标要点设定如下:

(1) 短期目标

①提供制订面向社会福利机构的园艺疗法指导方法等信息；②实践者通过发布体验交换信息；③召开由美国等园艺治疗师参加的教学研究会；④园艺志愿者的培训和接纳体制的完善；⑤致力于园艺疗法的组织、集团、个人的网络化和职责分担；⑥在农学（造园、园艺）、医疗福利等相关的大学等教育机构开设讲座。

(2) 中期目标

①示范庭园的建设；②园艺疗法推进组织、体制的确立（园艺疗法协会、园艺疗法学会）。

(3) 长期目标

作为社会福利的服务内容之一，完善应对每个人的需要、人人都可以接受园艺服务的体制（家庭园艺服务、把从园艺志愿者处获得的要点变成自己的、用于高龄双亲家庭园艺服务等）。

2.2.3.5 日本园艺疗法的现状与问题

园艺疗法自从20世纪90年代初期介绍到日本以来，很快就形成了一个专门领域。这除了与日本当时兴起的景观园艺热潮与对环境问题的关心有关，主要还是日本出现了其他国家难以类比的老龄化社会现象（图2-4）。园艺疗法被认为能够解决老龄化社会的护理、疗法、健康维持以及相关服务问题。但是，现在进行园艺疗法实践的医疗、福利、园艺等各领域都从各自专业角度对园艺疗法进行解释，因而出现了理解差异的问题，另一方面还出现了"谁都可以简单地成为园艺疗法指导者（园艺疗法师）"的论调。除此之外，各种各样的教育设施出现了各种层次的园艺疗法师资格。这些都对园艺疗法的正确普及与发展不利。

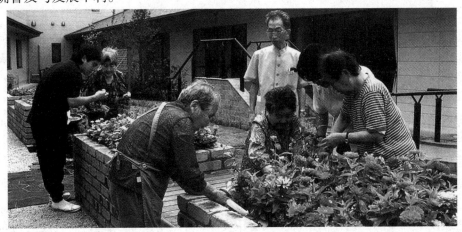

图2-4 日本园艺疗法研究会的园艺疗法实践活动

2.2.4 韩国

通过调查200所医院得知，其中的10所医院进行园艺疗法治疗。在这些医院中，都设置康复中心，在此进行以园艺操作为中心的园艺疗法活动。

(1) 园艺疗法的社会动态

1997年，以私立建国大学(Konkuk University)为中心成立了韩国园艺疗法协会。现在，大约有200名会员进行活动。韩国园艺疗法协会成立半年之后的1998年，在私立高丽大学(Korea University)成立了包括有关园艺疗法研究在内的韩国植物、人、环境学会。现在，大约有200名会员在开展活动，会员的2/3为研究院学生。此外，还在大丘基督教大学设立了韩国园艺疗法研究俱乐部，现约有会员100名。

(2) 大学中开设园艺疗法课程

1984年，在韩国园艺学会全国大会上，高丽大学教授郭炳华博士作了1h有关美国园艺疗法概况的特别报告，这是韩国国内最早对园艺疗法的介绍。1990年前后，高丽大学园艺学科开设3个学分的《园艺疗法》选修课，这是韩国高等院校中最早开设的园艺疗法课程。1991年晓星基督教大学(Hyosung Catholic University，现在的晓星大学)花卉学科开设了"疗法园艺学"(Therapeutic Horticulture)课程。

现在，韩国有园艺学科的60所大学中，有10所开设了"园艺疗法"选修课，每周1次3h的授课，总共为半年。大部分大学都在三年级开设该课程。

设立韩国园艺疗法协会的建国大学职业教育学院中，开设了以一般市民为对象的园艺疗法培训课程。该课程为16周，每周上课6h，课程含有园艺、精神医学、心理学等15门科目和8次实习。

檀国大学(Dankook University)专门开设了园艺疗法专业硕士研究生课程。招收的硕士研究生中，大部分具有作为护士或者志愿者在医疗设施进行园艺操作的工作经验。在取得园艺疗法相关科目的24学分后，进行硕士论文研究、写作。

除此之外，开设园艺疗法的大学还有新丘(Shingu)学院、首尔女子大学、庆尚国立大学、圆光大学以及湖南大学。

(3) 园艺疗法师资格制度

建国大学最初制订了授予园艺疗法师资格的制度。韩国的园艺疗法师分为"园艺疗法师2级"、"园艺疗法师1级"、"高等园艺疗法师"3个阶段。园艺疗法师资格认证尚未得到国家的认可，随着园艺疗法事业的发展，以后有必要得到国家的认可。

(4) 园艺疗法的开展

①植物园与公园中开展的园艺疗法活动 晨静游憩庭园(Morning-calm Tourist Garden)因再现韩国传统的风景而著名。该庭园空间广阔、景色迷人、空气清新，是开展园艺疗法的理想场所。身心障碍者、残疾人被带往该处接受园艺治疗。

盆唐(Bundang)市民公园、汉城河市民公园也可进行同上的利用。在自然丰富的公园中轻松散步20~30min接受好的刺激，对身心障碍者、残疾人有治疗效果。

②医院中开展的园艺疗法活动 具有康复中心的医院中正式进行园艺疗法的尚不多见，研究生院的学生为了撰写论文多在该类医院中进行园艺疗法的试验研究。现在，韩国具有园艺疗法师2级资格者约150人、园艺疗法师1级资格者约50人(2003年年底统计)，但在医院中作为园艺疗法师的带薪工作者基本上没有，一般都是作为志愿者进行园艺疗法的实践。

现在，具有医生、护士、福利护理师等资格的人开始申请园艺疗法师资格，将来，园艺疗法师必然成为专门职业资格,以适应园艺疗法事业的发展。

③康复中心中开展的园艺疗法活动　现在,韩国 109 所康复中心中只有数所实施园艺疗法。实施园艺疗法中最著名的当属位于韩国济州岛的"爱光院"。利用该中心的多为精神病患者。在此,进行一周的园艺疗法活动,主要内容有栽培蔬菜、花卉以及插花等。

④监狱中开展的园艺疗法活动　在韩国尚没有为了犯罪者而实施园艺疗法的监狱,只是在 40 所监狱以及 5 家少管所中尝试着进行园艺操作活动。可以推测,园艺疗法能够在监狱等设施中发挥作用,特别是有益于稳定少管所的青少年情绪。

(5) 其他

韩国园艺疗法协会设置在建国大学。从 1997 年开始,春秋两季分别进行一次全国研讨会,并每两个月出版 1 期协会纪要。

2003 年开始,韩国国家园艺试验场启动了园艺疗法研究项目。以前,园艺试验场的主要工作为生产研究,现在已在进行园艺疗法效果的评价、园艺经济价值的研究。

2.2.5　其他国家

2.2.5.1　加拿大

(1) 加拿大发展概况

加拿大国内对园艺疗法的关注很高,各种社会服务机构都请求建立园艺疗法的庭园或开展园艺疗法项目的研究。同时各种协会活动也很活跃。

全国性组织如加拿大园艺疗法协会(Canadian Horticultural Therapy Association,CHTA)成立于 1980 年,会员约 200 人,只有一个分部。专门从事园艺疗法师的会员少,大多数从事看护、作业疗法、娱乐疗法、教育、景观设计等领域方面的工作。

协会以增加教育机会、增加简报发行次数、支援园艺疗法相关研究、开发教育项目、建立登记制度为目标。在最近的调查中,希望登记为专业的园艺疗法师的人们开始增多,希望成为专业职位等级的会员已经在美国园艺疗法协会中认证登记。

在加拿大,进行园艺疗法教育的只有不列颠哥伦比亚(British Collumbia)专科学校。最近,还有 3 个机构也正在开发园艺疗法项目,协会也正在准备与相关大学合作,进行园艺疗法的通信教育项目。

(2) 加拿大园艺疗法实践活动

①家庭式氛围的老人护理设施　该设施位于维多利亚市,是由两个老人护理设施整合而成,于 1995 年建成使用。大约 80% 入住者具有某种认知能力的残疾。

为了创造出家庭的气氛,该老人护理设施被分成 7 个相连的山小屋,各个山小屋围合一个中间庭园。这些小房间分为日常生活中不太需要工作人员帮助的 A 类房间与相对需要工作人员帮助的 B 类房间。

在此所提供的护理项目秉持着以下的理念:维持入住者的自立与自尊心;尽可能多地保持与家族和地方的联系;参加每个入住者所选择的生活样式的项目;参加入住者会议、听取对设施的运营意见。

②园艺疗法不同主题的 8 个中庭　多伦多市的柏克老年人护理休闲中心是由犹太人地方团体设立的,在 75 年以上的时间里从事着老年人医疗与福利事业,为提高老年人的生活质量做出了贡献。

在柏克休闲 6 个设施中,总共有 8 个园艺疗法用的庭院以及若干个温室。这 8 个中庭包括:冥想之庭;街角;治愈中心;老年时尚之庭;村头绿地;西海岸之庭;组合盆栽园;自然房间。对于园艺疗法项目,在娱乐部有园艺疗法师与疗法娱乐师,在医疗部有作业疗法师分别进行指导。

2.2.5.2　荷兰

H. H. Berteler 在 1989 年成立了关于植物与在人类生活中的运用的咨询公司 BAG [Bureau Aangepast Green(Office for Adapted Green), BAG]。BAG 具有医疗方面的意义,接受来自所有年龄段、所有需要帮助的人关于运用园艺的咨询。当然,荷兰还有实践园艺疗法的小组和供残疾人使用的庭园,但是没有像美国园艺疗法协会和加拿大园艺疗法协会这样的组织。

(1)鹿特丹市身体残疾者使用的庭园

荷兰的鹿特丹市,1988 年利用各种各样的基金、团体、协会、个人的捐款以及众多志愿者的帮助,建立起供身体残疾者使用的庭园。

延展各个人的能力,从各种各样的束缚中把自己解放出来,是一个提供活动与机会的"碰面场"。身体残疾者们一起倾听各种各样的体验,开展内容丰富的园艺活动。

庭园设备完善,附设培育花卉与蔬菜的场圃以及供观赏植物、放松心情的休息场地。为了避免单调,植物种植变化丰富,甚至高度都有变化。

(2)专业的园艺训练中心

在荷兰由某财团运营的、以青少年身体残疾者的教育与训练为目的的国立学院。除了 16~25 岁的视觉障碍者,还接收了 200 名身体残疾者,自 1997 年开设了职业训练中心。

青少年残疾者们的园艺课程是,45 人进行 1 周 5d,为期 1.5 年的学习。为了毕业之后能在花卉栽培、树木栽培、宿根草栽培,乃至绿地整备与管理等领域得到工作而进行训练。除此之外,为了培养园艺疗法师和助理,每年还开设 1 次或者 2 次,为期 4~5d 的特别课程。

(3)改造园艺的普及

绿色残疾者财团,为了推进"改造园艺"在全国甚至世界的普及,1985 年年初次在荷兰建立了公共植物园。利用这个植物园,每年两次各 6d,向社会福利人员传授园艺技术,并参加考察荷兰的 Prederiksoord 园艺学校、庭园以及供身体残疾者用的园艺道具等。其活动范围涉及比利时、德国、澳大利亚、葡萄牙、意大利、南非等地。

2.2.5.3　德国

德国没有全国性的组织,只有 3 个地方组织:①园艺与疗法相关的莱茵兰作业小组,成立于 1990 年,每年聚会 5 次、发行 5 次简报。在园艺疗法方面,除了支援学生、提供资料、交换信息、专家进行实践指导、举办讲座和研讨会外,还提供国际发展形势。②园艺与疗法相关的北德国作业小组,成立于1995年,春季和秋季各聚会1次。秋季还要举办园艺疗法相关的研究会。该小组除了交换信息外,还出版讲演会及研究会的记录。③园艺与疗法相关的柏林作业小组,成立于1997年,每年聚会2次,自由参加。

2.2.5.4 澳大利亚

澳大利亚国内没有统一的组织,但有两个园艺疗法协会:

(1)新南威尔士园艺疗法协会(Horticultural Therapy Society of New South Wales, Inc.)

1984年成立,会员78名(1997年10月)。每年出版简报4期、会员名簿1册。除了讲演会、研究会、研讨会、演示花园制作、提供庭园设计咨询等外,还为不方便参加园艺活动的人们提供工具和器材,提供低收费的园艺活动相关信息服务,展示和试用工具、器材,展示为残疾人设计花坛高床。

(2)维多利亚园艺疗法协会(Horticultural Therapy Association of Victoria, Inc.)

1984年成立,会员97名(1997年8月)。协会杂志每年4次。州学会3年1次、研讨会每年2~3次、会员大会每月1次。虽然园艺疗法的项目已被用于养老院、日间护理中心、医院、康复中心、娱乐园艺中心、特殊学校、市民农园等,但协会活动的主要困难在资金方面。

除了上述两个园艺疗法协会之外,在各地还有多个园艺疗法实践机构,如悉尼的特洛匹阿中心和堪培拉的澳大利亚国家植物园班克木中心。

2.3 具有中国特色的园艺疗法的历史发展与出路

2.3.1 中国园艺疗法的历史发展

中华五千年之文化,辉煌灿烂,博大精深,其中包括有与园艺疗法相关的园艺文化与技术,中医中药理论与临床经验,还有一些独特的健身方法,为我国园艺疗法的形成与发展奠定了基础。

(1)园艺疗法的思想早已根植于中国传统文化之中

中国文人自古以来即崇尚自然,并以传统花木作为人格寄托,其中尤以魏晋南北朝为代表。例如,东晋高士王羲之(321—379)建兰亭于会稽山,周围是"崇山、峻岭、茂林、修竹"胜境;陶渊明(372—427)喜居田园,留下了"采菊东篱下,悠然见南山"的佳句;出土于南京西善桥的砖刻壁画"竹林七贤",表现了文人陶醉于竹林树下的景象(图2-6)。闲居于田园山野,寄情于花草树木,无疑会有益于身心健康,但由于这种隐逸风习的对象多为文人雅士,多注重环境的文化氛围,与现在的以广大民众为对象,以医治身心疾病为目的的园艺疗法有所不同,我们不妨称之为中国古典式的"园艺疗法",它对具有中国特色的园艺疗法学科体系的建立不无借鉴作用。

(2) 中医中药为中国式园艺疗法的形成奠定了基础

中医中药，在世界上独树一帜，中医五行说对于园艺疗法中植物的应用与中国式园艺疗法园的设计提供了根据。中草药的性能主要有性、味、归经、升降、浮沉等。

对于中草药的疗效，我们可以举例如下：牡丹、芍药、蒲公英、金银花、连翘、黄杨、十大功劳、小檗、鸭跖草等都是凉药，具有清热作用；紫苏、麻黄、辛夷、柽柳、生姜等为热药，可以祛寒；桔梗、枇杷叶、千日红、胡颓子、杏仁、紫菀、杜鹃花叶等有归经、肺经症状时可用之；藿香、佩兰、豆蔻、山楂、枳实、厚朴、木香等都是治脾、胃两经的药物；另外有些植物散发出的气味也能治疗某些症状，如桦树、柞树、稠李散发的气味可杀死白喉、肺结核、霍乱和多种炎症的球菌以及流感病毒；文竹、铃兰、木犀草、玫瑰、紫罗兰等花的气味能杀灭结核、肺炎球菌、葡萄球菌；香叶天竺葵可治疗失眠症。现已查明，有 15 种香味对治疗心血管病、气喘、高血压、肝硬化、神经衰弱等有显著疗效。如能把这些运用到园艺疗法中来，既是对中医价值的提升，又是对具有中国特色的园艺疗法的完善。

(3) 灿烂的观赏文化为园艺疗法提供了物质条件

世界上有两个公认的观赏文化中心，一个是起源于西亚、以欧洲为代表的西洋文化中心；另一个则是以中国为代表的东洋文化中心。东洋文化中心起源于我国，流传于朝鲜半岛、日本列岛以及东南亚各国。东亚各国的观赏园艺学即是在中国传统园艺文化与技术基础上建立起来的。

中国有丰富的观赏园艺植物资源，种类繁多，尤以牡丹、梅花等十大传统名花为代表；有精湛的观赏园艺技术，如花木选种育种技术与促成法、春化法、嫁接法等栽培技术；有数量众多的古典观赏园艺著作，尤以宋代陈沂《全芳备祖》，明代王路《花史左编》、周文华《汝南圃史》、王象晋《群芳谱》，清代汪灏《广群芳谱》、陈淏子《花镜》等为代表；拥有精深的园艺鉴赏文化。其中的花木栽培文化、花木的人格化以及花食文化最有望成为具有中国特色的园艺疗法。

(4) 发展中的园艺疗法与保健园林

虽然园艺疗法在国外发展已趋成熟并深入人心，但是在我国，园艺疗法的提出以及科学研究却是近十年的事。在 20 世纪 90 年代，就已经有园艺疗法相关的文章发表，但基本上为介绍园艺疗法的科普性文章。直到 2000 年，李树华在《中国园林》发表了《尽早建立具有中国特色的园艺疗法科学体系》一文，第一次全面深入地阐述了园艺疗法的概念、发展历程及功效，结合实例介绍了园艺疗法的实施，并提出了在中国实施园艺疗法的思路。之后，园艺疗法才开始作为一门科学在园林、医疗等领域展开研究，并有了实质性进展。

李树华率领的园艺疗法研究组开展了相关研究（图 2-5）。修美玲等（2006）以 40 位老人为研究对象，通过测定试验前后老人的心情、脉搏和血压，衡量园艺操作活动对老人身心健康的影响程度，研究发现试验后约 80% 的老年人心情转好，由此证明园艺操作活动对老年人的心理有一定的改善作用；康宁等（2007）以园林绿地内最基本的铺装广场、水际、植物群落 3 种景观为评价对象，进行了主导脑波成分变化的差异性比较，结果表明，植物群落景观对人体的身心放松状态有更加积极的促进作用，并且植物群落景观对男性的情绪平稳作用比女性更明显，由此说明植物的观赏活动能对人体的身心放松有积极作用；李法红等（2008）以苹果树为观赏对象，选取人体脑波作为评价指标，定量研究室外果园内苹果树盛花季节，观赏叶子和花朵对人体脑波的影响，结果表明，赏花和果实采摘活动在一定程度上能够缓和紧张的情绪，使人趋于平静、放松的精神状态。

随着园艺疗法市场需求日趋增加，北京、福建等地也在筹建园艺疗法园。而在 2011 西安世界园艺博览会上，人们更有机会近距离感受日本的园艺疗法园。

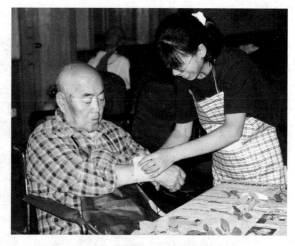

图 2-5　李树华研究团队在北京四季青敬老院进行园艺疗法研究活动

园艺疗法作为新兴的医疗方法，是一门交叉学科。正因为如此，也对设计者提出了更高的要求。设计人员除了具备观赏园艺等基础知识，还应了解园艺疗法固有程序，研究国际相关成功案例，并在此基础上，通过与医学、心理学等多行业人员合作，确保项目具备应有的功能。与自然融为一体是重要原则，如在参与区设置操作台、露天讲台等设施，四周要确保通风，并搭建屋顶为人们遮阳避雨，在确保活动顺利开展的同时，让人们最大限度接触自然。此外，配备特殊工具，便于残障人士使用，提供烧烤炉方便烹饪等，进行无障碍设计、盲文提示等细节也是需要注意的内容。

此外，在作为将园艺疗法理论进一步扩展的保健园林建设方面，以程绪珂老局长为代表的上海园林界相关人员通过努力钻研，进行了大胆实践。民星新村是上海第一处以生态保健园林理念规划改造的居住区实例，大量选用了保健树种形成休息锻炼空间，深受居民欢迎，科学测试数据也说明了该住区空气清新，有益健康。其分区结构包括：①形象主题景点；②体疗类保健区，占地约 $6200m^2$，有松柏类群落、银杏林、香樟林和枇杷林等；③嗅觉类香花保健区，占地约 $2400m^2$。

万里城位于上海西北部普陀区内，是上海首批四大示范居住区之一，是一期工程获奖最高最多的新建大型居住区。环境优化设计中突出生态保健城市森林主题，以"五纵一横"绿轴体系，集生态、文化、保健于一体，大胆地继承中国传统文化，并与原有总体布局融合。重点在于四大林带总体优化，确立主题，形成特色。通过营造主林带万杏林（万幸林）、西林带万竹林、中林带万松林、东林带万桂林四大林带以及主干道新村路林带万香林、周边林带万樟林、滨河林带万杉林，使其主题突出，各具特色，且具有传统文化韵味，成为一处独具特色的住区环境（图 2-6）。

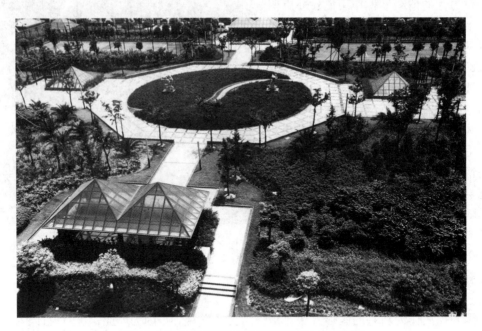

图 2-6　上海万里城生态保健区万杏林太极花圃

2.3.2　建立具有中国特色园艺疗法学科体系的出路

(1) 制订近期与远期发展规划

园艺疗法与国民身心健康、环境绿化美化以及福利医疗等社会问题相关，应当引起有关部门的足够重视。人口管理、园林绿化、医疗卫生以及相关教育研究诸部门应相互协作，在考察外国发展现状、掌握外国发展信息的基础上，结合我国人口、园林绿化、福利医疗等基本情况，制定园艺疗法的近期与远期发展规划。

(2) 培养园艺疗法学科人才

有关园林园艺、医疗护理以及社会福利等教育研究部门，应当尽早开始培养园艺疗法学科人才。鉴于我国刚刚起步，最好派人到先进国家进行培训。同时，邀请国外专家来华讲学指导，介绍国外发展概况、技术实践与科学研究。如有条件，可在农林、医疗、社会福利等院校的有关专业开设园艺疗法课程，选择从选修到必修的方式。还应对敬老院、精神病院、劳教所、工读学校等的工作人员开办园艺疗法培训班。

(3) 建设园艺疗法园

准备开设园艺疗法课程的高等院校应率先开始建造培养人才专用的园艺疗法庭园与场所，为社会作示范。植物园、公园以及森林公园等公共绿地内设置园艺疗法区(角)，敬老院、精神病院、劳教所、工读学校等也应设置园艺疗法专用场所。开始时可采取由高等院校提供进行讲授与指导的技术人员、公园绿地部门提供实践场所、社会福利部门提供参加对象的方式，发挥各自优势，促进园艺疗法事业的发展。

(4) 建立健全园艺疗法师管理规章制度

在学习美国园艺疗法师管理制度的基础上，结合我国各方面实际情况，有关部门应尽早建立健全园艺疗法考核、登录与管理规章制度，以保证园艺疗法事业的正常发展。

（5）尽早成立地方和全国性园艺疗法组织

如果时机成熟，应尽早成立地方和全国性园艺疗法专门机构，组织不同领域的研究者与爱好者，收集情报信息，举办研讨会与培训班，出版专业书籍刊物，以带动与促进我国园艺疗法事业的发展。

小　结

本章首先依照作业疗法萌芽、园艺活动被应用于作业疗法、园艺疗法尝试、园艺疗法确立与园艺疗法发展五阶段，总结了世界范围内园艺疗法的形成与发展。其次，以英国、美国、日本、韩国等园艺疗法先进国家为重点，介绍了世界各国园艺疗法发展概况。接下来，在讨论中国园艺疗法历史发展的基础上，提出了建立具有中国特色园艺疗法学科体系的出路。最后，探讨了现代社会对于园艺疗法的需求。

思考题

1. 简述世界范围内园艺疗法的形成与发展历程。
2. 试述以英国、美国为代表的欧美国家园艺疗法发展概况。
3. 试述以日本、韩国为代表的欧美国家园艺疗法发展概况。
4. 我国在发展园艺疗法方面具有哪些传统基础条件？
5. 建立具有中国特色园艺疗法学科体系的出路何在？

# 3 园艺疗法的理论基础

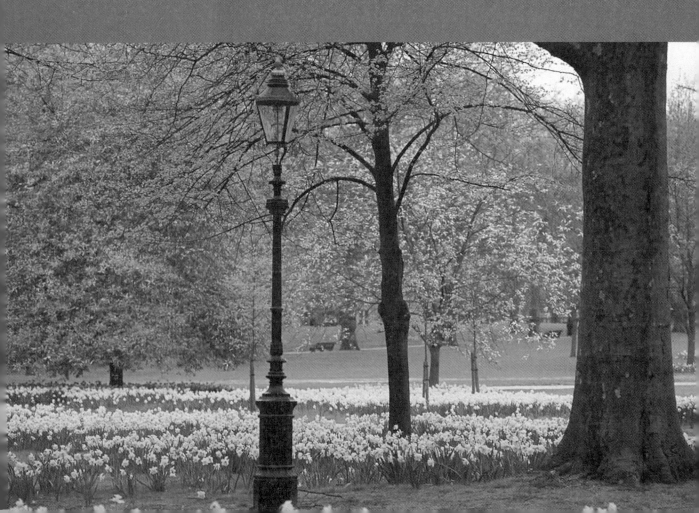

3.1 植物对人的五感刺激

3.1.1 人的五感刺激

3.1.1.1 人类的感知

园艺疗法在一定程度上可以说是通过人的视觉、嗅觉、味觉、听觉和触觉而感知事物及其他物质的特征或者性质的一种科学方法。

从这个定义中我们可以看到以下两点：第一，感觉包括所有感官的活动，对某个事物的感官反应是多种感官反应结果的综合，例如，去感觉一种花卉的颜色，不用考虑它的气味，但实际的结果是，你对花卉颜色的反应一定会受到其气味的影响。第二，感觉是建立在几种理论综合的基础之上的，这些理论包括实验的、社会的、心理的、生理的和统计学上的内容。感觉受感官刺激的先天生理的敏感性、过去的经历，以及人们对事物的熟悉程度的影响。

人对事物的感觉有其特点：①个体间的感觉存在着一定的差异。不同的个体之间存在不一致性，如有人感觉器官比较灵敏，而有人则相对迟钝。②同一个体存在着不稳定性。同一个人在一天的不同情况下也会不一样，如有人早上感觉灵敏，而有人下午灵敏，当然感觉是否灵敏和一个人一天当中的心情也有关。③感觉容易受到干扰。这种干扰主要来自于周围的环境，如所有的人都坐在一起，如果大部分人都说该花有香味，那么即便有几个人并没有真正嗅过此味，他们也会同意大多数人的观点，认为该花有香味，在这种情况下，他们就丧失了独立判断的能立。④感觉受经历的影响较大。过去的经历以及对某些香味的熟悉程度影响其感觉，如让一组人来描述某种香味，如果其中含有某种热带水果香味，对于来自南方人来说，他会很容易识别出，而对于从未接触过该水果的评价者来说，可能很难识别。

3.1.1.2 人类感知的途径

通常，人们认为获得某种刺激而出现反应的过程是瞬间完成的，而实际上，这个过程的完成至少需要4个步骤：刺激→感觉→接受→反应。这是客观事物通过感官的摄入，经过神经系统在人的大脑中的综合反映。人类的感官获取客观事物的顺序为：外观→气味→均匀性→质地→风味。

但是，在获取过程中，这些因素间都有重叠，即我们得到的是瞬间产生的许多感官因素的综合体。

(1) 外观

颜色，是外观的主要方面，是一种既涉及物理又涉及心理因素的现象，是通过视觉系统在蓝色、绿色、黄色和红色等波长获取的印象。对于外观来说，颜色的均匀性也是很重要的，与之相对应的是不均匀，如成块、成团等，有的地方深、有的地方浅等。

大小和形状，是指所看到事物的长度、厚度、宽度、颗粒大小、几何形状等。大小和形状从一定意义上也可以说明事物的优劣。

(2) 气味(香气、香味)

当一种物质的挥发性成分进入鼻腔并被嗅觉系统捕获时,我们就感觉到了气味,气味的感知是需要用鼻子来嗅的。在感官当中,我们涉及的有事物的气味,通常叫做香气,也可以叫做香味。食物的香气是通过口中的嗅觉系统感知到的。

在一定温度下,从柔软、多孔、湿度大的表面逸出的挥发性成分要比从坚硬、平滑、干燥表面逸出的多。气味分子必须通过气体的运输,可以是空气、水蒸气或工业气体,被感知的气味的强度决定于进入接受者嗅觉接受体系中的该气体的比例。

(3) 风味

风味是对口腔中的可溶性物质进行化学感应而获得的印象。其中,气体是由口腔中的可溶性物质逸出的挥发性成分引起的通过鼻腔获得的嗅觉感受;味道是由口中腔中可溶性物质引起的通过咀嚼获得的感受。化学感觉因素,是可溶性物质刺激口腔和鼻腔黏膜内的神经末端(涩、辣、凉、金属味道等)而产生的反应。

3.1.1.3 人的感官判断

(1) 视觉

光进入眼睛的晶状体,集中到视网膜上,在那里又被转换成神经冲动,通过视神经传达到大脑,如图 3-1 所示。

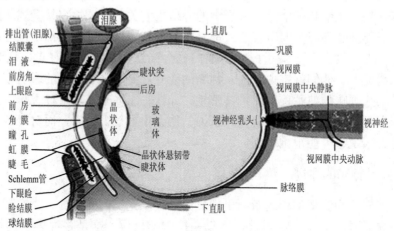

图 3-1 视觉的工作原理

感官在判断与颜色有关的一些事物时,会受临近和背景的颜色以及对照颜色面积大小的影响,还会受团块状外观的影响;物体表面的光泽和质地对颜色也有影响;不同人对颜色的感应是不同的,存在不同程度的色盲现象,如不能分辨红色和橘红色或者蓝色和绿色;同时也存在对颜色的特殊敏感性,如有些人能够看到别人看不出来的颜色的差别。

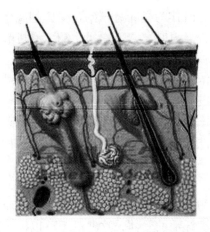
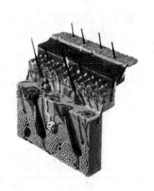

图 3-2 某些神经末梢

(2) 触觉

通常被描述为触觉的一组感受可以被分成"触感"(触摸的感觉和皮肤上的感觉)和"动感"(深层压力的感觉)。这两种感觉在物理压力上有所不同。图 3-2 表示的是一些位于皮肤表面、表皮、真皮和皮下组织的神经末梢,这些神经末梢负责触感,即我们所说的触摸、压力、冷、热和痒。

深层的压力是通过肌肉、腱和关节中的神经纤维感受到的,这些神经纤维的主要作用就是感受肌肉的拉伸和放松。和肌肉的机械运动有关的"动感"(重、硬、黏等)是通过施加在手、下颚、舌头上的肌肉的力产生的,或者是由于对样品的处理、咀嚼等而产生的拉力造成的。嘴唇、舌头、面部和手的敏感性要比身体其他部位更强,因此通过手和咀嚼可经常感受到比较细微的颗粒大小、冷热和化学感应的差别。

(3) 味觉

味觉是一种化学感觉,它涉及味蕾对溶解在水、油或唾液中的刺激的辨别。味觉是由味蕾感受到的,味蕾主要分布在舌头表面、上腭的黏液中和喉咙周围,由 30～50 个细胞成簇聚集而成,味觉感受器就分布在这些细胞的细胞膜上。这些细胞分化成上皮细胞,大约能存活 1 周。新细胞从周围的上皮细胞中分裂出来,进入味蕾并与感觉神经相连。味蕾的顶端有一个小孔与口腔中的液体接触,一般认为呈味物质分子与这一开口或其附近的微丝相结合,如图 3-3 所示。味觉细胞通过一个突触间隙与初级感觉神经相连,神经递质分子的信息释放进入这一间隙以刺激初级味觉神经,并将味觉信号传递到大脑较高级的处理中心。

味觉具有相当的强健度,外伤、疾病和老化等过程都难以使得所有味觉区域受到破坏,一直到生命末期味觉都会保持相当好的完整性。

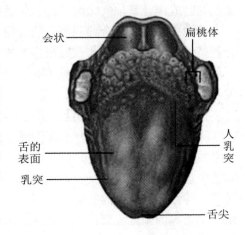

图 3-3 味觉的工作原理

唾液对味觉功能有很重要的作用，它既作为呈味分子到达受体的载体，也含有可调节味觉反应的物质。唾液的成分包括水分、氨基酸、蛋白质、糖、有机酸、盐等，而且它们由血液供给养分。由于味觉感觉器被埋在唾液这个复杂的溶液之中，因此，人们只能品尝出具有一定浓度的样品，而对于浓度低于唾液中该物质浓度的样品，我们则无法分辨。

味觉具有适应性和混合物间的相互影响作用。适应性可定义为在持续刺激的条件下反应的降低。这是大多数感官系统的特性，它们具有警告生物体发生某种变化的功能。

（4）嗅觉

嗅觉感受器位于鼻腔上方，这样一个位置可能具有一定的保护作用，但同时也意味着只有很小一部分可以借助空气传播的物质才可以到达嗅觉上皮细胞。而另一特性可以弥补这一不足，鼻子每侧都有数百万长满纤毛的受体，这些纤毛可以极大地增加受体暴露于刺激物的面积。空气当中的气味就是由位于鼻腔上方的嗅觉细胞感受到的。具体地说，气味分子是由覆盖在嗅觉上皮细胞之上的上千万个微小的纤毛通过一种至今仍不清楚的机制来感受的。嗅觉感受器是真正的神经细胞，但它们不是通常的感觉神经细胞，其存活期有限，在1个月内就会死亡，并且被新的神经细胞代替。嗅觉的功能特性包括敏感性、强度辨别能力、性质辨别能力、适应能力和混合物抑制等。敏感性是指人类具有觉察许多极低浓度气味的能力，甚至超过化学分析中仪器方法测定的灵敏度。目前可以检测到许多重要的，10亿分之几水平范围内的风味物质。

嗅觉强度水平的区分能力相当差，听觉和视觉都可以适应相差$10^{-5} \sim 10^{-4}$倍的刺激，并能对它们进行区别，而嗅觉在分辨与阈值相差10^{-2}倍的刺激上就显得有困难。嗅觉对强度判断能力虽然有限，但其性质辨别的能力却相当强，即人们能够识别的比较熟悉的气味数量是相当大的，也似乎没有上限。耳朵和眼睛只能感受一种类型的信号，即空气压力引起的振动和400~800nm之间的电磁波，而同它们相比，鼻子的分辨能力却强得多，一个受过训练的香味品评人员可以分辨出150~200种不同的气味。

嗅觉的一个特点是混合物具有相互掩盖和抑制的现象。大多数空气清新剂就是通过强烈抑制或掩盖其他气味的方式工作的。

嗅觉中还存在混合抑制消除的现象，即在几种混合物中，鼻子对一种物质适应后，会使得另外的物质变得非常突出，有些物质可以很容易地从混合物中区别出来，而另外一些物质则不太明确，如果鼻子对已知物质疲劳了，另外一些物质就可能会显现出来，使得未知物质更容易被确认。

（5）三叉神经的风味功能因素（化学因素）

除了味觉和嗅觉系统具有化学感觉外，鼻腔和口腔中以及整个身体还有更为普遍的化学敏感性。一些黏膜、角膜等对化学刺激也很敏感，如切洋葱容易使人流泪。鼻腔和口腔中这种普通的化学反应是由三叉神经调节的。现在人们更多是用"化学感觉"来描述三叉神经调节控制的感觉。苏打水中二氧化碳气泡破裂，一些辛辣物质如辣椒、黑胡椒、生姜等的刺激，都会由三叉神经末梢引起眼睛、鼻子和口腔产生麻辣感、灼烧感、辛辣感以及刺痛感等。

这些化学感觉对花类物质是很重要的，因为它们会提高受医者花类物质的接受程度。对大多数物质来说,三叉神经反应要求刺激物的浓度比嗅觉或味觉刺激物的浓度高好几个数量级。有人通过研究得出,番椒油的阈值是 1×10^{-6}。辣椒类物质最明显的感官特性是持续时间长,番椒油、胡椒碱、生姜汁浓度高于阈值时刺激可持续 10min 甚至更长。这些刺激物对口腔除了具有麻木和致敏作用外,还会引起身体强烈的防御反射,包括出汗、流泪及唾液分泌等。

3.1.2 植物对人的五感刺激

植物能提供不同的感官刺激,包括视觉、听觉、味觉、触觉及嗅觉等(图 3-4)。植物的色、形对视觉,香味对嗅觉,可食用植物对味觉,植物的花、茎、叶的质感对触觉都有刺激作用。另外,自然界的虫鸣、鸟语、水声、风吹以及雨打叶片声也对听觉有刺激作用。卧病在床的患者或者长久闭户不出门的人们,到室外去沐浴自然大气,接受日光明暗给予视觉的刺激,感受冷暖对皮肤的刺激,这可称为自然疗法,也是广义的园艺疗法的内容之一(图 3-5)。白天进行园艺活动,接受日光浴,晚上疲劳后上床休息,有利于养成正常的生活习惯,保持体内生物钟的正常运转,这对失眠症患者有一定的疗效。

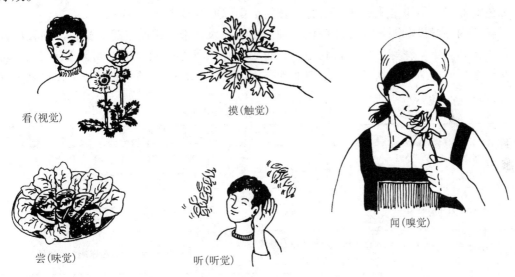

图 3-4　植物对人五感的作用

(1) 视觉刺激

不同颜色可提供不同的视觉效果。暖色如红色、橙色、黄色等较为鲜艳夺目,使人心跳加快、精神亢奋,给人以热烈、辉煌、兴奋和温暖的感觉;冷色如青色、蓝色、紫色等较为深沉,则使人感到清爽、娴雅、肃穆、宁静和放松;白色花卉令人感到神圣纯洁和宁静,具有消暑的作用。

利用园艺植物的颜色可以进行治疗。试验证明,浅蓝色的鲜花对于高烧病人具有良好的镇静作用;紫色的鲜花可使孕妇心情愉悦;红色的鲜花能增进病人的食欲及增强听力;赭色的鲜花对低血压患者大有神益;绿色的花叶能吸收阳光中的紫外线,减少对眼

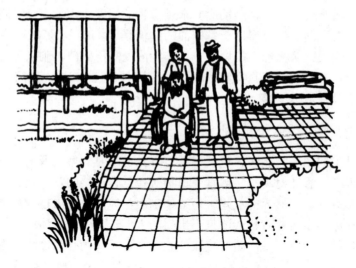

图 3-5　对于久病患者，晴天时应到室外庭园晒太阳

睛的刺激，因此对眼睛有保护作用，并增强视力。长期用眼用脑的劳动者若经常面对一丛绿色的盆景，翠嫩欲滴，沁人心肺，顿时会消除心身疲劳（表 3-1）。

花园内的摆设和园景设计能提供不同的视觉效果，带出田园气息。植物方面，混合栽种时花和多年生花卉，可保持庭园色彩缤纷，令人赏心悦目；时花可随季节而更换，为花园在不同季节换上新装。除了地面和平面摆放外，亦可透过吊篮或挂饰，提供全方

表 3-1　颜色对人的生理作用分析

颜色	代表的意义	心理反应	最佳照射时间	可治愈的疾病
红	生命力、活力、爱以及热情	增加心跳，刺激呼吸，促进活动	5～10min，不可超过10min	治疗贫血症、血压、中暑（躁郁症和沮丧者不宜）
橙	乐观、喜乐、舒解	刺激并促进舞蹈、运动及愉快的感觉	5～15min	忧郁、癫痫、肾脏、胆结石
黄	满足、权力	促进超然、神经质以及呼吸浅薄 适合成熟的心智状态	15min	神经质、糖尿病、麻风病
绿	成长、自然、和谐、和平	促进判断的细密及得失衡量，会使犹豫不决，阻碍活动，促进停止	10～25min	癌症、流行性感冒、溃疡、头痛
蓝	血压降低、精神饱满、心情松弛	冷却、放松、松一口气及睡觉的感觉	10min	青光眼、多种眼睛问题、气喘、小儿抽筋
靛			10min	
紫	内在的、自信的、帝王的宁静	镇定身体、平衡心智	5～25min	阿兹海默症、坐骨神经痛、肿瘤、风湿病、脑炎

位的视觉效果。不同颜色和形态的枝叶,也能提供不同的视觉效果。除了植物、花卉外,花园也吸引各类昆虫。观赏蝴蝶和蜜蜂在花间飞舞,能提供视觉刺激的治疗效果。

(2)听觉刺激

落叶随风发出的瑟瑟声,长长青草摇曳的沙沙声,小鸟的叫声,花园内的风声,均能制造出不同的听觉效果,产生听觉刺激,让人感受大自然的美妙和转变(图3-6,图3-7)。树木、篱笆、灌木丛可以阻隔一些噪声,提供宁静松弛的空间。亦可安装风铃或雨铃,增加听觉刺激效果。此外,可加设池塘瀑布,室内可加设小型水池,潺潺的流水声也拥有治疗效果,令人心境松弛平和。

(3)味觉刺激

庭园内开辟一角作味觉花园,栽种水果、蔬菜、香草,食用成熟的生果,如木瓜、梨、枇杷等较易栽种的生果;收割成熟的瓜菜,可一起烹调和享用;采摘食用香草,加入食谱或冲泡花茶,均能产生味觉治疗效果(图3-8)。也可栽种一些花卉,既可作为保

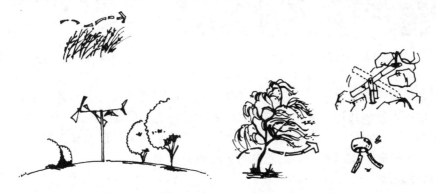

图3-6 声音的视觉化,用眼睛感知声音的存在

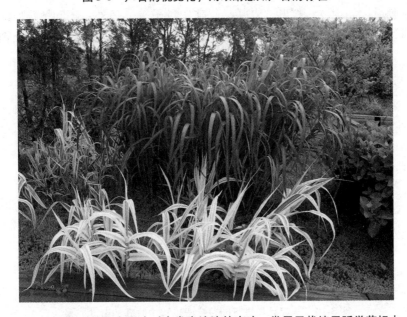

图3-7 禾本科植物在风吹时会发出沙沙的声响,常用于栽植于听觉花坛中

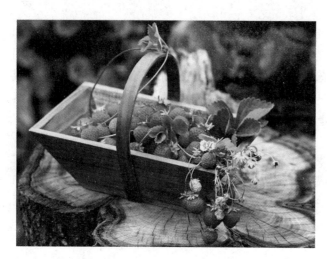
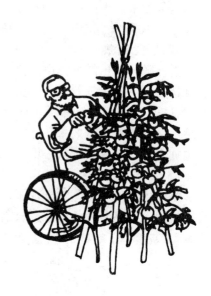

图 3-8　庭园中的收获物　　　　　　　图 3-9　收获自己的劳动成果

健食品摆上筵席和家庭饭桌，又可全花入药，或提取花粉花蜜。参与者可采摘亲自栽种的蔬果，与友人分享栽种的成果，提升栽种者的成功感和满足感（图3-9，图3-10）；亦可勾起往事，互相倾诉。味觉花园所占空间不大，很多蔬果可以盆栽，但需充足阳光照射。另外，尽量避免使用农药，以免参与者触摸而产生意外。

（4）触觉刺激

让参加者触摸不同质地的植物，达到感官刺激效果（图3-11）。植物不同部位可提供不同感官刺激，如树皮、树叶、花朵、果实、种子等。另外，不同植物质地不同，如平滑、粗糙、绒毛、坚实、薄脆、肉质等。肉质植物如虎尾兰、芦荟；绒面植物如银叶

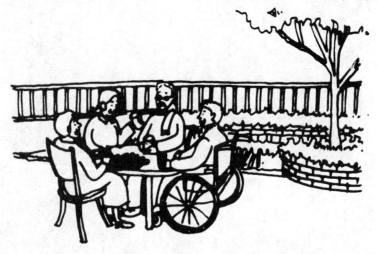

图 3-10　一起品尝进行园艺疗法过程中收获的劳动成果

菊、绒叶光明花、紫绒；质地薄脆的植物如禾秆菊等。室内观叶植物也拥有不同质地，如千母叶的毛茸茸薄脆之感、佛珠平滑肉质之感，能提供不同的触觉刺激。选择触觉刺激植物时，要留意植物是否有刺。当触摸含羞草时，它会紧合，这能提供很好的触觉刺激，但它茎上长满刺，工作人员需加倍留意，以免服务对象被刺伤。另外，要避免选择有毒植物，以免误食产生意外。

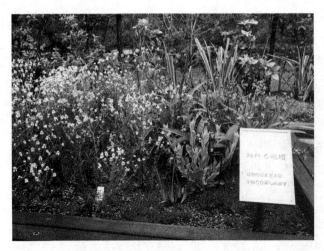

图 3-11　园艺疗法园中的触摸花坛

（5）嗅觉刺激

花卉所散发的各种袭人香气，可通过鼻道嗅觉神经直达大脑中枢，能够改善大脑功能、激发愉悦感，对疾病康复和预防疾病有一定作用（图 3-12）。花香的分子颗粒经现代科学证实，既有杀菌效能，又可净化环境。据测试，经常置身于优美、芬芳、静谧的花木丛中，可使人的皮肤温度降低 1℃～2℃，脉搏平均每分钟减少 4～8 次，呼吸慢而均匀，血流减缓，心脏负担减轻，使人的嗅觉、听觉和思维活动的灵敏度增强。

不同种类的植物可散发出不同的香气，其中所含不同的挥发性芳香分子与人们的嗅觉细胞接触后，会产生不同的化学反应，对人们情绪的影响也不同，可对不同疾病发挥疗效。使人心旷神怡的香草有薰衣草，令人松弛的有香味天竺葵，使人平和的有鼠尾草。

芳香疗法是指取植物芳香精油中的芳香分子作用于人体的另一类疗法。主要的作用机制是心理反应加上芳香分子的交互作用得到疗效。研究指出，某些香气分子会集中在某些特定器官中，如传到右脑中的嗅神经系统，主要掌管情绪、直觉反应、记忆及创造力，并影响脑下垂体，刺激神经系统及荷尔蒙系统，进而影响人的心跳、消化及情绪。

春季盛开的丁香花，所散发的香味中，含有丁香油酚等化学物质，净化空气能力较强，杀菌能力比苯酚强 5 倍以上；其香气还可镇痛镇静，花对牙痛病人也有

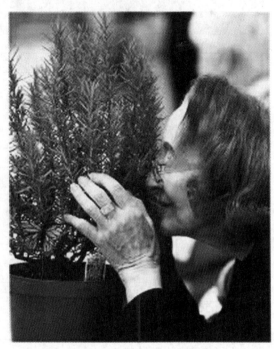

图 3-12　视觉障碍者在闻花香

镇静、止痛的效果。洁白的茉莉花开在夏季，其花香具有理气、解郁、避秽等作用，另外，头晕目眩、感冒引起的头痛、鼻塞及暑热头晕者，常闻此香，可减轻症状。茉莉花和米兰的香气还可驱蚊，防治疾病等。秋季傲霜怒放的菊花，所含有的挥发性芳香物质，有清热祛风、平肝明目之效。桂花有解郁、避秽之香，有助于治疗狂躁性精神病；薰衣草的香气，可舒缓头痛、失眠的情况，对治疗心律过速有效；天竺葵可减缓焦虑及疲劳的状态等；米兰花香能使哮喘病人感到心情舒适（表3-2）。

花香还能唤起人们美好的记忆和联想。当人们闻到桂花的香气时，能勾起思乡之情；玫瑰花香味会使人联想到鲜花、阳光和春风；夜来香的芬芳则使人产生漫步幽径或月夜花丛中的遐想。

香味植物可根据其香味浓度而分类，一些可以远距离闻其香味，一些需要近距离接触，一些则晚间才发出香味，亦有一些要轻揉叶子散发香味。

依据服务对象的需要、植物的香味浓度和感官效果，栽种一些合适的嗅觉刺激植物。

充满香味的花园能令人驻足欣赏，产生轻松平和的感觉。摸摸、闻闻一些散发香气的植物，可刺激嗅觉。剪草时所散发的青草味，亦令人精神一振。采摘成熟的瓜果时，散发的新鲜果菜味，令人心旷神怡。

但是也要注意有些香气会盖过其他香味，因此同一科（如芸香科）的植物互相混植是一个好方法，其他应注意土壤和气候是否适合。

表3-2 庭园可选用的芳香植物

植物\疾病	紫苏	桦树	香石竹	香柏	洋茉莉	鼠尾草	柏树	尤加利	天竺葵	葡萄柚	茉莉花	圆柏	月桂	薰衣草	柠檬	香薄荷	柑橘	薄荷	松树	玫瑰	迷迭香
哮喘	√				√	√	√	√			√			√	√			√	√	√	√
花粉病					√		√							√	√					√	
高血压						√	√							√	√					√	
低血压				√					√	√								√			√
循环系统疾病	√	√																			
流行性感冒	√										√										
脑充血	√								√												
关节炎		√		√																	
肌肉酸痛	√									√											√
疲劳	√					√															
焦虑	√			√		√															
头痛	√							√						√							
失眠									√					√							
轻微沮丧	√	√		√	√			√												√	
悲伤											√									√	
消化系统障碍						√															

注：标√的表示对该病有效果。

3.2 认识园艺疗法的可行性

3.2.1 从庭园中挖掘出人情味

人类为了维持个体生存,具有获取必要物质与信息的需求,同时为了种族繁衍,还要养育子孙。这些本能需求通过大脑的作用,表现为创造性行为,它们分别是获取行为和培养行为(图3-13)(松尾,1992;1995)。人类是无法独立生存的社会性动物,只有具备了这些条件后,才能作为人生活下去。在各种日常行为中,园艺活动是少有的能够满足人们所有这些需求的行为。

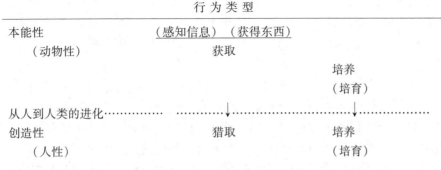

图 3-13 人类的本能行为与创造性行为

(1)满足培养行为与猎取行为

园艺活动是指与植物的生长建立联系,持续感觉体验与动作体验的反馈,即培育植物。这个过程包含了获取、培养等各种本能行为,如用五官感觉接触植物、活动身体,看到植物发芽后激动兴奋,想伸手触摸等。而且在培育植物的创造性行为中,充满了各种猎取行为,如收获、观赏、解决各种问题、加工和使用收获物等(表3-3)。

表3-3 从个人方面和社会方面看园艺中的创造性行为(猎取行为、培养行为)

行为类型		个人方面	社会方面
猎取	获取	收获,观赏,增加知识	赠送或获得想要的植物,通过交换获得,互相评价,了解加深
	创造	解决问题,思考庭园的使用方法和植物的种植方法,使用自己培育出的成果做菜、插花、做标本或画花	提供成果,大家共赏,创造舒适的环境,与家人、朋友一起规划庭园,并努力实现,品味其成果等
培育		栽培植物	通过栽培,与孩子或兴趣相同的人(下一代)产生共同体验和话题,传达生活的智慧与文化

园艺满足了个人的本能和创造性欲望的需求,能释放压力、保持安定、抚慰心灵、得到满足。于是,作为兴趣和娱乐,很多市民亲近它,用来分散压力,预防肌肉萎缩,维持身心健康,并积累新的经验。

综上所述,园艺活动的过程或者结果能够带给人们各种功效,满足了人们的需求,让人们感觉抚慰和人情味,是极其个人化的行为。

(2)促进人的社会性成长

借助包括环境在内的劳动成果,与家人等自身以外的人建立联

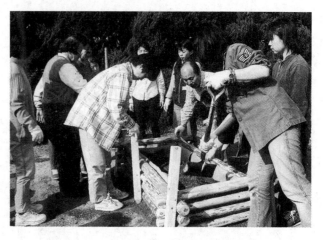

图3-14 日本大阪府大泉绿地"交流庭园"中通过园艺活动促进交流

系,能够满足人们作为社会性存在的需求,带给人们学习做社会人的机会(图3-14)。这样,人们的社会性就能成长。这主要体现在教育性功效和社会性功效中。

园艺能够满足人们的本能(动物性)需求与创造性(人性)需求,释放压力,进行具有创造性和社会性的生活,也就是作为人而生活,并促进人性的成长。

与植物生长建立联系的感觉体验和动作体验的反馈过程,并不仅仅是时间上的往复运动,而是像爬螺旋阶梯一样。即随着植物的生长,它的需求和解决方法也变得复杂,人们也逐渐成长,具有能够解决这些复杂问题的能力。

而且,园艺活动最重要的是能够让人们体验和学习培养行为。换言之,园艺本身能够满足人们的猎取行为与培养行为这两个创造性行为,而这些都具备与他人联系的社会性。即园艺本身就能够让人们活得有人情味。

(3)花园制作(gardening)能够满足人们想要生活得有人情味的愿望

现代社会与现实生活中,充斥着大量如何能短时间、少投入、节能、经济、高效推进事物发展的行为。而与需要花费时间、不按人们意愿进行生长的生物接触的行为太少。这表明人们尚没有完全平衡猎取行为和思想与培育行为和思想的关系。园艺活动代表了想要寻求培养行为与思想,并活得有人情味的人们的衷心愿望。

3.2.2 培养孩子的责任感

(1)向培养行为发展

不仅大人欠缺培养行为与思想,孩子们的世界里也充满了猎取行为与思想。现代社会中,很多东西都能用金钱轻松换来,部分人只要事情不合己意就生气,缺乏耐心。这是因为人没有培育动植物,没有与不按照自己意愿发展的事物长期接触的经验所导致。也就是说,没有发挥出人的培养本能,进而发展为培养行为的机会。

(2)除了培育生物外,别无他法

现在的生活中几乎很难看到孩子们照看年幼的弟弟妹妹们的情景。在农村也很少看

到帮忙农田劳动、喂养动物的孩子们的身影。在城市，园艺已经成为不少大人生活内容的一部分。这样下去，能够期待孩子们长大成人吗？如果真的想培养孩子成人的话，现在必须考虑如何学习培养。

要想学习培养，必须学会培育生物，除此之外别无他法。虽然计算机上的宠物培育游戏可以让人有培育的幻想体验，但那只不过是指尖与视觉的虚拟现实。综合看来，要学习培养，离人们最近的途径就是培养动植物。

与品尝蔬菜与水果、种植观赏用的花草、创造舒适的环境一样，园艺作为一种让人体验培养、学习培养的行为，应该受到关注（图3-15）。

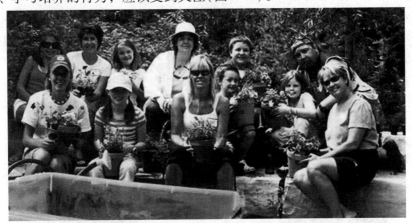

图3-15　让儿童参加园艺操作活动对于他们的成长具有重要意义

3.2.3　使老年人和身心残疾者活得更有人情味

(1) 可用于解决老年人问题

作为解决老年人问题的方法之一，伴侣动物受到人们的关注。其主要原因是动物是活动的，且反应迅速，容易亲近。植物虽然不像动物那样能快速地活动，但能让人切身体会到人情味。给人带来各种功效的植物栽培（园艺）与动物一样，也应该成为解决老年人问题的方法之一。

作为解决老年人问题的方法而使用园艺时，需要分两组进行考虑。一组是身体健康、可以自主进行园艺活动的老年人，另一组是身体虚弱、不能自主进行园艺活动的老年人。

(2) 维护健康老年人的健康

对于健康的老年人，除了要有一定的措施维持他们的健康，避免在家中或身边的生活圈内被孤立以外，满足他们的培养行为也是必不可少的。

园艺活动并不仅仅是作为个体的培养行为，因为能活动身体，因此还能多少延缓体力的衰老，调整身体状态。种植蔬菜和花可以成为与家人和朋友的话题，防止孤立，另外，还可以提供食物和美化环境。因此会感觉到自己的行为可以给他人做出一些贡献，也减轻负罪意识。另一方面，也可激发做出更多、更好的成果的欲望，即产生工作意义与生活意义。

这样，可使老年人的生活变得生机勃勃，延缓体力衰弱，减少老年痴呆，减少就医，因此节省医疗开支。

(3) 对于自己不能自由从事园艺的人们

如老弱、各种残疾而无法自主从事园艺的人要想享受园艺效果，抚慰心灵，生活得有人情味，就需要专家(园艺疗法师)的帮助。这个过程就是园艺疗法，而这类人群就是园艺疗法的对象。

这些人在园艺疗法师帮助下从事园艺活动，可以恢复身心健康，改善症状，使生活有规律，并学习生活技能，还有报告指出能增加骨骼密度。

经过实践，设施机构及医院相关人士认为，园艺只会给人带来上述的正面效果，尚未发现其负面效果。一般来说，园艺活动都会产生心情开朗、喜欢参与、产生欲望、参与对话等效果(图3-16)。

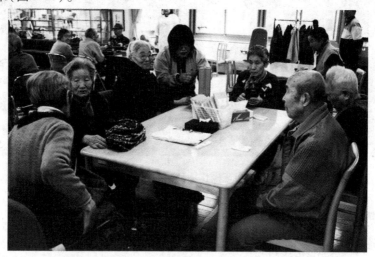

图3-16　园艺操作之前测定参加者的相关指标

在老龄化社会已经成为现实的今天，要让老年人以及身心残疾的人每天都能健康、充实地生活，必须认真考虑如何运用园艺的作用。因此，有必要加深对园艺疗法的认识，并培养这方面的专家。

3.2.4　追求心理康复和人情味

近年来，除了生产所带来的经济效益外，农耕所具有的多种功能带来的经济效益也受到人们的关注。园艺也是农耕的一种，因此，它的多种功能越来越受到人们的重视。

园艺所带来的心理康复与人情味，不仅对于身心残疾者有益，而且对于其他人也是有益的。

通过园艺活动，人们可以享受到各种功效，并在其过程中切身感受到心理康复和人情味，幸福地生活下去，这就是园艺福利。为了帮助那些因某些残疾而无法自主进行园艺活动的人们也能够感受到心理康复和人情味，专家(园艺疗法师)所做的工作就是采用园艺疗法，它是园艺福利的一部分。

3.3 从神经科学视点解释心理康复与植物的关系

园艺植物的魅力超过了人的想象,任何人都经历过植物所带来的心理康复的效果。下面将从医学角度,通过园艺疗法对人大脑产生的作用,阐述心理康复与植物的关系。

3.3.1 五官刺激是园艺疗法的基础

近年来,随着脑神经科学的快速发展,关于"脑与心理"的关系也出现了一些新的见解。当人受到外界刺激时会产生某种印象,此时所反应的直观的心理作用就是感性。而视觉、听觉等五官感觉就是外界刺激的感应器。

园艺疗法项目中,通过植物和园艺活动带给人的刺激,打开了作为感觉刺激窗口的视觉、听觉、嗅觉、味觉、触觉的受容器大门并进入。传达这些感觉的信息几乎又同时并行然后上升,进入控制各个感觉的大脑皮质的感觉区。在那里,另外的神经细胞(神经单位)的突触(神经细胞之间为了取得信息传达物质,互相延伸突起而形成的神经系统中典型的结合形态)与多个感觉皮质联系,信息被并行处理并统一起来,从而认识当时的外界环境。

另外,从包括五官感觉、内脏感觉等在内的人的所有感觉那里接受神经信号的海马、扁桃体、侧头叶、壳核、尾状核对于保持记忆和回忆事情有重要作用。海马是保持有意识的记忆,而扁桃体是保存无意识的记忆,即包括扁桃体在内的大脑边缘器官作为情绪的中枢,是非常重要的场所(图 3-17)。被脑梁隔开的左侧部分叫做"大脑皮质",它具有掌管各种感觉的感觉区。边缘系中有与社会性交流相关的"扁桃体"(恐怖)及"海马"(长期记忆)。

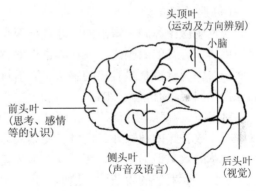

图 3-17 人脑及其作用

所谓感性,指的是:①因外界刺激而产生感觉和知觉的感觉器官的感受性;②被感觉唤醒和支配的体验,也包含伴随感觉而产生的感情、冲动、欲望;③应该被理性控制的感觉欲望。因此,园艺疗法中使用的植物不仅具有视觉上的美感,还能刺激人所具有的所有感觉。

3.3.2 对神经系统的效果

3.3.2.1 对感觉神经系统的作用

园艺疗法的特征是作为生物的植物刺激人们的五官感觉,唤起人们的记忆,让人感觉到实实在在地活着。

(1) 视觉

黄色的万寿菊和红色的美人蕉所产生的鲜明对比，直接刺激人的视觉，给人带来强烈的视觉冲击。这种暖色系的花对于弱视和白内障等有视觉障碍的人来说很容易观赏。视觉刺激是一岁前的婴儿最关注的事情。

来自眼球的视觉信息在交叉的神经通路中进入左右脑，信息在两侧的脑中传递。

(2) 听觉

禾本科草本植物及竹类植物会打开人的听觉。芒草及细竹叶由风吹摩擦后，能够产生声响，摇动的植物让人们感觉到声音。有的医院在集中治疗室的窗户外建一个小庭园，其中悬挂一个能够招引这些植物和野鸟的诱饵箱。可以在枕头边通过简单的听觉反射判断人的意识水平。临床上经常会出现虽然意识水平很低，但听觉还有反应的情况，能够听到生命体征监护仪的无机质声音对面植物的沙沙声，让人看到恢复的希望。声音信息从内耳进入脑部深处，左耳接受的声音信息大部分进入右脑，右耳接受的声音刺激则进入左脑。左右脑在声音信息处理方面的作用不同。

(3) 平衡感觉

在庭园里浇水和在室内进行植物移植等活动有利于改善由于内耳障碍引起的躯干体位维持出现的平衡感觉问题。

(4) 嗅觉与味觉

嗅觉刺激由鼻腔中露出的嗅球传导至扁桃体，其线路是耐神经中物理长度最短的。有扁桃体和海马的大脑边缘系在丰富人的感情、促进社交方面发挥着重要作用。从情绪方面来看，嗅觉也是最直接的感觉，它通过迅速的判断对感性产生影响。而直观对记忆的保持和回忆也有很大影响。

对于嗅觉和味觉的治疗，在园艺疗法项目中，除了可以使用水仙、百合、薰衣草、月季等释放香味的植物外，还可以使用大蒜、葱、韭菜、洋葱等有刺激气味的植物。当然，香草的效果最为明显。菠萝草、永久花、有苹果香味的德国柑橘等的香味，能让人想起食物，而熟透的番茄对于把握和改善记忆障碍和语言障碍症状有较大作用。因此，将这些植物用于语言疗法项目时，对于交流障碍者的治疗将有一定效果。

气味会直接作用于大脑边缘系，它的刺激直接连接情绪中枢，即扁桃体及前头叶等，因此，闻植物的气味，容易唤起感情方面的记忆。

(5) 触觉

触觉是很重要的感觉。在视觉、听觉方面的信息泛滥的现代社会，需要重新认识触觉的重要性。除视觉、听觉之外的其他感觉正是认识真实的最适合的感觉。它对记忆和感性有很深影响，会刺激大脑皮质的直觉区运动区。可以通过触觉感知认识立体感以及材料的性质。

小孩见到东西就要摸一下或含在嘴里，因为他想要融入自然，这让大人非常担心。绵毛水苏和银芽柳是非常柔软的，触感它们就像触摸动物一样，甚至有如感觉动物的体温、脉搏一样。大人已经习惯通过眺望来享受自然，而缺少用肌肤直接感觉的机会。除了触摸植物外，还需要用皮肤感受阳光和空气。

翻整土地有将高涨的感情"接地"、缓解压力的作用。温度、硬度、形态、颜色变化、气味等的刺激向上传达，直到中枢，信息传导至大脑皮质的感觉区，然后成为手的活动。这样，抽象感情变成具体意志，传导至土中。手和陶艺及面包的材料也是同样的。

触摸庭园中的水对刺激五官感觉及大脑的高等机能有重要作用。1998年英国切尔西花展的示范花园中设置一个水流，该水流面向老年人的庭园。为老年痴呆症患者设计的庭园里设置有把手，使人能够按照一定的速度，沿着水的流向，在自然环境中徘徊。另外还考虑了落差与流水量，将落水声音调整到最小，确保落水声音不会催生尿意。

感觉神经与植物的关系如表3-4所示。

表3-4 感觉神经与植物

种 类	感觉器官	刺激的种类	刺激的质量（时间与空间的知觉）	适合的植物例子
视觉	视网膜	电气性（可视光线）	尺寸、颜色、动作、明暗对比、抽象温度、空间	三色堇、一串红、万寿菊、美人蕉、常春藤类、所有宿根草等
听觉	蜗牛	电气性（声波）	音调（高低、速度）、音色	地被竹、禾本科观赏草类等
平衡感觉	前庭器官（三半规管）	电气性、物理性	重力、位置、平衡、相对性认识	灌木、松柏类等
嗅觉	鼻黏膜（嗅球）	化学性	芳香、刺激气味、瞬间、空间	药草类、月季等芳香植物
味觉	舌头	化学性	甜、酸、苦、咸味随时间的变化	药草类、食用植物
触觉	皮肤	物理性、电气性（不可视光——紫外线）	压力、振动、温度、痛觉、形态	银芽柳、荷兰芹、绵毛水苏、红尾铁苋、多肉植物与灌木类等

3.3.2.2 对运动神经系统的作用

园艺疗法与大脑皮质的运动区、多巴胺中有名的大脑基底核、小脑等与感觉系统的信息处理密切相关。

考虑到防止因肌肉不活动产生的肌肉萎缩和关节固缩，维持协调运动，改善纤巧运动（手指的纤细作业）障碍等，除了重症身心残疾、外伤、脑血管问题外，帕金森病、脊髓小脑变性症、肌肉萎缩性侧索硬化症、多发性硬化症等变形疾病也可以考虑使用园艺疗法。园艺疗法作为将精神护理与康复过程中的设计心理学理论结合起来的综合疗法，其使用范围正在扩大。

设计心理学理论认为信息存在于人周围的环境中，并分别提供多样化的价值。因此，设计心理学指的并不是主观感知到的东西所构成的事物的物理性质，而是环境本身的性质。

3.3.2.3 对自律神经系统的作用

感觉刺激的信息传导至掌管自律神经系统和感情的大脑里，然后进行综合性判断，信息到达运动神经系统的远处。自律神经系统中交感神经与副交感神经互相补充，控制心脏、血管、胃等的平滑肌以及内分泌腺的运动，调整体内环境的恒常性（自动动态平衡）。将外部环境的变化与内部环境的要求统一起来，维持睡眠、呼吸、体温、血压、食欲等生命活动。

例如，纽约大学医疗中心启动了一个心肌梗死等缺血性心脏病患者的康复项目。它是包括健康管理、身体与精神康复、职业训练等在内，以回归社会为目的的综合性项目，对于控制血压、脉搏等循环系统的能量消耗有一定作用。

自律神经系统由感觉和运动系统两个要素构成，它与情绪有密切关系。使用植物和园艺活动进行的园艺疗法项目会给自律神经系统带来温和的作用。自己感觉自身体内环境的变化，对疾病预防的自我控制有一定作用。

3.3.3 对精神方面的效果

感情与各种神经系统的刺激有即时关系，尤其与自律神经系统的功能密切相关，因此，在实验室内观察植物与人的感情关系的试验设计多使用自律神经系统的身体反应测量装置。

关于花、绿色对视觉和情绪的影响，堪萨斯大学园系的 E. H. Kim 和 R. H. Mattson 做了一个有趣的试验。让 150 名大学生分别观看 10min 的冲击性图像，诱发其产生压力。恢复 5min 后，将试验对象分为随意观看开红花的天竺葵、观看未开花的天竺葵和什么也不看的 3 组，然后用心理学生理学观察法进行观察。测量了脑波（α 波与快速 β 波）、皮肤传导率、手指皮肤温度，并使用 Zucherman Inventory of Personal Reaction 评价了自我感觉。

结果发现，对于因刺激而处于高度压力状态下的女学生来说，看到开红花的天竺葵后，压力明显缓解，而且与其他两组相比非常明显。而男学生的反应没有明显反应。

因此，视觉方面感受性越强的人，越容易感受到植物对压力的缓解作用，而且开花的植物比没有开花的植物，作用更大。

在这一点上，园艺疗法对于解决心理受伤后的压力问题（PTSD）也有一定效果。PTSD 是 Post Traumatic Stress Disorder 的简称，指的是因地震等天灾以及暴力、虐待等人为伤害引起较大的心理伤害时，作为后遗症残留在心里的反应或精神障碍。

另外，在老年人护理方面，以家庭里需要照顾的老人和承担照顾责任的家庭为对象而展开的项目，也利用了园艺疗法对压力的缓和作用，符合护理人员的需求，因而备受关注。

3.3.4 对智力和心灵的效果

概括地说，植物和园艺活动带给人的益处就在于，身处植物的环境中劳作后，身体和心灵都得到了满足感。与身体残疾的人或老年人一起从事园艺劳作后，能从更多方面感受到更多益处，即身体性、情绪性、心理性、社会性和智力性等诸多方面。

(1) 切身感受自己的可能性

培育植物的体验不仅对有运动麻痹、记忆障碍、高度脑功能残疾、精神残疾、身心残疾以及人际关系障碍的人，对老年人及健全人来说，也有切实感受。另外，失忆者通过培育植物也有所改善。从这个意义上来说，植物让任何人都能感觉到自己身上有发挥作用的潜能，让人产生自信感。这种效果无疑在临终关怀中也发挥了重要作用，使人希望在剩余的有限时间内提高自己的生活质量。

(2) 培育智力与上进心

庭园作业通过对感情及情绪产生作用，具有培育智力与上进心的效果。对自己没有自信的人可以通过描绘自己的样子，触发自尊心，恢复自豪工作的感觉。这样就形成了自我欣赏。

园艺劳作能减轻工作压力。通过观察每天都在发生变化并逐渐成长的植物，能让人体会到学习园艺知识和技术的乐趣。确立目标、制订计划、进行挑战的创新与努力，使自我能力开发变得更有趣。

(3) 恢复人际关系

在社会性方面也有一定的效果。以植物和园艺为话题，可以使原本冷淡的人际关系变得温暖，保持良好的友人关系。对于近年来逐渐增多的有交流障碍的人来说，是再次构筑人际关系的契机。

这种作用不仅对大人，对孩子来说也具有同样的效果。所有的感觉信息会使感情变得丰富。这是因为感觉信息与有扁桃体和海马的大脑边缘系统有关，连成了紧密的通道。从小时候开始经历各种感情，对于社会性交流来说非常重要。

3.3.5 园艺疗法效果评价

上文从神经科学的观点考察了人的心理康复与植物之间的关系，下面将介绍如何现场测定园艺疗法的效果。

园艺疗法的病历是将普通病历和理学疗法、作业疗法的病历结合起来，具有客观且综合性记录和检测治疗效果的作用。

病历内容大致可分为以下几个方面：①动机变化；②理学状况；③书写能力；④社会性与协调性；⑤判断力；⑥情绪；⑦对劳作的关心度。每个方面都用5个阶段进行评价。

除此之外，园艺疗法用于不同年代的人之间交流（年轻人与老年人一起进行社区活动的项目）时，主要记录年轻人和老年人的行动方式如何因园艺疗法发生变化。

3.4 植物栽培对身体机能恢复的作用

正如婴儿需要喝奶长大一样，园艺劳作中也含有大量使人健康和维持健康的奶（MILK），其中包含了四大健康因子，如果取其首字母，则可以用"MILK"表示。它们是：①M，(movement)活动要素，活动身体的结构和能量因子；②I，(intention)意志作用要素,激发心理作用的因子;③L,(life)生命要素,植物自身的生命力带给人力量的因子;④K,(keep)持续和保持要素,使行为和动作持续下去的因子。

例如,看到路旁有朵盛开的花,轻轻靠近它,摘下来闻其味,然后放入空的饮料瓶中带回家,装扮自己的房间。这里面,首先看到美丽的花,心中兴奋(intention),然后靠近它,手动摘下来(movement),不由自主地闻了它的气味(intention),又想到这么小的花如果没有了水会枯萎,于是马上将空瓶装满水,把花插入其中(life),回家后装扮自己的房间。正是因为这一系列行为(keeping),人才能在房间里观赏路边的花。无意识中,便喝下了MILK(因子),身体变得更加健康。

以下再详细分析四大健康因子MILK的10种成分(表3-5)。

表3-5 四大健康因子中所包含的10种成分

movement的成分: ①使用身体(全身、上肢、手、下肢的运动、肌肉力量、关节活动区、协调性等); ②使用感觉(眼、耳、鼻、舌、皮肤的作用,触觉、视觉、听觉、平衡感、冷热感、味觉、嗅觉等);
intention的成分: ③集中注意力(不考虑其他任何事情); ④使用(记忆)智慧(经验); ⑤使用理解力(大脑);
life的成分: ⑥对生命的关注,对生活的感动; ⑦担心的事情(关心事)增加;
keeping的成分: ⑧带来适度疲劳(形成体力和心肺机能); ⑨有效使用时间(使生活有节奏); ⑩开始与人交流

10种成分按顺序可以归纳为:注意力、记忆力、理解力、运动能力、感觉、体力、完成目的行为能力、精神与心理能力、社交能力、想要活下去的力量。需要强调的是,这些成分在任何一种园艺劳作中都存在。但是,因劳作者的姿势、注意力(意识)、健康状态等的不同,这10种成分的程度也不同。也就是说,是否意识到植物栽培活动中所包含的四大健康因子——MILK使效果有很大差异。

这些健康因子与各成分之间的相互关系如图3-18所示,它表示了人体内部的四大健康因子与成分之间的相互关系。园艺活动所产生的效果不是各成分单独作用的结果,而是所有要素(身体、精神心理、社会要素)互相作用后,才会对健康产生影响。

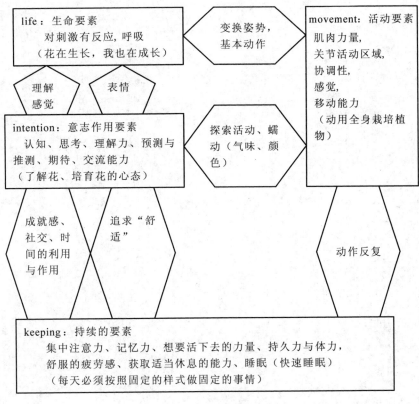

图 3-18 园艺疗法中各健康因子的相互关系

小 结

本章首先讨论了人类的感官刺激和植物对人的五感刺激。其次，从庭园中挖掘出人情味，培养孩子的责任感，使老年人和身心残疾者活得更有人情味，追求心理康复和人情味 4 个方面认识了园艺疗法的可行性。接下来，从神经科学视点解释了心理康复与植物的关系。最后，讨论了植物栽培对身体机能恢复的作用。

思考题

1. 简述植物对人的五感刺激。
2. 从哪些方面可以认识园艺疗法的可行性？
3. 试述从神经科学视点解释心理康复与植物的关系。
4. 试述植物栽培对身体机能恢复的作用。

4

园艺疗法的功效与特征

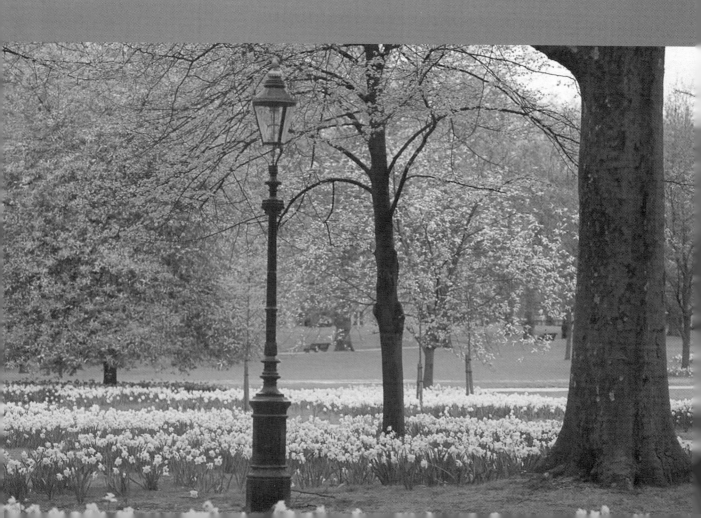

4.1 园艺疗法功效模式

4.1.1 Relf 模式

Relf 早在 1973 年提出了园艺治疗益处范畴的模式(图 4-1)。该模式的优点是对园艺治疗所能产生的益处进行了结构性的列举，认为园艺治疗可以为情绪、社会、身体以及智力带来益处，同时对这些大分支进行了细化。对情绪的益处表现为可以带来自尊和认可感；对社会的益处体现在治疗对象可以通过分享共同的兴趣，促进彼此的交流；通过精细动作协调以及锻炼对身体产生益处；通过园艺治疗获得知识和技能从而促进智力的发展。其缺点是没有对带来益处的各个方面的相互关系进行阐述，如在情绪上产生的益处如何影响身体，在社会方面产生的益处与情绪存在哪些相互关联等。

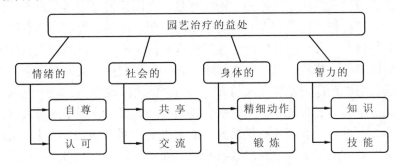

图 4-1 Relf 提出的园艺治疗益处模式图

4.1.2 高江洲(Takaesu)模式

高江洲是日本精神病学家，在冲绳建立了泉医院，主要对精神病患者进行康复治疗。他在分析 Relf1973 年园艺治疗益处模式图的基础上，于 1998 年对该模式重新进行了结构性的列举(图 4-2)。在该模式图中，他将园艺治疗产生的益处分为情绪、社会、身体以及智力方面，并采用双箭头的方式表示了这些方面之间的相互作用。同时将其他表述性或创造性的疗法分为非言语和言语两大类；非言语类疗法包括舞蹈治疗和动作治疗；言语类疗法包括戏剧治疗、音乐治疗、艺术治疗。在园艺治疗中可以将这些治疗方法整合进去。高江洲在模式图中对精神病人产生的有益反应进行了阐述，如消除忧惧、产生共鸣、转移情绪、吸引注意力、培养观察力和洞察力等。

4.1.3 Relf 改进模式

2004 年，Relf 在对 1973 年简单模式图的潜在性以及园艺治疗体现出的益处之间关系的进一步探索和理解的基础上，对该模式图进行了改进(图 4-3)。这个模式体现出了对植物在发展以生命为核心，为个人带来精神稳定意义的哲学上扮演的关键作用的深入思考。该模式的另一些变化体现在术语的使用上，用心理取代了情绪，认知取代了智力，并在意义上进行了相应的改变。

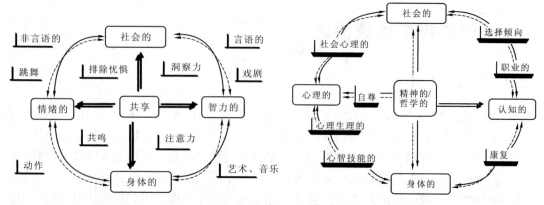

图 4-2　1998 年经高江洲修改后的园艺治疗益处模式图　　图 4-3　Relf 改进的园艺治疗益处模式图

可以看出,该模式应用于治疗和非治疗背景。在园艺治疗中通过培养治疗对象独立完成园艺操作,进行创造性发明以及技巧的灵活应用,加强心智技能,获得心理和生理上的改善,获得自尊,对治疗对象的心理产生有益的反应,反过来促进身体健康;在园艺操作中获得的知识、技能也有益于身体康复,并带来职业机会,对社会产生好处;在园艺活动中通过帮助治疗对象建立人与人、人与群体之间的关系,使个体获得社会的尊重和认可,促进个体的心理健康,反过来个体的心理健康也有利于人与人以及人与群体之间关系的建立。事实上该模式不仅是园艺的益处,也可以说是许多其他活动的益处。这样一个广阔的结构应用于每个客户群体时还应细化,以便于不同治疗目标的设定。

该模式的优点是顾客创造的一张反应相似图,提供了潜在的覆盖信息,反映了对人与自然互作潜能(治疗潜能)的强洞察力。缺点是它是一个二维图,若将许多关键互作表示在其上,会产生混乱的线条和交叉,比如对获得新技能和知识的心理认识反应就无法恰当地连接。然而随着研究人员使用计算机创造三维模式技能的提高,这个缺陷可以消除,这样就可获得一个较全面的新模式。

4.1.4　园艺治疗动态模式

1981 年 Relf 出版了园艺治疗动态模式图(图 4-4)。在该模式中根据 Charles Lewis (1979)、Stamm 和 Barber (1978)、Kaplans (S. Kaplan, 1973a; R. Kaplan, 1973b; 1977)以及 Iltis (1974)的论著和理论,"互作"代表园艺活动为各种形式的社会交流提供了一个最佳平台,"反应"代表了人对周围植物与生俱来的回应,"作用"代表了通过活的植物栽培和养护行为对治疗对象的影响,体现在创造、责任、工作机会、专心等上,其中创造这一方面是松尾英辅(Matsuo)在 1995 年对"园艺带来生命平衡,使人可以像一个完整的人那样生活"这样一个模式图进行系统化时加入到"作用"这一范畴内的,从而扩大了"作用"的范畴。

Relf 根据前人以及自身的经验,观察以及参考文献研究,提出了采用多种不同方式养护植物有益于顾客的有效行为概念。在 Relf 理论中养护活的植物是园艺治疗程序和机理的唯一要素,应当全面理解和应用。Relf 将园艺治疗动态中的反应、互作、作用三

4 园艺疗法的功效与特征

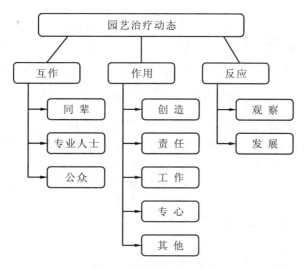

图 4-4 园艺治疗动态模式图

者之间的关系用图的形式进行了阐述(图 4-5),作用和互作包含在反应中,人与自然环境要素如环境、植物等接触,都会产生反应,目前环境心理学家和其他研究者正试图对这些反应进行阐述,如人对周围自然环境和特定植物的视觉效果和其他效果产生的反应。其中相当部分的反应是发生在互作或社会背景中的。就植物影响人们社交而言,有两个因素可能会影响到研究,与植物的被动互作(没有养护植物的责任)和积极互作(有养护责任)。"作用"成为园艺治疗发生的焦点,定义所有的"作用"就会推导出对自然的"反应"。养护植物和承担养护的责任可能会涉及与他人的互作,包括治疗师,或者可能涉及个人或孤立工作。

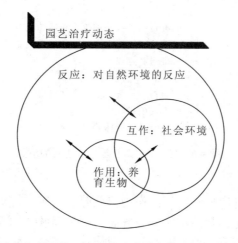

图 4-5 阐述 3 个方面关系的园艺治疗动态模式图(引自 Relf,1981)

4.2 园艺疗法的功效

4.2.1 园艺(广义的园艺疗法)的功效

广义的园艺疗法的功效包括园艺的功效，表现在食用、经济、环境、身体、心理、精神、技能、社会以及教育各方面(图4-6)，这些功效不是单独产生，而是相互作用的。

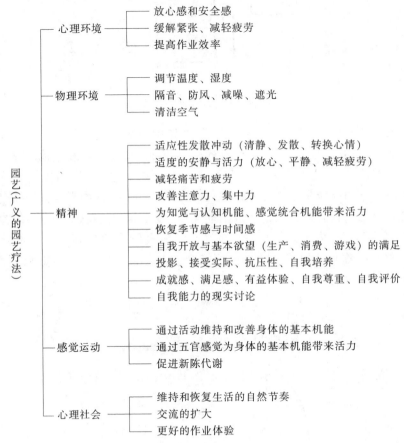

图 4-6　园艺(广义的园艺疗法)的功效

(1) 食用性功效

园艺产物除了有利健康外，还可以作为营养源、药用、观赏品等。作为食物的蔬菜和水果的价值不仅在于是副食品和能量源方面，更重要的是作为功能性食品。

园艺操作过程中，自家种植的农产品，即使不能完全不施用农药，但自己可以知道施用了何种农药和施用量，可以放心食用，不会产生精神压力。

此外，自家栽培多为随摘随吃，从自家栽培地采摘回来的蔬菜、水果是新鲜的(图4-7)。新鲜的蔬菜、水果要比市场上出售的不新鲜的营养成分高。

(2) 经济性功效

种植蔬菜、花木、果树、药草可以获取一定的经济收益。

此外,由于栽培管理这些植物,需要活动身体,过上有规律的生活,这对健康是十分有益的,这在一定程度上节约了医疗费。

在荷兰,部分公园绿地被划分为市民农园,市民在缴纳了一定的使用费后可以租赁该类农园。市民用自己的双手将它建设得比原来的公园还漂亮,或者成为普通市民喜爱的散步游憩区。这为政府节省部分的管理开支。

周边有的公园或绿地的景观房其价位更高,有更好的市场。

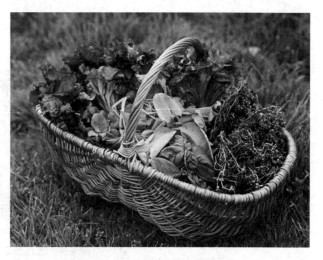

图4-7 随摘随吃的色拉蔬菜类

(3) 环境性功效

植物可以使人们居住环境更加舒适(图4-8),具体表现为:

——改善温度和湿度条件;
——降低噪声;
——遮光;
——防火;
——涵养水源、防止水土流失;
——防风;
——净化空气和水,等等。

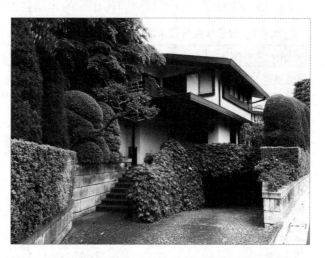

图4-8 通过花草树木绿化后的居住环境更加舒适化

(4) 健康性功效

农耕作业和园艺操作有利于身体健康,这远在古埃及时期就被人们所了解,之后又作为治疗法和健康法普及到全世界。

在日本,精神科医生们都知道,翻土是最好的治疗方法。内科医生也知道园艺操作在人们身体健康方面的效果。

在进行园艺活动时大汗淋漓,会让人心情舒畅,带给人适度的疲劳感和爽快感(图4-9)。这种在园艺中活动身体,不仅对精神和心理健康有益,从肌肉锻炼这个角度来看,对身体健康也是有益的。

通过一边进行园艺劳动,一边活动身体和大脑,除了可以进行康复外,还能维持老年人的健康,延缓衰老,防止痴呆等。

Taylor(1990)曾经做过关注运动机能方面的报告:除草 1h 能消耗大约 300cal* 能量,这相当于用中等速度走路或骑自行车时消耗的能量。用手扶式割草机割 1h 的草,可以消耗 500cal 能量,这相当于打网球时消耗的能量。

据松尾(1988)介绍,平均每天用铁锹挖几分钟的土,坚持一个月,则背部肌肉会增加大约 50%。但握力没有太大变化。然后,松尾等人(1997)又以心跳数为指标,测量了各种园艺作业的运动强度,结果如表 4-1 所示。

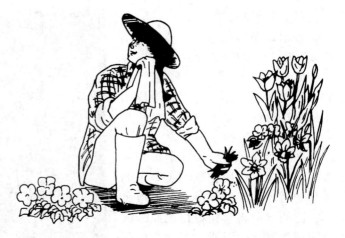

图 4-9　进行园艺活动时出汗后,有利于人的身心健康

表 4-1　园艺作业与日常活动的运动强度(被试验者为 55 岁左右的男性)(引自松尾,1988)

园艺作业的种类	运动强度(%)	日常活动的种类	运动强度(%)
用铁锹翻土	79~88	跳跃	91~100
用锯锯木材	77~82	上下楼梯	79~91
用手除较大的草	65~79	快走	56~78
双手用水桶提水	68~72	拧抹布	59~68
用铁锹除草	58~71	举座垫	51~66
处理装有土的花盆	41~69	散步	50~59
用铁锹整地	56~66	慢走	41~56
用独轮车运沙	61~65	吃饭	27~32
除中等大小的草	43~63	开车	14~32
移动直径为 5 寸的花盆	32~58	厨房工作	32
推空的独轮车	53~56	校阅原稿	11~29
用花铲除草	32~54	购物	28
用喷壶浇水	33~48	坐公交车	24~27
种植球根	27~46	读书	16~27
播种	23~46	用打字机打字	16~26
调查实验植物	33~43	寻找花	17
用水管浇水	28~34	冥想	13
用手挖球根	30~33		

日本园艺疗法研究学者山根宽(1999)总结了园艺操作活动具有以下感觉运动机能:①自身内外产生的各种感觉刺激,从感觉受容器正确地传导至中枢;②将各种感觉刺激信息与过去所积累的信息进行对比和辨别;③感受到的东西作为具有具体意思的内容被把握;④判断如何处理所把握的对象或现象;⑤计划处理所需的运动;⑥中枢(大脑)将命令传达到效果器官(肌肉);⑦根据指令处理这些对象或现象。

---

* 1cal = 4.1840J。

(5) 心理性功效

有植物或艺术品的空间，能够缓和治疗和疗养生活中的紧张，去除病痛的不安，带来适度的刺激，提高人的自然治愈力。

另外，它不仅要提高病人的自然治愈力，作为在这里工作的人们的工作环境也有很大作用，能够缓解他们的疲劳和紧张，提高工作效率。人经常会有这样的经历：看到花草时，紧张和不安会缓解，心情放松（图4-10）。这些都是通过五官与植物等建立联系时，无意识中产生的本能欲望的满足。

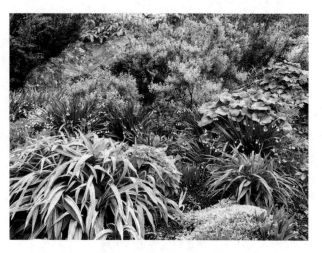

图4-10 看到花草时，人们的心情会放松

园艺所具有的康复效果，从1950年开始就在美国被实践性运用和研究。通过60年来的实践和研究，逐渐弄清了园艺带给个人的很多心理和生理效果。可以从下面两方面进行总结：

①通过五官感觉获得的功效，近藤三雄（1978）进行了总结，如下所述。
——由植物所具有的生命感中得到的快感；
——对于花、草坪、树林等的色彩和形态的审美感情；
——由树木等的构成打造的氛围而引起的情绪表达；
——花或果实的芳香带来的心情平静；
——通过对花草树木的热爱信仰、成为宗教对象，带给人的平静和敬畏之情；
——眼睛疲劳等视觉性疲劳的减轻和放心感；
——想在有植物的环境中跳跃、活动身体的欲望、跃动感和心情的高涨；
——接近植物时的喜悦、兴奋、释放感、清醒和惊讶等；
——树木随四季变化的样子带给人的各种心理情感

这方面的研究成果作为公园、城市景观、身边的室内环境建设的依据，主要运用于造园、绿地规划、城市规划、环境心理学等领域。

②另外一个是种植和护理植物、在与植物建立关系的过程中获得的效果。在栽培和护理植物后，人会产生各种疑问和好奇心。为此，需要更加密切观察，然后渐渐开始关心周围的事情。在这些活动中，不仅可以与人交流，获得信息，还能学习新的技术，达到熟练的程度，并增强好奇心，使观察力更加敏锐。在思考、选择和决定植物种类、放置场所等过程中，可以培养思考力、判断力、决断力、计划性，重复这些活动后，能够培养人的创造性。

(6) 精神性功效

与植物积极建立关系，也能促进精神发育。例如，所护理的植物可以让人产生对生物的热爱和自己作为护理人的责任，增强其意识。另外，从播种到发芽，从发芽到开花、结果，以及从小苗到盆栽的形状变化，也满足了我们的梦想（图4-11，图4-12）。

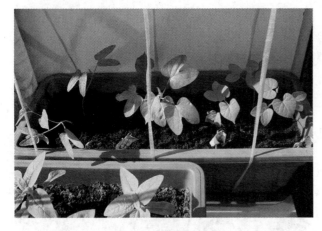

图 4-11　牵牛花小苗

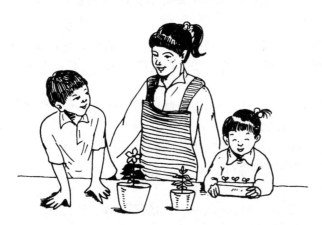

图 4-12　观赏植物的不断长大，给人带来了快乐感受

"对于自知所剩时日不多的老年人，比起正在做着某件事的现在来说，这个植物明天会变成什么样子更加重要。"这是某福利相关人士所说的。通过专心致志照顾植物，可以忘记身心的疼痛和烦恼。这是一种心情转换和心情娱乐的好方法。

当自己护理的植物开花、结果了，自己也会体会到满足感和成就感，从而产生自信，自尊心和自我评价也会提高。

与植物积极地建立关系，与上述的通过五官感觉感受到的关系互相作用，让人感觉到自己种出的蔬菜有商店里买来的蔬菜所没有的特别味道，自己亲手护理和培育出的花比花店里买来的花更漂亮，更有魅力。这样的前进意识能在大脑内产生革命，增强自身所具备的治愈力和增进健康的力量。

（7）技能性功效

当前，由于环境绿化事业备受重视，园艺事业发展迅速，社会需要大量掌握园艺知识与技能的人员。通过对患者，特别是对犯人和工读学校学生实施园艺疗法，传授园艺知识和操作技能，当他们重新回归社会时，一部分会选择园艺、绿化作为自己的职业，就职于园林绿化与园艺生产部门。此外，在接受园艺疗法时，还要进行与园艺相关的测量、计算、观察、判断、制订计划、实施与评价等基础方面的职业训练，这也为从事其他职业打下基础。

（8）社会性功效

通过共同劳动护理花坛、公园、路旁的树木等，人们可以认识更多的朋友，增加家庭和社区居民之间的交流（图 4-13）。共同劳动还能培养责任心和合作精神。

通过园艺活动及其产物，人们可以找到交流的场所和机会，通过以下形式感觉到生活价值：①通过共同经历共享产物；②创造和维持舒适的居住环境，形成健全的区域社会；③教导孩子们和第一次实施的人如何栽培。这样就能够创造出生机勃勃的和谐社区环境（图 4-14）。

（9）教育性功效

园艺一直用于教育，如在日本中小学校中作为情操教育的手段使用，再加上动物饲

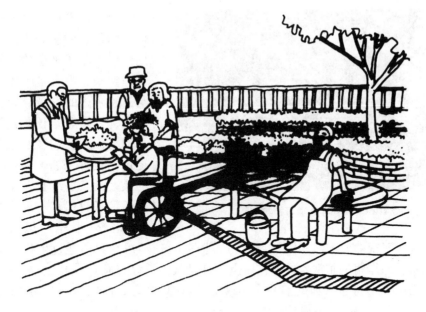

图 4-13　进行园艺疗法过程中，通过技艺交流达到扩大社交的目的

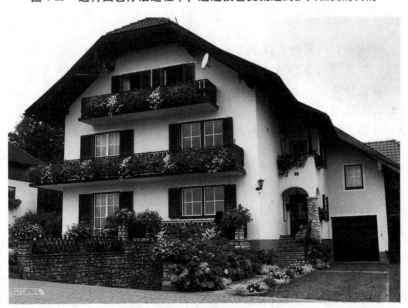

图 4-14　营造和谐舒适的社区环境

养，可以让学生对生物的生命力及奇异性感到惊讶，对花的美丽产生感动。另外，还作为生物教育等的基地而受到重视，学习植物的种类，观察其生长，了解茎、叶、花、果实的形态，引导人们解释生命现象（图 4-15）。

最近，园艺作为环境教育和感性教育的一个环节的做法备受关注。中小学校的校内美化运动也加入了情操教育，将环境教育作为目标。除了日本的农业教育学会外，美国的人与植物协会（People-Plant Council）也作为环境教育的媒介而备受关注。从感性教育

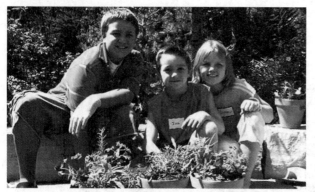

图 4-15 中小学生学习植物知识

的立场上看，电视和电脑的普及使人们接触信息的机会增多，人们可以用疑似体验了解事物。作为统一不知道实物、没有实际体验，即知识与体验游离的人格分裂状态的媒介之一，人们都提出使用园艺。

但是，园艺（广义上除了农耕外还包括饲养家畜）活动在教育方面的最大特点是培养人类生活不可缺少的"猎取行为"与现代社会所缺少的"培育（培养）"思想，这也是以前被人们所轻视的（松尾，1982；1986）。培育（培养）思想只能通过生物来学习和教育，因此园艺的作用是非常大的。这一点也许是其他教育的根本不同点。日本园艺疗法研究学者松尾英辅将包含园艺在内的农耕所具有的教育方面的作用称为"农艺教育"（1982）。

4.2.2 园艺疗法的功效

开展园艺疗法的目的多种多样，如对于参加者的身体康复、精神病治疗等的治疗目的；职业训练、学校等的教育目的；高龄者和残疾人的娱乐目的以及参加者与其他工作人员的交流、设施管理方与其他部门工作人员加深理解等目的。但是，一般开展的园艺疗法多以治疗为主要目的。园艺疗法的治疗目可以归纳为以下有4种：①进行职业训练，属于康复范畴，目标是提高就业能力；②治疗疾病，属于辅助医疗范畴，目标是由疾病或伤残康复；③提高社会价值，有利于适应社会；④提高生活品质，属于福利范畴，目标是提高生活福利。

4.2.2.1 进行职业训练

职业训练是重新或开始被社会接受，学习一技之长的训练。园艺疗法属于一种作业疗法，技术性较强，通过对各种功能障碍患者进行劳动技能训练，使其具有一定的工作就业技能。职业训练的目的是通过训练园艺疗法的认知功能、社交功能等来实现的。

适宜进行职业训练的人群有残疾人、智障者、特殊教育学校的学生、工读学校的学生、社会庇护机构（即各种收容所，包括疗养院、教养院、育幼院）中的人群，以及监狱中的服刑人员。

（1）残疾人

对于残疾人，园艺治疗重点训练获取日常生活技能。通过园艺疗法过程中的劳作或作业可帮助其恢复动作功能、提高职业技能、增强社会适应能力，起到治疗和康复的作用（图4-16）。

（2）智障者

园艺疗法对于发育残疾、智力迟钝和颅脑损伤等类型的智障者的智力提高具有一定的效果，园艺课程可以教导智障者一些较正确的概念，而仅非一项行为。例如，换盆的意义、播种的意义等。

设计适当的课程，可以让他们得到自信与自重。园艺植物有生活史，从种子的发芽、营养生长、开花结果，最后到死亡，园艺植物需要经过一定过程的不同管理才能茁壮成长，因此如果训练智障者园艺植物管理上一些简单重复的步骤，不仅可以得到收成，而且可以从中了解到维持生命的要义。让他们从事花艺设计，可以获得自信。

提升智障者的社交技能也是园艺治疗一个极大的目标之一，由于园艺行为多属于小组活动，彼此之间可以相互协助或分工，因此可以增加互动的机会。

(3) 精神病患者（心理病患）

园艺治疗的目的之一是改善患者的生活自理能力、社会适应能力，使病人具有一定的就业技能，为重新回归社会做好准备。园艺疗法可调动病人潜在的精神活动能力与社会劳动技能，唤起病人的生活兴趣，矫正生活懒散、不讲卫生、不懂礼貌和孤僻等不良行为，在衣食、自我照料、参加社交活动等方面得到改善。

园艺疗法的社交功能可以对精神病人起作用。例如在美国宾夕法尼亚州，心理治疗师 Mary Myers 有一个园艺小组，成员都是恢复期的精神病患者。她带着组员们购花，参加园艺爱好者的种子交换会，帮助组员和陌生人交谈，学习如何与人交往。

(4) 其他

植物的生长是一项温和而缓慢的过程，因此若长期从事园艺活动将调和急躁、缺乏耐心的个性。在美国得克萨斯州的青少年管教中心，一群青少年把中心门口一大片荒地变成了一个漂亮的花园。这些少年都因为犯罪问题被强制管教。他们曾经桀骜不驯，言语不合就拳脚相加，但在这件事情上却能同心协力。因为作为一个团队要对这个项目负责，他们需要共同商定园艺规划，共同选择适宜的苗木，分工协调完成工作。在这个过程中，团队感自然而然地形成。其中一位少年说："在这里我第一次学会了如何与别人合作，要是不合作我们什么事情也干不成。"

对于上述这些参加者，主要注重园艺疗法的训练效果，在训练的过程中加以考核和评估，可分为4个层次推荐工作，即：①具竞争性的一般社会性工作：当接受训练者可以独立工作，无须靠别人协助时。②辅导性机构：受训练者需要些许的帮助，必须在专门收容特殊人士的机构，有专人协助的地方工作。③对外承包工作：受训练者无法离开原训练机构，仍必须受雇于原机构，但可以一起由老师带领工作。④庇护地点：受训练者仍无法离开原训练机构，需要有专人看顾，无法进行社会工作。

4.2.2.2 进行疾病治疗

园艺活动对人的身体、情感和精神有很大好处。脑电波测定实验表明，当人凝视植物时，脑前叶和脑左叶部位 β 射线减少，而脑后叶的 α 射线增加。也就是说，只需看看植物就能得到很好的治疗效果。

园艺疗法是轻度体力劳动和轻度脑力劳动相结合的康复方法。主要通过调整中枢神经系统与抑制过程的失常，减轻精神压力和忧郁，降低血压，促进血液循环以及保护关节等，促进疾病向好的方面转变。在这里主要着重恢复或维持未得病前的正常功能，即从疾病中恢复过来。病人通过自己亲自动手栽种花卉，观察花卉的生长过程，使病人领悟到成长的艰辛和生命的价值；同时也以花的芳香陶冶情操；以创造性制作艺术盆景造型过程来培养病人的动手能力和发挥各自的想象能力，尽可能地调动思维活动，使病人置于一种美感或忘我境地，最后达到以物寓事，寄托理想和希望，提高自信心，从而起到辅助治疗和康复的目的。

园艺疗法治疗疾病的目的是通过体能方面的功能、情绪方面的功能、创意方面的功能、精神方面的功能等实现的。

园艺疗法体能方面的功能　在参加者播种、替植物换盆、浇水、修剪枝叶的过程中，不时举手、伸展、蹲下等动作，可训练手脚大小肌肉，而且能够训练平衡力和手眼协调(图4-16)。漫步花园及一些简单园艺活动，能提供锻炼体能机会，对一些平时疏于运动的参与者十分有用。园艺治疗活动能提供感官刺激，包括视觉、听觉、味觉、触觉、嗅觉，对老年痴呆症患者尤其有效。

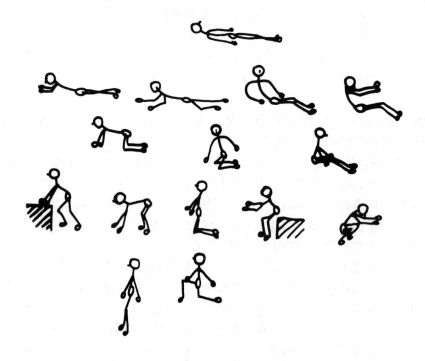

图4-16　进行园艺操作活动的各种姿势

情绪方面的功能　依据美国园艺治疗协会一项调查结果，在四千多名被访者中，六成被访者认为园艺能提供和平与宁静的感觉。另外美国一项历时8年的调查指出，观望窗景外树木的病人情绪得以改善，抱怨减少，甚至止痛剂用量也减少。园艺治疗亦会应用于改善参与者的情绪。即使不能亲手参与园艺，而只是观赏青绿的树木、五彩缤纷的花卉，这也让人情绪松弛、血压降低、肌肉放松、心境平和。

创意方面的功能　许多园艺活动包含创意元素，它能刺激及发挥参加者的创意潜能。例如，花卉及盆景摆设、花艺手工艺等。参加者各自发挥艺术创意，每件制成品都是独一无二，无可比较的，这能给予参与者满足感和成功感。

精神方面的功能　春天万物滋生、秋天落叶收成，园艺能让参加者欣赏和接触大自然的美丽和变化，认识花开花落皆有时。这能促进参与者正确积极地对待人生起落、生死等。

4.2.2.3　提高社会价值

园艺活动一方面给人以成就感，帮助人达到心理的平衡；另一个方面可提高社会价值。在这方面园艺治疗的对象，希望是群体而非个人，让参加者有和别人接触和沟通的机会，而知道如何与人相处是最大的目标。

(1) 老人

现代社会人口老龄化比较普遍，对于退休后无休闲娱乐或亲人无法经常陪伴的老人来说，在生活中往往存在担心自己丧失价值的精神压力或缺乏精神寄托，逐渐丧失生存的动力或乐趣。植物可以提供依靠以降低寂寞感；而园艺活动包含创造生命、繁衍后代、提供照顾别人(植物)的能力的过程，可使他们重获自信心、价值与成就感。

参加园艺活动，老人不仅可以享受亲手栽培管理的乐趣，而且在这个过程中还可以花木园艺为话题，促进交流。园艺疗法无疑为老年人原本枯燥的生活增添活力，减轻寂寞和孤独。

(2) 绝症病人

园艺使人着眼于未来，它甚至可以给看来没有未来的人以希望，如患绝症的病人。在国外，越来越多的艾滋病医院和肿瘤医院拥有自己的医院花园，志愿者和慈善机构为花园贡献力量，病人们也参与劳作。

(3) 未成年人

对于儿童来说，体质劣化，小胖子与近视患儿越来越多，这种现象除了因为升学压力之外与饮食的不均衡以及绿地的缺乏有极大的关系。美国曾经有报告指出，在小学课程中加入园艺实习课程让学生亲自栽种蔬菜果树，由此自己栽种收成的作物，并学习如何烹饪及告知均衡饮食的观念，可以大大提高儿童吃蔬菜的欲望，减少在外吃快餐的次数。

(4) 亚健康人群

园艺疗法对于亚健康人群可以达到减轻压力、改善精神状态的目的。植物能协助消除视觉疲劳、舒缓情绪。美国研究指出，植物绿化能有效提升减压速度。亦有研究指出，办公室绿化能提高工作效率，减少员工不适。花园不仅能供人去感觉，更能邀请人来参与。园艺的丰富内容为人们提供了多种有益身心健康的活动。医学研究表明，每天半个小时中等强度的活动可以有效地促进全身生理机能，帮助人控制体重，还可以预防多种慢性疾病。而园艺刚好属于这里所说的"中等强度"的活动。像挖土、施肥、种植这类劳作，其强度相当于打乒乓球、打排球，以及玩滑板等运动。园艺不仅提供了相当的运动量，而且由于园艺活动内容丰富，可以让全身各种肌肉在自然的环境中得到运动。对于每天在电脑前工作的白领们来说，园艺可以很方便地提供他们所需要的锻炼。

4.2.2.4 提高生活品质

(1) 心灵受创的人群

普通人都会在生活中遇到各种各样的挫折，如夫妻离异、顿失亲人、失恋、失业、投资失败及罹患癌症等，可能使人一时丧失希望。或轻或重，但都需要复原，需要安慰。园艺活动可以给予心灵的寄托及情感的依靠，而期待成长、期待开花更能够使接下来的生活多一份期待与希望。因此，园艺疗法还具有心灵安慰的作用，帮助人们从失望中找到希望(图4-17)。

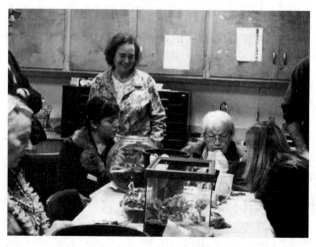

图4-17 园艺疗法具有心理慰藉的作用

(2) 市民(健康人)

园艺活动能帮助现代人走出自己的孤岛。当人能够与自然沟通的时候，人与人的距离也变得不再遥远。作为一种爱好，园艺可以帮助人与年龄、经历、背景完全不同的人交往，打开一扇沟通的大门。因此，园艺活动是适合健康人的休闲活动之一，一般的家庭主妇也都会养成园艺的喜好，如种花、盆栽、插花等。

园艺疗法使人沐浴在大自然优美的环境中，可修炼身心、增强体质、消除挫折情绪、促进生活和心理健康，并能感知到自己的劳动成果和由此带来的快乐，对健康人的生活具有放松和愉悦的效果，是各种疾病的有效预防药。在每日生活中与自然保持接触正是健康的良方。在发达国家，工作压力和人们对园艺的狂热几乎成为正比。每年一到春耕季节，北美的沃尔玛超市就会搭出一大片花木和园艺用品的大棚，很多人把大批的花草和大包的营养土装到汽车里。已经证明，花草具有防癌作用。花草树木生长的地方，空气清新，负氧离子积累较多，经常在新鲜空气中活动，大脑和肌肉都会获得更充足的氧气，对人体新陈代谢非常有益。同时，当人们一边种植、培土，一边浇水、观赏，沉醉其中，就会把不快之事尽抛脑后，精神得到放松。

4.2.3 园艺疗法在4个成长方面的促进功效

综合弗吉尼亚工科·州立大学 D. Relf 教授与日本九州大学松尾教授的观点，可对园艺疗法在4个成长方面的功效概括如下：

(1) 精神性成长

参加园艺活动，最大的喜悦是学到新知识和新技能。通过活用知识技能，人与人的隔阂也慢慢消除，从此，为患者打开通往新世界的大门——好奇心变强，观察力变敏锐，并培养对观察结果进行解释、活用、决断的能力。这样，渐渐积累成功的喜悦与经验，自信心随之而来。

另外，通过摆放植物与花盆的位置，可培养整体感和计划性。比如，大脑运动神经障碍者，要想将他们融入环境中，首先必须营造亲近的氛围，让他们通过照顾植物，找到自己喜欢的颜色、形态、香气、种类，在劳动过程中发现自信，确认自己所处位置。

园艺就是用与植物接触带来的喜悦来感受周围环境的一种手段。

(2) 社会性成长

同在一个小组，大家朝着同一个目标努力，而且每个人担当相应责任，这样，可增强团队感与责任感。另外，在互相尊重、互相合作、分担责任的同时，未成年人的领导才能，甚至自立能力。

与小组外成员接触也意义重大。在花园、鲜花展馆与他人接触，可成为自身成长的重要经历；通过与别人分享花草、蔬菜、花坛活动的成果，可感觉到自身的存在价值，由此产生生存的意义。

(3) 情感性成长

在园艺活动中，通过解决各种问题，排除各种麻烦，最终使植物健康生长，可增强患者的责任感，以及完成工作的喜悦感与成就感。这样，对自身的认识也向积极方面发展。

另外，对未来漠不关心的老年人及情绪障碍者来说，他们开始变得关注何时发芽、何时开花，甚至下个季节种植何种植物、怎样种植植物、怎样利用园林……这些问题，激发对未来的关心。

通过园艺这种"正常"工作，让孤独者从孤立感中解脱，让老年人感觉到存在价值。

(4) 身体性成长

从播种到施肥，最后到植物开花结果，这种并非简单重复劳动的园艺内容，能促进人类身体机能再发展，促进动作连贯性。倾斜地劳动可培养平衡感；将发芽的幼苗栽进花盆，对留有后遗症动作不能协调的患者来说，可培养他们手和眼睛的协调能力。

幼苗的移植、除草，可有效恢复手指和手的机能；搬动花盆、挥动锄头，可防止筋肉退化，加强筋肉锻炼。即使只是单纯地从窗户眺望花园，也可使病人情绪转好，利于睡眠。

花园的香气、植物形态、颜色等可刺激病人，活跃病人的感官，让不愿出门的人爱上外出散步。户外的园艺活动让心情变得轻松愉快，增强运动机能，是最经济实惠的健康养生法。

4.3　园艺疗法的特征

现在流行各种各样的疗法，园艺疗法与这些疗法有着本质的不同，即园艺疗法具有独自的特征。

4.3.1　与植物的生长建立密切关系

以植物为媒介的花疗法使用的是花这种有生命的物体，是将使用花进行造型的快乐及花的香味、颜色等带给人的身心上的效果用于疗法，与是否栽培没有关系。如果包含栽培的话，这就是园艺领域内的活动，以该活动为媒介时，就成为园艺疗法的范畴。

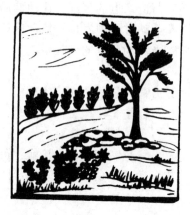
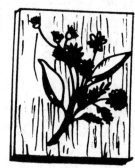

图 4-18　利用干花做成的艺术品

香草疗法与花疗法相似。它是将植物的香味功效用于疗法中，与栽培没有关系。如果包含栽培的话，则这种活动就是园艺活动，如果作为疗法的媒介，则成为园艺疗法的范畴。

此外，利用植物进行插花、制作标本，使用花制作工艺品、为植物染色、造园等，虽然不被称为疗法，但都可作为自我表现法之一来使用。因此，它与陶艺、工艺等相同，也能作为艺术疗法的一种。在艺术疗法中使用的植物疗法，主要是使用植物来表达心情，从而放松治疗对象的心灵，帮助其治疗、康复（图 4-18）。

但是，园艺疗法中作为媒介使用的园艺，主要是培育植物的活动。根据植物自身的遗传特性，在与植物生长建立关系的同时，根据时间、场所、需要对植物进行管理。该生长过程和对产物的品尝，可以作为疗法来使用。

因此，以培育植物这种生物的过程中的所有行为及其延伸线上的加工、利用、五官感觉上的品位为媒介，是园艺疗法所特有的特点，是其他疗法所没有的。

4.3.2　运用感觉体验和动作体验的相互作用

园艺活动中与植物建立关系的方法有两种：通过五官感受进行的感觉体验和与植物积极建立关系的动作体验。

在园艺活动中，人们用五官感觉感受所栽培（培育）植物考虑下一步该怎么办，然后思考对策，采取措施。这些感觉体验和动作体验的反馈是在生长期间进行的（图 4-19）。

与植物建立的关系，无论是感觉上的、动作上的、还是相互的，都可作为疗法来使用。也就是说，将与植物的关系作为疗法来使用，这一点与花疗法、香草疗法、药草疗法都是共通的。

尽管如此，园艺疗法的特点之一还是将以栽培植物为媒介的感觉体验与动作体验的反馈，即园艺活动作为疗法来使用。而只使用作为感觉体验，或者作为动作体验与植物建立的关系，不属于园艺疗法。因此，花疗法、香草疗法等，在疗法的过程中如果是与材料的生产有关，则可以包含在园艺疗法中，从广义上，它是植物疗法的一种。

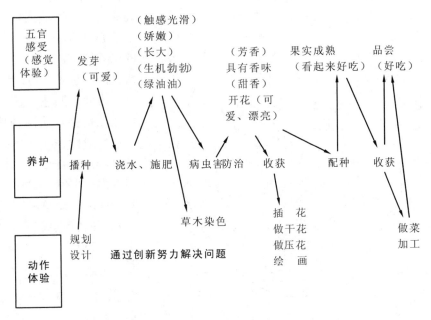

图 4-19　园艺活动中感觉体验和动作体验的相互作用

4.3.3　兼具各种疗法的特点

根据对象、手法等不同，疗法具有不同的分类方法，基于这些分类方法具有能够表示其特点的名称，在身体、心里或身心两方面给人们带来各种效果。

从各个不同的角度都能对疗法进行分类，但最简明易懂的是分为以治愈、恢复和发展身体机能为重点的身体疗法群和重视精神方面的治愈、改善、发展的精神疗法群。

身体疗法群的代表是理学疗法。各种康复设施中都能看到使用装置进行身体机能恢复和训练的例子。

精神疗法群分为直接进入治疗对象内心的心理疗法、通过行为进行的行为疗法、通过艺术活动表现心里烦恼并解放内心束缚的艺术疗法等，一般称为精神疗法。

环境疗法认为兼具身体性疗法与心理性疗法的特点，它通过移地疗法、高山疗法、气候疗法等物理或心理环境的调整治愈身心疾病，改善身心健康。

园艺疗法兼具多个疗法的特性，这是它与其他疗法的显著区别。为了恢复身体机能而进行的康复作业、作为训练法之一而使用的园艺作业都是明显的身体疗法，也是理学疗法。通过实践该作业，可以恢复自信心，或具有自信心，通过共同作业产生社会性等精神方面的改善及恢复，很明显为精神疗法。而精神薄弱者设施、精神病院、监狱内等场所使用的园艺也具有很强的精神疗法的特点（图 4-20）。

在征求治疗对象意见的基础上，让他们实际参与园艺操作，自我表现，即体现行动疗法，也是作业疗法。

将自己做出的材料烹调出来并进行品尝，或者做干花、插花、草木染布时，体现其艺术疗法。制作盆景艺术品的园艺活动很明显是艺术疗法，营造庭园也具有该特点。

考虑到治疗对象活动的园艺场所是充满花草树木的舒适场所，所栽培的植物装扮了

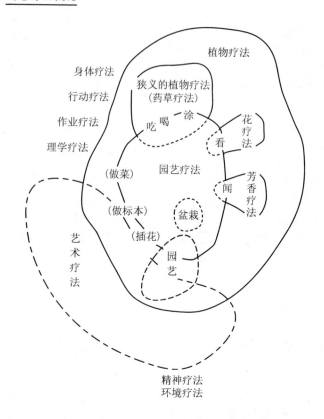

图 4-20　园艺疗法所具有的各种疗法的特性
(图中：做标本改为压花、盆栽改为盆景、园艺改为花园营造)

美丽的花坛和美丽的公园，可以给心里带来快感，得到很好的治愈效果，使生活更加愉快，因此也是环境疗法范畴。

因此，园艺疗法具有身体疗法和精神疗法两种功效，无论从作业疗法、艺术疗法、环境疗法角度都可以使用，具有多方面的要素，这是园艺疗法的特征之一。这种兼具多种疗法效果的特点成为园艺疗法适用于广泛治疗对象的主要原因。

4.3.4　效果缓慢（非即时性）

一般来说，园艺疗法的效果不是即时性的。在开始园艺的最初阶段，很多人不知道什么活动有什么效果。但是，经过一段时间再观察，会发现确实能够改善症状。因此，可以认为缓慢且不明显的效果对于自觉进行各种活动的健康人是不明显的，但对于具有某种缺陷、不能自觉进行各种活动的人却比较明显。在园艺疗法实施过程中，同时进行了多种其他的处理和疗法，难于断定这些效果是园艺单独的效果，还是相互作用产生的综合效果。到现在为止还没有发现明显的负面效果。

国外正在尝试园艺疗法的医生指出，必须尽快明确园艺疗法对患者的负面影响。这是对患者症状负全部责任的医生理所当然应有的发言，同时也是对外行人（医疗专业人士之外的人）胡乱进行园艺疗法所产生的负面影响提出的问题（如何负责）。

以前曾针对这个疑问，讨论了很多对具有某种障碍或症状的人进行园艺时的注意事项，但还没有直接的负面影响报告。这些注意事项包括很好地把握治疗对象的性格和状态，选择对其精神没有负面影响的植物和方法，避免使用能够引起过敏和中毒的植物，避免在危险的场所进行活动，努力思考如何轻松进行作业，考虑作业过程中患者状态的急剧变化，然后采取对策等。

4.3.5　能够用于园艺疗法的植物种类繁多、运用方式多样

(1) 能够用于园艺疗法的植物种类繁多

以前能够作为园艺对象的植物比较少，这些植物被称为园艺作物（Horticultural

Crops)。最近,可以在园艺中使用的植物,尤其是作观赏用的植物明显增加,这些植物中,有很多自生或野生植物。也就是说,地球上所有的植物都有可能成为园艺的对象。在这种情况下,比起称作园艺作物,称为园艺植物(Horticultural Plant)更为合适。

从园艺疗法的情况来看,作为媒介来使用的植物非常多,几乎可以在这些植物中,根据需要自由选择合适的种类。

(2)植物的特征多种多样

为了方便选择,必须把握植物的特征(表4-2),以确定场所的大小、土壤的湿润程度、光照的多少、活动的时期,并根据治疗对象的体力和症状等选择植物材料、确定活动内容。

表4-2 植物的各种特征

用　途	主要用于何种目的,如食用、观赏、药用、布料用、庭园绿化等
利用部位	主要利用植物的哪个部位,如叶、花、果实、根
触　感	主要是叶和茎的光滑程度、刺的有无、毛的多少等
有无香味及刺激气味	不同的人其好恶有异
有无毒素、引起斑疹和过敏的物质	花粉、汁液、分泌物等
色　彩	花、叶子、果实的颜色是观赏的重要部位
木本与草本	植物体的硬度、柔软度等
常绿和落叶	木本植物属于四季常绿还是冬季落叶型
多年生与一、二年生	草本植物开花结果后植物自身枯萎,还是留在地下的茎、根等到来年春季再萌发
季节性	哪个季节生长较快、是否开花结果;一般与日照时间与温度有关,因此需要考虑种植时期
耐寒性与耐热性	耐寒性和耐热性强的植物栽培容易
耐旱性与耐湿性	耐干旱和过度湿润的植物栽培容易
耐阴性	喜欢弱光还是耐弱光,耐阴的植物比较少
生长速度	一般来说生长较快的植物方便使用
植物体的大小	在疗法场所中,株形小的植物方便使用
抗病虫害	最好是对病虫害抗性强的植物
植物形状、叶形	喜欢株形奇特、叶形别致的植物的人多
花的有无	对于初次体验的人来说,最好选择开花植物
种子的大小	大些的种子容易播种
种子的发芽速度	发芽较快的植物能引起人们的持续关注
移植或发根的难易	容易移植和扦插的植物能有效增强人们的兴趣,具有理想的效果

(3)有必要根据植物的性状和环境条件进行选择

实际上,即使是以一种植物为对象进行浇水、施肥,也因生长阶段(幼苗期、开花期、结果期等)、长势(柔弱、健壮)、天气状况(温度、阳光、湿度)、季节、容器大小、土壤种类、放置场所及地区等不同而有所不同。

当然,植物的种类不同,所需的管理方法也不同。植物种类不同所需水分、肥料的多少有所不同。

综上所述，可以用于疗法的媒介植物种类繁多，而且每种植物有不同的环境和栽培方法。在进行园艺疗法时，可根据活动场所，条件，预算，治疗对象的年龄、体力、症状等进行选择。

4.3.6　从植物生活周期中学习、体会生死周期与节奏韵律

在园艺疗法中，通过与植物接触，可以学习、体会到生与死、四季与昼夜的变化。园艺不仅与获取行为的对象材料——"物"有关，而且还与生长着的"生命体"建立长期联系。

一年生植物一般要经历发芽、生长、开花、结果。这个生命周期每年都会重复。观察这些变化使我们将自己的一生（生老病死）浓缩在植物的生命周期内而预感到生命周期。

小　结

本章首先介绍了园艺疗法功效的 Relf 模式、高江洲（Takaesu）模式、Relf 的改进模式以及动态模式。其次，总结了园艺（广义的园艺疗法）在食用、经济、环境、健康、心理、精神、技能、社会和教育 9 个方面的功效，论述了在进行职业训练、进行治疗疾病、提高社会价值与提高生活品质 4 个方面的功效，以及在精神性、社会性、情感性、身体性 4 个方面的功效。最后，从与植物的生长建立密切关系，运用感觉体验和动作体验的相互作用、兼具各种疗法的特点，效果缓慢（非即时性），能够用于园艺疗法的植物种类繁多 5 个方面概括了园艺疗法的特征。

思考题

1. 园艺疗法功效模式有哪几种？简述其基本内容。
2. 简述园艺（广义的园艺疗法）的 9 种功效。
3. 简述园艺疗法的功效。
4. 园艺疗法的特征有哪些？

5

园艺植物与绿地的保健功能*

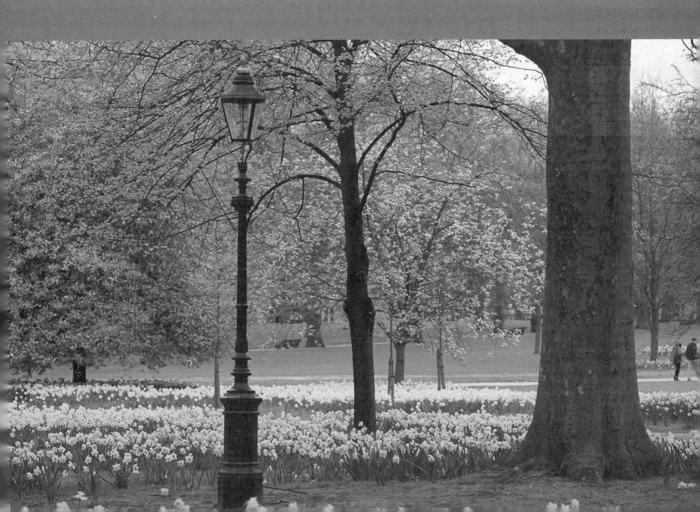

园艺植物的种类较多,占人类可利用植物的大多数,反映在分类上就比较复杂。狭义上来说可以把园艺植物分为果树植物、蔬菜植物、观赏园艺植物三大类;从广义上来说也可包括芳香植物、药用植物和茶树。特别是在园艺疗法中芳香植物和药用植物更有其特殊的作用。

5.1　果树(果品)的保健功能

5.1.1　果树(果品)及其保健作用

5.1.1.1　果树的范畴

中国是果树资源大国,种类较多,主要种植的种类有仁果类、核果类、坚果类、柑橘类等。其产品色泽鲜艳、美味可口、营养丰富,深受人们的欢迎。

果树一般指生产食用果实的木本植物,也包括某些食用部分并非果实的树木和少数多年生草本植物,如银杏、香榧、香蕉、菠萝和草莓等。果树的产品——果实,通称果品,是主要的食用器官,在人类食物构成中占有重要地位(图5-1,图5-2)。

果品种类、品种繁多,一年四季都有供应。果树栽培利用和果品食疗保健的历史悠久。早在两千多年前,我国最早的医典《皇帝内经》就有:"五谷为养,五果为助,五畜为益,五菜为充,气味合而服之,以补精益气"的记载。随着社会的发展和人民生活水

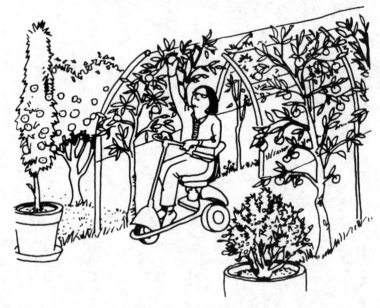

图5-1　矮化果树栽培是园艺疗法操作的重要内容之一

---

*编者注:严格来讲,本章内容以及附录一至附录五的内容不属于现在国际上公认的园艺疗法的范畴,但为了与我国的中医药理论、医食同源思想等相结合,突出我国园艺疗法的特色,同时考虑到有利于园艺疗法在我国的普及发展,编写组特把上述内容收编于本教材之中。

平的提高，如今果品在人们饮食结构中占有重要的地位，对果品的需求日益增加，果品的保健功能也日益受到重视。

果树（品）常集观赏、食用、药用于一身，深受人们的喜爱。果品是大自然传奇进化的精华，它以艳丽多姿的形与色、芬芳浓郁的果香、鲜美醇厚的滋味给人以多方面的享受（图5-3）。"尝遍百果能成仙"之说自古就在我国民间流传，这里的"仙"就是祛病、健康、长寿的意思。果品大多数具有较高的营养价值，能为人类健康提供多种营养元素。对于儿童、老人、病弱者，保证一定量的果品，对提高体质，增进健康，改善营养，预防疾病，有着不可低估的作用。果品中含有丰富的营养和保健物质，有些果品所含某些营养高于其他食品，有些果品所含某些营养（物质）在其他食品中是无法得到的。因此，经常食用果品，使人们在享用果品色、香、味的同时，还增进了肌体健康，这一点可从我国传统医学早就肯定了的核桃仁、龙眼、荔枝及梨膏等为良好的滋补品中得到证实。

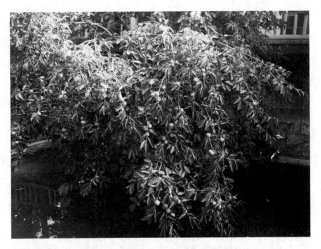

图5-2　园林中硕果累累的柿子

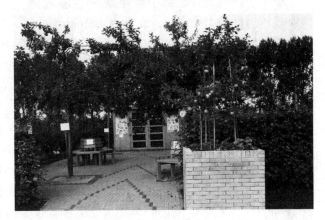

图5-3　国外（荷兰）的苹果采摘园

5.1.1.2　果品的营养作用

果品作为人们生活的必需品，含有丰富的养分，如苹果中含有10%～20%的糖分，柑橘中含糖量为9%～15%，荔枝、龙眼中的含糖量达15%～21%，无花果和枣中含糖量可达60%以上。再有，许多干果中含有丰富的蛋白质和脂肪，其营养价值几乎与肉类相等，如核桃含17%的蛋白质和65%的脂肪，杏仁和榛子中含蛋白质达15%～25%。另外，枣、板栗、葡萄干、巴旦杏、香蕉等在其产地也是很好的充饥代粮食品。果品营养丰富，在人体健康方面起重要作用。

(1) 维生素类的来源

维生素是人体必需的一类营养物质，主要的脂溶性维生素有维生素A，维生素D，维生素E，维生素K，维生素P；水溶性维生素有B族维生素（B_1，B_2，B_6，B_{12}，烟酸，泛酸，叶酸，生物素，胆碱）和维生素C等。果品是人类维生素重要来源之一，果品中含有丰富的多种维生素(除了维生素D，维生素B_{12}外)。

果品是一类含维生素C较高的食品，比其他食品高出许多倍，其中柑橘类、猕猴桃、枣、刺梨、草莓、沙棘、罗汉果和酸枣等果品中尤为丰富。如甜橙每100g果肉约含维生素C 70~80mg，鲜枣中约含600mg，猕猴桃中约含1000mg，刺梨中可超过2000mg。维生素C也叫抗坏血酸，对预防和治疗坏血病、多种出血症、血脂过高等症有一定的疗效，有提高免疫力和防癌的作用；成年人每天需维生素C约100mg，若能每天食用100~250g的水果即可满足需求。

果品中含有丰富的胡萝卜素和B族维生素(维生素B_1，B_2，B_6，B_{12})，维生素B参与代谢，能促进发育，预防疾病，防止夜盲症和皮肤角化。维生素B_1(硫胺素)在核酸合成和脂肪酸合成中起重要作用，并参与某些神经信息物质递质的合成和代谢。维生素B_1严重缺乏时可影响心肌和脑组织的结构和功能，易患韦尼克(Wernicke)脑病和科尔萨克夫(Korsakoff)精神病。饮茶太多或吃大量生鱼的人易发生维生素B_1缺乏症。在葡萄干、李干、巴旦杏等干果中维生素B_1含量较高。中国营养学会2000年推荐摄入标准为：成年男性为1.4mg/d，女性为1.3mg/d。

维生素B_2(核黄素)参与体内的抗氧化防御系统和药物代谢，长期缺乏还可导致儿童生长迟缓，轻中度缺铁性贫血。杨桃、番石榴、金橘、杏仁等果品中维生素B_2含量较高。维生素B_6(吡哆素)作为辅酶参与人体约100种酶反应，在香蕉、柠檬类、核桃、香榧、银杏等果品中含量较高。

此外，维生素P又称卢丁，在柑橘类果实，尤其是在金柑中含量较高，具有防治心血管疾病的功效；维生素A是构成视觉细胞内感光物质的成分，参与细胞生长和分化、免疫功能、抗氧化作用等代谢，在核桃及深绿色或红黄色的水果中含量较高。烟酸(维生素PP)缺乏易患癞皮病[有"三D"症状：皮炎(dermatitis)、腹泻(diarrhea)、痴呆(dementia)]。在李、梨、菠萝等水果中含有较多的烟酸。

(2)矿质营养的来源

矿质营养是人体生长发育的七大营养要素之一，对调节人体的正常代谢、维持酸碱平衡和促进生长发育都有重要意义。矿质营养的缺乏是导致人体营养不良的主要原因之一，同时又影响有机营养的吸收，造成整体营养不良的恶性循环。

矿质营养对人体起重要作用，如磷参与大脑发育等一系列的生理代谢；钙与人体骨骼、神经、肌肉有密切关系，很多疾病都与缺钙有关，中医所说的肾阴虚、肾阳虚，都是缺钙引起的；铁对血红蛋白合成起重要作用，缺铁时，血红蛋白不能合成，会引起缺铁性贫血等。

果品是人类摄取矿质营养的主要途径之一。如果品中的磷含量高于谷物和蔬菜的几十倍，在核桃、香榧、山核桃、瓜子等各种干果中含有大量磷；富含铁、磷、钙等的果品有龙眼、荔枝、柑橘、猕猴桃、枣、柿饼、山楂等；橄榄、枣和山楂等果品中则含有丰富的钙；葡萄干、柿饼、杏干、各种果脯，以及柑橘、枣等果品中铁含量丰富。

自然界中含硒的食品不多，苹果富有丰富的硒；柿子含碘很高；核桃、香榧、银杏、板栗、巴旦杏等坚果中富含镁。

通常将日需量占人体重万分之一以上的元素称为大量元素(如钙、磷、镁等)，万分之一以下的称为微量元素,微量元素是健康的守护神。目前世界卫生组织(WHO)确认的14种必需微量元素有锌、铜、铁、碘、硒、铬、钴、锰、钼、钒、氟、镍、锶、锡。人体许多生理代谢是通过酶来完成的,酶的活性组分中心往往是微量元素,如锰、硒、钼、锌、铁、铜、镍等元素也有自己相应的酶。人体缺乏微量元素,多项生理代谢及功能都会出现失调,影响健康。

(3) 膳食纤维的来源

膳食纤维是指一般不易被消化的食物营养素,主要来自植物的细胞壁,包含纤维素、半纤维素、树脂、果胶及木质素等。膳食纤维的主要生理作用是降低血浆胆固醇,改善血糖生成反应,改善大肠功能,预防肥胖和心血管等疾病。膳食纤维在小肠内能阻止部分糖和脂质的吸收,本身又吸水膨胀、含热量低,是很好的减肥食品;膳食纤维在小肠中能将血液中的胆固醇转化为胆酸,并与其一起排出体外,阻止胆酸回转成胆固醇;膳食纤维内能包裹吸收氨、黄曲霉素、亚硝代谢毒素,防止肠道的二次吸收。

果品是现代饮食中膳食纤维的主要来源之一,多食用富含膳食纤维的果品,如杧果、橄榄、柿子、枣、苹果等,对人体健康有很大的益处,尤其是对预防现代病(冠心病、糖尿病、结肠癌和便秘等)有重要作用。

(4) 其他营养作用

有些果品还含有一些特殊的营养物质,如类胡萝卜素、类黄酮等。一些果品含有丰富的类胡萝卜素、类黄酮物质等。部分类胡萝卜素在人体内可转化为维生素A,被认为是维生素A原,其中β-胡萝卜素转化活性最高。

类黄酮具有调节毛细血管透性、增强毛细血管壁的弹性、降血脂、降胆固醇、止咳平喘及抗肝脏毒素等作用。有一定的抗氧化和抗肿瘤功能。生物类黄酮生理功效是近年来研究的一个热点,其中异黄酮、花青素多酚类研究报道较多。动物不能合成类黄酮,类黄酮广泛存在于水果、蔬菜等植物中,如水果中的柠檬、杏、樱桃、木瓜、李子、葡萄、越橘、葡萄柚中均有,尤以金柑果皮、柑橘中类胡萝卜素、类黄酮素等量高。

龙眼、余甘果、桑果、核桃、柠檬、橄榄、栗等果品还含有鞣质,青梅、番石榴、无花果等含有甾体和三萜类物质,杏仁含有苦杏仁苷,番木瓜含有木瓜碱,鲜柿含有碘,山楂含内脂,菠萝含有菠萝蛋白酶,有消炎、治水肿的功效。再有,许多果品中都含有叶酸,对于治疗因叶酸缺乏症而引起的恶性贫血、胎儿畸形等有很好的作用。

5.1.1.3 果品的保健作用

果品的保健功能可大致归纳为生理保健(调节)和药理保健两大方面。食用果品的这两类保健功效并无明显界限,生理保健主要是指果品中含有维持人体正常生理代谢的营养物质;而药理保健是指果品中含有某些可预防疾病,或(辅助)治疗亚健康状态和疾病的药用成分。此外,果品种类多,特性各异,要使食用果品达到良好的保健作用,还需了解果品属性特点和食用注意事项。

中国食(药)用果品的历史悠久,许多果树的产品(果、枝、叶、花、根)都可入药,用于预防和治疗疾病,如中医古籍中有:梨果清热、化痰;山楂能消食;荔枝、龙眼健脾养血;香蕉润肠降压;柑橘润肺理气;杏能解瘟疫;枣能解百药等大量果品药用记载。有的果品及果树的其他产品已直接加工成药或中成药，如枇杷止咳糖浆、秋梨膏、山楂精、橙皮酊、龙眼膏、橘红丸、桔梗膏、罗汉果止咳糖浆等。此外，随着现代医学研究的发展，发现许多果品有新的药用成分和医疗功效，如无花果、余甘果等果品已被证实有明显的抗肿瘤的疗效等。

5.1.2 果品保健食用的方法

果品的食用不能追求果品的某一口感或品质而偏食、酷食，以免引起某些生理不平衡而损害健康。要按身体营养要素的需要而摄取相应的适量果品。人体营养是健康的基础，机体正常功能主要是靠饮食中的蛋白质、脂肪、碳水化合物、水、无机盐、维生素和纤维素这七大类营养素来维持，就是要将"谷、肉、果、菜"按人体所需比例适当食用，以求营养的全面和平衡。

无论是水果、干果、瓜果等加工的产品，还是鲜果，或是配方食疗都是人们必不可少而喜爱的饮食佳品。但是，果品种类繁多，所含成分各异，营养保健的途径和效果不一，要达到食用果品无病保健、有病（辅助）疗病的良好效果，就须了解果品的特性并采取正确的食用方法。

5.1.2.1 适量、适时食用果品

人们常言：起居定时、食物有度、身强脑灵。合理的饮食制度是达到良好果疗效果的关键。《内经》有道是："饮食有节，起居有常"便能"度百岁而去"。否则，营养丰富的佳果，吃得过量，也会伤害身体。过度不好，不足问题更大。总之，吃果品一定要适量，方能健身益寿。

因年龄、性别、活动量、身体健康状况、生活习惯等的差异，人们对营养素的要求量也各不相同。因此，果品保健食用的数量要因人而异，不能强全，每天除正常吃饭外，按中等活动量、身体一般的人需要营养素计算，正常老年人每天需要中等大小的苹果或橘子等水果 1 个（100～150g）就够，对于干果的需求，一般以核桃仁、西瓜子、葵花子、香榧等为主（每天 20～30g），这样就可兼补充一定量的锌、钙、钾等元素和胡萝卜素、维生素 C 等营养成分；正常中青年男子每天的补充量应高于老年人 1 倍；正常中青年女子对果品需求量稍低于男子，应注意补充含维生素 C，维生素 B_1，维生素 B_2，维生素 P，钙，磷较高的水果，如苹果、柠檬、柚、枣、香蕉、橄榄、荔枝、桂圆等；青少年（13～18 岁）每天食用果品的量约为成年人的 2/3，儿童的果品食用量可适当减少。

饮食果品还必须因人因时而巧食，这样才能收到较好的保健效果。如炎夏以饮食鲜果或水果加工的冷饮为佳，冬季以食干果温补为主；要适时调剂，即使同一天，其早晚、饭前饭后效果则不一样。刚吃过蔬菜，马上吃水果，是不科学的，因为萝卜、芥菜等十字花科蔬菜，被食入人体后可产生硫氰酸盐，并很快代谢形成硫氰酸，与富含有大量类黄酮的水果如梨、橘子、苹果、葡萄等同食，蔬菜的硫氰酸会与水果的类黄酮反应，进一步加强硫氰酸的抑制甲状腺作用，进而导致发生甲状腺肿大。对甲状腺肿大流行地区，尤应注意，不要随意将水果与蔬菜同食。早晚空腹食大枣、桂圆肉等做成的补

养粥效果好。不同病症食果时间也不一样，如肾虚耳鸣、遗精者，每晚睡前食核桃仁效果佳。习惯便秘者每日睡前吃香蕉好。

一般吃刚熟的新鲜水果为好，但也要注意其成熟度不一样，保健作用亦不同，如成熟的鲜桃食用可治水肿，而未成熟的青桃干煎汤服可治疗盗汗、遗精、吐血、疟疾、心腹痛、妊娠下血等症。

5.1.2.2 有选择地食用果品

果品因种类、品种的不同，性味、成分、功能等有很大差异，食疗保健功能也不同。当人们身体出现不适、亚健康状态，或特殊生理时期时，可根据各人的身体状况针对性地选择食用某些果品，达到保健和辅助疗病的作用。此时的选择食果与对症下药同出一理。须因人、因年龄、性别、体质、因时而择食果品；要注意分清预防、病初、病重、病愈时期而妙用果疗。要分清寒症、热症和虚症、实症。热症极盛，就应食寒性水果，切忌食热性果品，防止火上浇油，加重病情。

(1) 虚热咳嗽

虚热咳嗽等热症可食用鲜梨、枇杷、西瓜等果品，或用梨果肉炖冰糖，食疗效果更好，但不宜食用柿饼、龙眼、荔枝、葡萄干等。而对伤风寒、肺寒等引起的咳嗽应食用枣、杏、柿饼等；不宜食用鲜柿、梨、桃等果品。

(2) 冠心病

冠心病患者应适当食些柑橘、柚、桃、杏、草莓、鲜枣等果品，这些果品富含烟酸和维生素 C 等，能降血脂和胆固醇等，有利于预防冠心病的发生。

(3) 心肌梗死

心肌梗死病应多食用香蕉和柑橘等有利通便的水果；不宜食用柿和苹果等富含鞣质的果品。

(4) 腹泻

腹泻者应多食用苹果，因苹果富含钾，能保持体内离子平衡，减少腹泻的发生；不宜食用香蕉、梨等助泻果品。

(5) 肝炎

肝炎患者应多食用富含维生素、胡萝卜素和糖分的果品，如梨、苹果、香蕉、甜橙、荔枝等，有利于保肝护肝，促进肝细胞的再生。

(6) 糖尿病

糖尿病患者每天应多食用一些低糖、多果胶的果品，如菠萝、杨梅、柚子等，以改善胰岛素的分泌，降低血糖；不宜食用甜橙、香蕉、荔枝、龙眼等高糖水果。

此外，在小儿麻疹初出不畅期应吃葡萄干，恢复期应食大枣；感冒和流行性感冒可食梨、西瓜和新鲜果汁，忌食鲜柿；流行性腮腺炎应饮橘子汁、梨汁，忌食山楂；高血压应食山楂、香蕉、葵花子；慢性支气管炎可食鲜柿、枇杷、梨、核桃仁、杏仁霜、无花果汁、柿饼、青果、罗汉果、白果仁；肾病综合征（水肿）可食西瓜、红枣、葡萄、桑葚；甲状腺功能亢进可食花生、西瓜、桑葚、苹果、大枣；缺铁性贫血（血虚）应多食葡萄干、李子、红枣、鲜桑葚、无花果、杨梅、甜橙、桃、杏、菠萝等。

5.1.3 果品食用禁忌

果品种类、品种繁多，每一果品营养成分、品性和食疗的作用不尽相同。有些果品在食用时还有禁忌和食物相克等现象，有着食用禁忌问题的果品一旦食用不当，轻者影响营养吸收，重者产生毒副作用而伤害身体健康。因此，果品的食用禁忌现象在生活中应当引起注意，以免造成不利影响。

果品食用禁忌的原因很多，如柿子和螃蟹不宜同食，因为单宁和蛋白质易结合而不易消化吸收；茶和许多水果不宜同食，酸碱物质结合成不溶物质，对健康不利；皮肤有湿症和疮疖者忌食菠萝，易发加重；柑橘和牛奶同食不利于吸收；此外，银杏（白果）、苦杏仁有毒，在食用时都应加以注意。

常见的果品食用禁忌还有：菠萝富含朊酶，食用前宜用盐水浸泡，以防过敏性休克；荔枝一次不能食过量，否则易降低血糖而昏迷，患"荔枝病"；柿子不能空腹多食，否则可能患柿石症，尤其食后大量喝汤饮水，更易患病；食苦杏仁必须水解脱苦，否则易中毒；桃、李多食助湿生痰，诱发疟疾、痢疾，脾胃虚弱者不宜食用；西瓜性寒，产后、病后及腹泻者均不宜吃，否则积寒助湿而发病。漆树过敏者和肾炎或肾功能较差者忌食杧果；孕妇不可多食番木瓜，否则会引起流产；未熟梅果含有氢氰酸，多食易中毒，俗话说"桃养人，杏伤人，李子树下吃死人"；红薯和香蕉、牛肉和栗子等不宜同食。

5.2 蔬菜的保健功能

5.2.1 蔬菜的营养与保健作用

5.2.1.1 蔬菜的范畴

"蔬菜"二字的起源，《说文解字》解释："草之可食者曰蔬"。"菜"字取喻以手指摘取植物之意。从年代分析，蔬菜作为食物已先于中国文字使用若干年了。

自秦汉到明清，中国的蔬菜事业有了很大的发展，从原来的栽培几种蔬菜作物，发展到多品种的种植模式。而且栽培技术也有了很大的提高，并形成了多地区、多类型的种植模式，使中国蔬菜生产走上了正确发展的道路。

发展到今天，蔬菜的范畴更为广泛，目前人们一般认为蔬菜是指凡是以柔嫩多汁的器官作为副食品的一、二年生及多年生的草本植物，另外少数作为副食品食用的木本植物，以及一些菌类、藻类、蕨类等也属于蔬菜的范畴（图5-4）。

蔬菜是人们日常生活中重要的副食品，与人们的生活息息相关，是人类营养素的重要来源之一。蔬菜不仅是重要的副食品，为人类提供维生素、矿物质等营养成分，而且其具有很好的保健功效，在防病治病方面起重要作用，如萝卜能开胃消食，甘薯能抗癌，姜能解毒杀菌、驱散风寒等。所以说，蔬菜在人类防病治病、健康保健方面有其不可替代的功能。

5.2.1.2 蔬菜的营养作用

蔬菜作为副食品是人类维生素、矿物质、有机酸和功能性物质等营养素的主要来源,此外,蔬菜还具有中和胃酸,帮助人体消化等功能,同时有些蔬菜富含淀粉、蛋白质和脂肪,是人体蛋白质和热能的补充来源。

(1) 维生素的来源

蔬菜是人类维生素的主要来源之一,虽然粮食中也含有较多的维

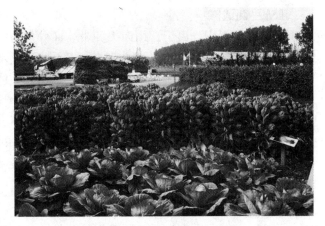

图 5-4　国外(荷兰)蔬菜园

生素,但缺乏维生素 A 原和维生素 C,蔬菜中主要含有维生素 C,胡萝卜素,还含有维生素 B_1,维生素 B_2,维生素 P,以及烟酸等。这些维生素对人体是非常重要的,人体一旦缺乏这些维生素,就会引起各种疾病的发生。

人体对各种维生素的需要量各不相同,其中需要量最多的是维生素 C,需要最少的是维生素 E。一般成年人每天需要获得约 3mg 的维生素 A,50~100mg 的维生素 C,2mg 维生素 B_1,2mg 左右的维生素 B_2 和 15~25mg 维生素 PP。其中维生素 C 在人体内的储存有一定限度,倘若过多,则由尿液排出。因此,维生素 C 就成为每天必不可少的营养素。含胡萝卜素较多的蔬菜有木耳菜、菠菜、胡萝卜等;含维生素 B_1 较多的蔬菜有豌豆、芡实、金针菜等;含维生素 B_2 较多的有香菇、黑木耳、花椰菜等;维生素 C 在蔬菜产品中普遍存在,其中以辣椒、花椰菜、木耳菜等尤为丰富。

(2) 矿物质的来源

蔬菜中含有丰富的矿质营养供人体所需。蔬菜中含有的矿质营养的种类和数量是有一定的差异的,其中含钙较多的蔬菜有结球甘蓝、大白菜、芥菜、苋菜、芹菜等;含磷较多的蔬菜有豌豆、菜豆、大蒜等;含铁较多的蔬菜有黄花菜、荠菜、菠菜及胡萝卜等;长豇豆、荸荠、辣椒、蘑菇中则含有较多的钾;而茼蒿、茴香、马兰中含有较多的钠等。

(3) 纤维素的来源

茎菜类蔬菜、叶菜类蔬菜等都是富含纤维素的蔬菜产品。

(4) 碳水化合物和蛋白质的来源

差不多每一种蔬菜中都或多或少地含有一定量的热能性物质——碳水化合物,能为人体的活动提供一定的能量。如马铃薯、芋、山药、荸荠、慈姑、藕等蔬菜富含淀粉,可以代替粮食供人们食用;西瓜、甜瓜、南瓜中则含有 10%~20% 的糖,也是人体能量的很好来源之一。

有些蔬菜中含有丰富的蛋白质,是人体蛋白质来源之一,如菜豆中蛋白质的含量为 5%~7%,毛豆中含量为 3%~6%。同时这些蔬菜中脂肪的含量很少,故食用这类蔬菜在满足人体蛋白质供应的同时,又预防发胖。

(5) 平衡酸碱

在人体的胃中，由于食用肉类和米、面等食物而呈现酸性，酸性反应对人体的健康是不利的。但这种酸性反应可由蔬菜或水果的消化水解来中和。蔬菜作物由于是一种盐基性食品，能够中和人体胃中的酸性反应，达到人体的酸碱平衡。所以蔬菜对于维持人体的健康是必不可少的。

(6) 增加食用价值

蔬菜除了以上作用外，还含有各种芳香油和有机酸，这些物质对提高食欲、增加食品的食用价值起到了重要作用，如生姜、大蒜、洋葱、大葱、辣椒及茴香等都含有各种各样的挥发性芳香物质。由于这些物质的存在便产生了各种特殊的风味，从而增强了人们食用蔬菜的欲望。

总之，蔬菜是人们生活中所必需的食物，与其他食物互相配合而又彼此分工，同为身体不可缺少的食物，是不能被其他食物所代替的。从现代营养学的观点来看，无论是动物性食品还是植物性食品，必须合理配合，才能保证营养的完善。

5.2.1.3 蔬菜的保健作用

由于蔬菜的营养价值较高，使得蔬菜在人体防病保健方面也有其不可替代的重要性，特别是有些蔬菜具有很强的医疗价值，是中国传统医学的主要药材，如山药、生姜、大蒜、大葱、韭菜、萝卜等。中国传统医学认为医食同源，利用蔬菜治病是食疗中一条宝贵经验。

(1) 抗癌作用

许多蔬菜中含有抗癌物质，能消除人体内的癌变，防止癌症的发生。有些蔬菜通过加强巨噬细胞的吞噬能力，起到杀灭癌细胞的作用；有些通过消除致癌物质亚硝胺突变作用而防癌；有些则产生干扰素抑制细胞分裂而防癌等。

日本国立癌症预防研究所对26万人饮食生活与癌症的关系统计调查，证明了蔬菜的防癌作用。通过对40多种蔬菜抗癌成分的分析及试验性抑癌试验结果，得出不同蔬菜对癌症的防治效果不同，其中防治效果从强到弱分别为：甘薯、芦笋、花椰菜、结球甘蓝、欧芹、茄子、甜椒、胡萝卜、金针菜、荠菜、芥菜、番茄、大葱、大蒜、黄瓜、大白菜等。其中，甘薯是防癌抗癌作用最强的一种蔬菜，因为在甘薯中含有一种抗癌物质，并具有消除活性氧的作用，而活性氧是诱发癌症的因子之一，所以甘薯有较强的抑制癌细胞发生的作用。

(2) 清热解毒作用

蔬菜中含有大量的水分，有些高达98%，而且是洁净水分，食用后可以增加人体内的水分，满足人体对水分的要求，同时可增加口腔中唾液的分泌量，达到生津止渴、清热解毒的作用；再则，有些蔬菜中含有刺激性物质，如萝卜中的芥辣油、姜中的姜辣素等，食用后引起血液运动中枢及交感神经的反射性兴奋，促进血液循环，振奋胃功能，达到发汗、清热、解毒的作用。另外，如莲藕性寒，有清热凉血的作用，也可用来治疗热性病症等。许多蔬菜中含有苦味素，能起到很好的清热解毒的作用。

(3) 开胃消食作用

有些蔬菜中含有淀粉酶，能够水解高分子化合物，如科学研究表明，萝卜中含有大量淀粉酶，有利于碳水化合物的分解，所以饭后食用适量的萝卜有开胃消食的作用；有些蔬菜中含有辣芥素，能促进肠胃的蠕动，也起到帮助消化的作用，如甘蓝中含有的辣芥素，就具有增强食欲，开胃消食的功效。另外，许多蔬菜中含有各种芳香物质、有机酸、挥发油和其他物质，促进了人们的食欲，同时也具有开胃消食的功效而且许多蔬菜中含有大量的纤维素，食用后有利于胃肠的蠕动，具有帮助消化的作用。

(4) 降压安神作用

前列腺素，是人体内特殊激素之一，在降低血压、预防血栓形成和保护大脑与心脏等主要生命器官中具有不可代替的作用。迄今为止，科学家只在洋葱中发现有前列腺素，故洋葱是唯一含有前列腺素的蔬菜。芹菜中含有酸性的降压成分，有明显的降压安神作用，对人体能起到安定情绪、消除烦躁的作用，对于原发性、妊娠性及更年期高血压均有一定的效果。

(5) 减肥作用

"肥胖"是许多现代人的烦恼，减肥是当今人们的主要话题。在减肥的诸多方法中，素食减肥是效果较为显著而且不影响健康的减肥方法。素食减肥中蔬菜是首选食品，科学研究表明，蔬菜中含有大量的纤维素，食用后有饱腹感，减少了其他食品的摄入，而且食用后能使人体肠内呈现疏松状态，增加肠道的蠕动，有利于代谢。蔬菜中含有的淀粉酶也有利于碳水化合物的分解，减少脂肪在人体内的积累，可很好地防止人体的发胖。

(6) 强体健身作用

许多蔬菜中都含有较为丰富的营养，特别是各类维生素的含量较高，有增强人体健康、醒脑提神的功效。许多蔬菜中含有各种易于人体消化吸收的矿物质，特别是铁的含量比较丰富，有利于人体的补血，常见的补血蔬菜有黑木耳、银耳、金针菜、菠菜等，所以多吃蔬菜对人体的补血是有很大的益处的。再如山药中含有大量的黏蛋白、维生素及微量元素，能有效阻止血脂在血管壁的沉淀、预防心血管疾病，起到强体健身、延年益寿的功效。

(7) 其他作用

蔬菜中含有大量的纤维，能松肠通便，帮助人体及时排泄毒素，防止便秘，预防肠道疾病的发生。有些蔬菜如丝瓜、黄瓜的提取液中，具有美容去皱的特效功用，所以蔬菜也是美容的好材料。还有些蔬菜如山药、南瓜中含有降低血糖、血脂的物质，是糖尿病人的良好食品。

5.2.2 蔬菜的保健方法

5.2.2.1 蔬菜的食用

(1) 素食有益健康

蔬菜能为人体提供比较均衡的营养，因此在素食人群中蔬菜是主要的食物，也是营养的主要来源。

古人认为，素食有益于养生。明代儿科学家万全在所著的《养生四要》里就提出，素食可以使人的体魄、精神处于最佳状态。随着现代营养学的发展，专家们发现，很多心脑血管疾病、肝病、糖尿病等，都是由于过食肉类食品而造成的。因此，有人认为，素食能让人长寿。

(2) 苦味蔬菜有益健康

研究发现，在食用的蔬菜中，有些具有特殊味道的对人体健康更为有益，苦味蔬菜就是其中之一。苦味蔬菜中的苦味有机质，不但能刺激人体的味觉神经，还能加强胃功能，有利消化，并有利水消肿、清热解毒之功效。如香椿的苦味具有清热化痰、解毒祛病之功效，将香椿切碎外敷，可治疗疔痔、疥疮和肿毒等；苜蓿的苦味可以使牙齿健美、眼睛明亮，对咳嗽痰多、胸闷食少、乳汁阻塞、小便不利等也有效；苦瓜的苦味能增强免疫功能，有利于皮肤再生和伤口愈合，经常食用能增强皮肤活力，使皮肤细嫩洁白、靓丽健美。

虽然苦味蔬菜具有较多的保健功能，但过食苦味蔬菜也易导致消化不良、腹痛、食欲不振、胃部不适等症，故应辩证食用，因人而异。

(3) 食用蔬菜的安全问题

随着栽培技术的不断进步，蔬菜的生长期已越来越短，而随着环境污染的加剧，蔬菜的病虫害也越来越重，绝大部分蔬菜需要连续多次施药后才能成熟上市，因此在食用蔬菜时也要注意蔬菜的污染问题。

据有关部门介绍，一些易于生虫而生虫后又较难防治的蔬菜，常常是农药污染最厉害的种类。根据各地蔬菜市场农药检测结果综合分析，农药污染较重的有白菜类（小白菜、青菜、菜薹等）、韭菜、甘蓝、黄瓜、花椰菜、菜豆、茼蒿等。其中韭菜、油菜受到的农药污染比例最大。

一般而言，叶子的嫩茎是合成蛋白质最旺盛的场所，所以最容易受到污染。而农药也往往喷洒在蔬菜的叶片上，因此叶类蔬菜的农药残留相对来说就更为严重。茄果类蔬菜如青椒、番茄等，嫩荚类蔬菜如豆角等，以及鳞茎类蔬菜如葱、大蒜、洋葱等，农药的污染相对较小。

5.2.2.2 蔬菜食用禁忌

(1) 不适宜食用的蔬菜

新鲜蔬菜虽然是人们日常生活中不可缺少的食品，但在食用蔬菜时要注意有些蔬菜是不能食用的，食用不当会造成不良反应，甚至会危及生命。

新鲜木耳 新鲜木耳中含有一种卟啉类光感物质，这种物质属光敏感物质，人一旦食用后传到血液中，经太阳照射后即可引起日光性皮炎，在肌肤暴露的部位出现瘙痒、水肿、疼痛，甚至发生坏死等现象，个别严重者会因咽喉水肿而发生呼吸困难等不良反应。

发芽的土豆 据研究测定，马铃薯中含有一种龙葵碱的物质，含量为 $2mg/100g$。但在发芽的土豆中龙葵碱的含量会很高。少量的龙葵碱具有缓解痉挛的作用，大量的龙葵碱对人体有毒害作用，轻者可引起恶心、呕吐、头晕、腹泻，严重的会造成死亡。

无根豆芽 无根豆芽是用化肥生发的，所用的化肥如硫酸铵、硝酸铵、尿素等都是含氨类化合物。这类氨类肥料在细菌作用下，可以转变成一种强致癌物——亚硝氨，这种物质可使人致癌。若发现豆菜粗壮发水，色泽不正，有氨臊味，大多是用化肥生发的，不要购买。

烂姜 因腐烂的生姜能产生毒性很强的黄樟素，即使是吃了少量这种物质，也能被胃肠吸收，后很快转入肝脏，引起肝细胞中毒、变性，损害肝脏及其功能，故烂姜不宜吃。

未炒熟的豆角 在鲜豆角（菜豆或扁豆）的豆荚和豆粒中分别含有皂甙和血球凝集素，俗称"毒扁豆碱"，这些毒素达到一定的浓度就会对人体产生毒害现象，但这些毒素在一定的高温情况下就会分解，因此食用豆角时一定要食用炒熟的，食用夹生的豆角易中毒。

(2) 某些人食用蔬菜的禁忌

肺结核、肾结石病人 肺结核、肾结石病人和缺钙儿童不宜吃菠菜、葱、茭白等含草酸丰富的蔬菜，因为草酸易于结石形成草酸钙结晶，影响人体对钙的吸收。

热症患者 患胃溃疡、肺结核、食道炎、咯血、高血压、牙疼、喉疼、痔疮等疾病的人不宜吃辣椒、葱、姜等刺激性较强的蔬菜，因为这类蔬菜会加重病情。

服用单胺氧化酶抑制剂药物者 服用单胺氧化酶抑制剂药物的人不宜食用扁豆，因为扁豆中含有酪胺成分可使血压升高，产生肺水肿等不适症状。

(3) 不宜空腹吃的蔬菜

有些蔬菜不能空腹食用，否则会对身体造成伤害。如大蒜、洋葱、辣椒、姜等含辛辣刺激物质的蔬菜，空腹食用会对胃黏膜、肠壁造成强烈刺激，引起胃肠痉挛、胃绞痛，并影响胃、肠消化功能。再如番茄中含有大量的胶质、果质、柿胶酚和可溶性收敛剂等，人在空腹时胃酸分泌较多，这些物质与胃酸起化学反应后，可生成难以溶解的硬块充塞胃腔，引起胃胀痛和胃扩张。

5.2.2.3 蔬菜的观赏作用

蔬菜不仅可作为副食品供人们食用，有些蔬菜与观赏植物有相同的功能，也就是具有观赏性。观赏蔬菜对于人们的身体健康也具有重要的意义。

从广义上讲，观赏蔬菜指所有可用作观赏目的的蔬菜；狭义上讲，观赏蔬菜是指某些具有优雅美丽的株形、奇特诱人的外形、绚丽多彩的色泽，既可食用又可观赏，适合庭院和阳台绿化、家庭种养的一年生或多年生的草本或木本植物等。

用于观赏的蔬菜根据观赏器官的不同，可分为观叶、观花、观果等类型。

观叶型蔬菜 品种十分丰富，或叶形雅致，或叶色鲜艳，不是鲜花胜似鲜花。如羽衣甘蓝、叶如球状的结球甘蓝、叶色缤纷的七彩菠菜、叶似花瓣的彩叶莴苣。既可庭院栽培，也可阳台种植。

观花型蔬菜 主要是一些花形美观、花色艳丽的多年生可食用的宿根观赏植物。如食用花蕾的黄花菜，食用鳞茎的百合花，食用果实的扁豆、四棱豆，以及食用肉质根茎的桔梗和菊芋等。

观果型蔬菜 果型美观、营养丰富，在观赏之余，可采摘鲜食或烹饪熟食，有的成熟果实还可长期保存赏玩。如红宝石般的小串番茄，五颜六色的樱桃辣椒，齿轮形状的飞碟瓜等，均不失为上好的观果型蔬菜。且有的植株矮生，有的藤缠棚架，适于庭院栽植或阳台种养。

观株型蔬菜 整株具有观赏美感。如枝蔓轻柔的红花菜豆，千姿百态的观赏南瓜，叶片肥厚的落葵，花艳果美的红秋葵，以及藤蔓多姿、小巧可爱的细腰葫芦，叶片翠绿、果实别致的丝瓜、苦瓜等。这类蔬菜大多可以攀缘生长，适宜用作篱笆式栽培，有立体绿化的效果(图5-5)。

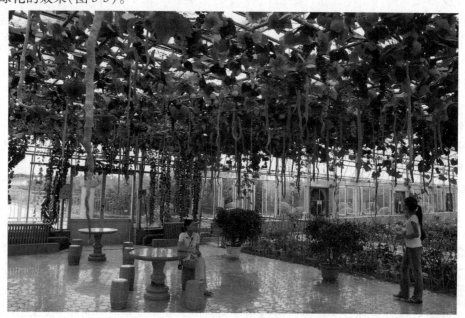

图 5-5 作为蔬菜栽培的蛇瓜

5.2.2.4 蔬菜的治疗作用

蔬菜的治疗作用是指在蔬菜作物生长过程中，对其进行各种操作，达到陶冶情操、消除烦恼、强体健身的目的。这些操作主要包括整枝、摘心、支架、绑蔓、摘叶、束叶、疏花、疏果等。

整枝是对结果枝进行的修整。摘心是摘除顶芽，控制枝蔓继续伸长的一项措施。

支架是利用木、竹、塑料条等材料给蔓性蔬菜搭架，使植株叶片由平面分布改为立体分布。绑蔓措施可使枝蔓在架上合理分布，以便充分利用光照，改善通风条件。

摘叶是在果菜栽培中常将植株下部同化作用能力微弱的老叶摘除的措施。在菜花、大白菜生长后期采取的束叶措施，是将外叶拢起在近顶部束住，以保护花球、叶球的措施。

疏花、疏果是在果菜类蔬菜栽培或采种栽培中，有选择地将植株上的花或果实摘除一部分，可以促进留存的果实肥大，种子充实。

5.3 花卉的保健功能

5.3.1 花卉及其保健作用

5.3.1.1 花卉的范畴

通俗地讲，"花"是植物的繁殖器官，是指姿态优美、色彩鲜艳、气味香馥的观赏植物（图5-6）；"卉"是草的总称。习惯上往往把有观赏价值的灌木和可以盆栽的小乔木包括在内，统称为"花卉"。

严格地说，花卉有广义和狭义两种意义。狭义的花卉是指具有观赏价值的草本植物，如凤仙、菊花、一串红、鸡冠花等。广义的花卉是指除具有观赏价值的草本植物外，草本、木本的地被植物、花灌木、开花乔木、盆景以及温室观赏植物等也属于花卉的范畴，如景天类、丛生福禄考、梅花、月季、棕榈植物等。

花卉不仅具有很强的观赏功能，而且可以用来表达人的语言，表达人的某种感情与愿望，是在一定范围内所公认的信息交流形式。

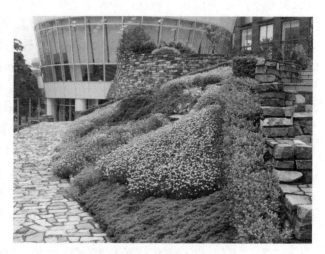

图5-6 用于斜坡绿化的草本花卉

赏花要有花语，要懂花语，花语构成花卉文化的核心。在花卉交流中，花语虽无声，但此时无声胜有声，其中的含义和情感表达甚于言语。

5.3.1.2 花卉的历史沿革

花卉以它特有的婀娜多姿、鲜艳喜人的形态及保健功能，为人类的健康做出贡献，并把美丽、美好融为一体，自始至终伴随着人类文明发展进步的历程。

先秦时期，以植物为载体的花就比较早地被先民所认识、所利用。"神农尝百草，始有医药。"通过观其形体、嗅其气味、品其滋味来认识花卉。正如《中国医学史》所说的那样，随着"原始农业的发展，人们在栽培农作物的过程中，有条件对更多的植物作长期细致的观察和进一步的尝试，从而认识了更多的植物药。"花类药物，也就越来越被人们所认识。在两三千年前，我们的祖先就知道芳香气味具有调节人的情绪、养生保健、防疫治病的作用，《神农本草经》有"香者，气之正，正气盛则除邪避秽也"的说法。如甲骨文中有"杏"字，"五沃之上，其木宜杏。"这无疑为先民们认识杏和杏花的食用、药用奠定了基础。我国现存最早的药物学专著《神农本草经》，记载植物药257种，花类药有鞠华（菊花）、辛夷、款冬花、旋覆花、荛花、芫花、柳华、栾华等。

汉晋隋唐时期，药物学知识经过不断的积累，有了较大的发展。随着内外交通的日益发达，特别是"丝绸之路"开通，西域的名药红花等流入中原，进一步丰富了人们的药学知识。三国、两晋时期，新的药品逐渐增多，花药也得到进一步发展。如当时的药学著作《吴普本草》《李当之药录》和陶弘景《本草经集注》等，收载的药物比《神农本草经》增加了1倍，对花类药的认识也进一步深入，应用也得到进一步普及。随着隋唐社会的安定，药物学得到了空前的发展。公元659年唐政府颁行了《新修本草》，该书收药多达844种，花类药也在逐渐增多。

宋、金、元时期，药物学有了较大发展，官方和个人编辑整理的药物学专著大大增加，诸如《开宝新详定本草》《开宝重定本草》《嘉祐补注神农本草》及《日华子诸家本草》《证类本草》《本草衍义》《宝庆本草折衷》等，收载的药物达千余种。

明清时期，李时珍的《本草纲目》问世，标志着药物学发展到了一个新的高度，大量的花类药物被收入书中，使花类药物得到了系统的整理和总结。花类药物在明代社会的应用，也十分流行和普及。明代朱之蕃的《决明甘菊枕》中记载了药枕柔软舒适、药香四溢、清肝明目、催人熟睡，胜过治病的丹药。明代姚可成的《食物本草》中收入玫瑰花作为药物，认为具有疏肝理气、和血调经的作用。花类药物也和其他药物一样，随着时代的前进和人们认识的深入，在不断增加和丰富。

清朝人称花茶为"香片"，在沏茶之际放入茉莉花、玫瑰花、莲花等香花，便有"茉莉香片"、"玫瑰香片"、"莲花香片"等雅名，丰富和发展了中国悠久的茶文化，融合多种治病防病的花类药物于一体，达到品茗、冶情、防病、祛疾的目的。《红楼梦》第七回中有一张为薛宝钗治疗喘嗽的方子叫"冷香丸"，方子全为花类药物，可称得上是花类药物应用的代表方。

近代，在《中药大辞典》《中华药海》《中华本草》等书中，收集了大量的花类药物，为今后研究花草类植物奠定了基础。不少花类药物在近现代临床上已是常用之品，如金银花、菊花、野菊花、辛夷、丁香、红花、槐花等。如今，用花类药物美容美肤，进行保健，非常普遍，如桃花茶、茉莉花茶、菊花茶、梅花粥、芍药花粥、黄菊花饭、桂花糕、菊花火锅、鸡冠花瓣炖鸡、五花菜、桂花酸梅汤、金银花露等。有茶、有汤、有粥、有菜，品种丰富，花样繁多。除了食用干花外，鲜花的食用也方兴未艾。

现在通常供人泡茶饮用的鲜花计有二三十种之多，多是具有清热解毒、清肺止咳、养肝明目、健胃消食、增强机体免疫力、促进血液循环、解除疲劳、养颜美容作用的花类药物，如菊花、金银花、金莲花、玫瑰花、百合花、芍药花、莲子芯、西藏红花等。

5.3.1.3 花卉的保健作用

（1）美容化妆

殷商时期，嫔妃宫娥们已开始用锡粉化妆，并用燕地红蓝花绞汁凝结成胭脂来擦脸。《神农本草经》收载具有美容作用的中药达25种，花类的有菊花、辛夷、合欢花等；另外还记载了具有"长肌肤，润泽颜色"的美容药品，长期搽用可使脸面光泽、皮肤柔嫩、皱纹舒张。据记载，清朝慈禧防治脱发的药方共有12味中药，其中花类药有辛夷、玫瑰花、公丁香3味，有去屑止痒、乌鬓发、防脱发的功效。

美容方法除了外用药物外，内服也同样具有较好效果。目前，被人们所食用的鲜花有金银花、菊花、梅花、金莲花、玫瑰花、玉兰花、丁香花等，主要用作茶饮、做粥、制汤、做饭、烧菜等，吃法多样。鲜花食品含有10多种氨基酸，另外还含有铁、锌、碘、硒等微量元素，14种维生素，80余种蛋白酶、核酸、黄酮类化合物等活性物质。因此，长期服用鲜花能够防止面部色素沉着，预防皮肤粗糙和老化，并对雀斑、黄褐斑、暗疮等有良好的治疗作用。

"香身"是美容的一种特殊方式。唐宋时期，后妃宫娥食用一些芳香类中药，来换求体香，取悦于人。清朝传说的香妃，就因体有异香而被皇帝宠爱，并赐"香妃"美称。祖国医学和现代医学都印证了蕴香美食是具有科学依据的，人们经常食用香花，肌体中就会蕴结花的香味。

花卉在美容方面具有以下几个方面的作用：①消炎抗菌，可有效防止皮肤疾病的发生，并可防止粉刺、雀斑、老年斑的出现；②保护皮肤黏膜，增强皮肤弹性，防止皮肤皲裂，减缓皱纹的出现；③润泽皮肤，预防皮肤老化；④具有敛汗、除臭的作用；⑤减少头皮屑，美化毛发等。

（2）饮食调味

有些花卉不但可以直接作为饮食品或调味品，而且还可以加工成其他产品，更好地充当食品和调味品。如可以把菊花掺到谷物中制成干粮食用；用刺槐花和面烙饼，清香可口，增加食欲；某些花卉的花絮可作为蔬菜食用，更为餐桌上所常见。菜花含有吲哚类化合物，主要是芳香异硫氰酸和二硫酚硫酮，具有抗癌作用，用花酿造的"花酒"或蜜蜂酿制的蜂蜜，也是人们日常生活的食用品或药品。

（3）调适环境

在中国的历史文献中常可见到花卉美化环境的记载，无论是帝王的皇家苑囿，还是达官贵人的私人园林；无论是文人雅士的庭院内外，还是农家百姓的房前屋后，种花、植树、养草，是人们生存必不可少的调节环境的手段之一。

晋代陶潜为彭泽县令时，在宅边种植柳树五株，以"五柳先生"自号。他归隐后，又种菊，以"采菊东篱下"自娱。因此，后有"陶渊明独爱菊"之说。古时，中国各地喜种植牡丹、桃花等，即使佛寺道观中也不例外。白居易《大林寺桃花》中有"人间四月芳菲尽，山寺桃花始盛开"。白居易在忠州任上经常带领人们植树造林，栽种花草。"持钱买花树，城东坡上栽，但购有花者，不限桃杏梅。"在他离任时，还登上城东开元寺的阁楼与自己种植的花木告别，"楼上明年新太守，不妨还是养花人。"并寄希望于下任太守，也能和他一样喜植树、爱种花。

现代，城乡的人们种花养花，蔚然成风，几乎每家每户都有几盆鲜花，装点居所，美化了生活，陶冶性情（图5-7）。树茂草青，鲜花盛开，人们生活在其中，自然会"心旷神怡"，既舒畅心情，利于健康，还能驱除蚊虫，净化空气，清除有毒物质，对保护人们的健康大有裨益。

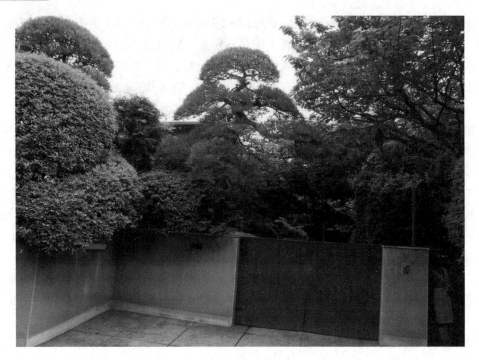

图 5-7　绿量丰富的庭园绿化

5.3.2　花卉的保健方法

5.3.2.1　药剂治疗

花是中药学的一个重要组成成分,在医学上的应用不仅历史悠久,而且非常广泛。花类药物在使用方法上既可用干品,又可用鲜品;既可入煎剂、散剂、丸(丹、片)剂、膏剂、酒剂内服,又可外用熏洗、敷贴、佩戴、药枕、注射、嗅气闻味等,使用方法繁多。

据《古今名医名方秘方大典》选载的《内经》,到清朝近 3500 首名方中,以花类药物为主组成的药方共有 312 首,其中以花类药名命名的方子 57 首。近现代名老中医的处方近 1500 首,以花类药物为主组成的方子共有 401 首,以花类药命名的方子 7 首。说明有些花卉是制作药剂的主要原料。另外,目前临床上常用的针剂中以花类药为主的也达 14 种之多。在外科常见的疖、肿、痈疮治疗上,金银花、野菊花、红花等作为清热解毒、活血化瘀、消肿止痛的主要药物,更是必用之品。

5.3.2.2　制作饮品及保健品

花类药物用来防病健身,在中国有着悠久的历史,屈原曾说过:"朝饮木兰之坠露兮,夕餐秋菊之落英。"汉代,人们开始酿制"菊花酒"。菊花舒时,并采茎叶,杂黍米酿之,至来年九月九日始熟即饮,故谓之菊花酒。饮菊花酒令人长寿。当时还有登高饮菊花酒的习俗。以及后来人们用菊花填充枕囊制成菊花枕等,都是用菊花的疏风明目、清热解毒之功,来防治头痛、目赤肿痛、失眠等病症。金银花在东晋末年,用作保健食品,来清热解暑。银花茶或银花露至今被人们所喜用,特别是在炎热的夏天,饮一口银花露或啜一杯银花茶,能起到预防感冒、清解暑热、消疮祛痱、增进食欲的作用;同时,还能够降脂减肥。

5.3.2.3 种植观赏

花卉是人们认识大自然色彩的主要来源。庭院花卉的美还在于常常因季节、时间与天气的变化而呈现出不同的韵律,四季不同,早晚有别,晴雨变迁。庭院花卉从发芽、抽梢、展叶、开花到结实等不同阶段构成的节奏感,使人们可以欣赏到大自然生命旋律的动态美。中国古代文人墨客常把庭院中的花卉人格化,从联想中常常产生某种情绪和意境,如荷花出淤泥而不染,为花中君子;梅花傲冰雪而开放,风韵高洁;还有牡丹的富贵、菊花的操界清逸、竹子的节格刚直、红豆的相思、玉兰花色白如亭亭玉立的少女等。现代人们常常把花卉作为某些精神活动的寄托,体现人们的精神文明,在庆贺婚礼、寿诞礼仪、喜庆宴会、探亲访友、看望病人、迎送宾客或外事活动中,都以花卉或其制品作为馈赠礼品,高雅大方,作为美好、幸福、吉祥、友谊等的象征。

研究表明,不同颜色或花香的花草,会使人产生各种不同的心情,如红、橙、黄色的鲜花,会使人产生一种热烈、辉煌、兴奋和温暖的感觉;而青、绿、蓝、白色的花,给人以清爽、娴雅和宁静的感觉;绿色能吸收强光中的紫外线,减少其对眼睛的刺激,所以人们若多看绿色会产生舒适的感觉;浅蓝色的花朵,对高烧的病人具有良好的镇静作用;紫色鲜花,可使孕妇心情恬静;红色花能增进病人的食欲,辅以赤色的花,对低血压患者大有裨益。此外,不同的花香还能影响人们的情绪,如桂花的香味沁人心脾,有助于消除疲劳,使人感到如释重负;水仙花和荷花的香味清香高洁,令人感到温馨缠绵;紫罗兰与玫瑰花的香味提神醒脑,使人感觉轻松舒畅;丁香花的香味则能使人安神沉静;橘子和柠檬的香味能激发人们奋发向上的精神。近些年来,国外还利用花香的独特功效,专门成立了"香花医院",如在塔吉克共和国及阿塞拜疆巴库等均设有这种医院和疗养所,让患有神经衰弱、高血压、哮喘、流行性感冒、白喉、痢疾的病人,在悦耳的乐曲声中,嗅着幽香扑鼻的花香,收到了很好的疗效。

庭院花卉除了在味道上对人体有影响外,还可以防病治病。目前有 300 多种鲜花的香味中含有不同的杀菌素,其中许多对人体是有益的,对不同疾病起到辅助治疗作用。部分庭院花卉能分泌出多种芳香的物质,如柠檬油、百里香油、肉桂油等,其内含有各种醇、醛、酮、酯等化合物,它们具有杀菌,调节中枢神经和抵御微生物侵害的作用。由于不同颜色及不同品种的花卉所含的气化芳香油不同,所以有着不同的功效。试验证明:天竺葵的香味,有镇定神经、消除疲劳、促进睡眠的作用,可用于治疗头痛、感冒;茉莉花的香味,有助于治疗眩晕头痛;玫瑰、栀子花的香味,有助于治疗咽喉痛和扁桃体炎症;丁香花的香味可治疗牙痛;薰衣草和迷迭香的香味,有助于哮喘病的治疗;桂花所含的大量芳香物质可治疗支气管炎,有化痰、止咳、平喘的作用;菊花、金银花的芳香,可使高血压患者的血压下降;紫薇花的香味能用于白喉、结核和痢疾的治疗等。

5.3.2.4　直接食用

多数花卉不仅可观赏，还可供食用。据不完全统计，可食用的花卉约 97 个科，100 多个属，180 多种。常见的有菊花、玫瑰、紫罗兰、紫苏、芙蓉等。我国古代早以菊花嫩芽当菜，用洗净的花瓣拌蜜糖焙制糕点，口感清雅香甜。驰名中外的"菊花肉"、"菊花鱼片"、"菊花粥"等色香味俱全，是席间上品。广东的"蛇羹"是用蛇肉加白菊花瓣制成。"菊花锅"是在美味的菜肴中掺以白菊花瓣烹煮。"菊花晶"是用杭菊加工而成。梅花的果实可制各种蜜饯，受人青睐。梅汁可做各种饮料和糖果，酸甜可口。"望梅止渴"是当年曹操带兵妙计之一。酸梅膏、酸梅汤既可止渴，又可防治肠道传染病。玉兰花可炒肉片，还可用来做蜜饯。石斛花做凉拌菜相当可口。江淮民间常将紫薇花、刺槐、梨花过一下沸油，放糖来吃；或拌面入笼蒸，再添精盐、麻油，食来清香宜人。

总体来说，可食用的花卉种类较多，食用方法多样，而且花卉的蛋白质含量远胜于牛肉、鸡蛋等动物性食品，维生素 C 含量也高于水果。欧美一些国家兴起食花热，认为花卉是现代人的最新膳食营养的搭配，日本把菊花视为"优质、无虫害的花瓣蔬菜"，食用花卉加工出的油，被称为"21 世纪食用油"。

5.3.2.5　花卉栽培和花艺制作

现代人由于忙碌的工作和其他因素的影响，精神压力很大，迫切需要利用园艺疗法进行心理和生理的治疗，其中较为有效的就是花卉栽培和花艺制作。在国外的许多学校里都开设了园艺种植课，学生们有时在花园里劳动，有时把采摘来的鲜花压成干花制作手工艺品，通过园艺活动使学生身心得到锻炼、提高。

花卉种植也能为人提供责任感和成就感，避免老年人因为疾病或残疾而依赖他人照管，内心中产生"没有用"的感觉，使他们在花卉种植中产生"工作感"。在美国的南得克萨斯，年迈的芭芭拉在最近 7 年的时间里经历了很多打击，包括母亲的去世以及一个孙女被酒后开车的司机撞死等，但芭芭拉没有被生活击倒，她在自家院落里种植了 500 多个品种的植物。花木种植不仅给了她和年轻人一样强健的肌肉，也给了她面对挫折的勇气。对于死亡，芭芭拉看得很开，"当我死了以后，我希望我的骨灰能埋在花园里，也许下一年那里的花儿会开得更好。"

5.4　芳香植物的保健功能

5.4.1　芳香植物概述

5.4.1.1　芳香植物的概念

芳香植物简单来说，就是指具有芳香气味的植物。芳香植物是个跨科属的植物类别，据统计，全世界有芳香植物 3600 多种，原产地主要是以地中海沿岸为中心的欧洲诸国（特别是草本类），在中亚、中国、印度、南美等地区也多有分布，而被有效开发利用的仅有约400种。中国共有70余科、200余属、600~800种，主要是菊科、芸香科、樟科、唇形科、伞形科、桃金娘科、杜鹃花科、蔷薇科等科的植物，其中有些种类为中国独有。芳香植物根据习性不同，有草本、藤本、灌木、乔木等类型；从实用角度出发，可分为香草、香花、香果、香蔬、香藤、香树等种类。目前国内外流行使用的"香草"这个词语，其狭义的概念是指具有芳香气味的草本植物，广义的概念就是指所有能够产生芳香气味的植物。芳香植物与其他一般植物相比，独具香化价值，因此被广泛利用在园林绿化美化上，并且大量用于盆栽观赏。

5.4.1.2 芳香植物的应用

芳香植物不单具有观赏价值，还具有药用、食用、调味、提炼精油等用途，因此被广泛进行规模化栽培生产。香草种植在西方已有几千年的历史，许多香草植物都有其神秘的典故和美丽的传说，香草文化也成为西方文化象征的一部分。目前在一些发达国家，芳香植物的生产已成为一个产业，其栽培、加工、提炼精油、开发新产品等年产值已达100亿美元以上，而且还在不断发展。许多国家都对芳香植物进行了开发，特别是法国以精油的提炼闻名世界，巴黎因此被誉为世界香水之都。"世界香草协会"（IHA）于1985年成立，美国、澳大利亚等国也都有自己的香草和香料协会。目前美国的食用香料和日用香料消耗量已达世界总量的40%以上，纽约是当今世界的香料交易中心。日本对香料科学特别是香料新用途的开发研究，在世界上也名列前茅。

中国自古就把芳香植物作为药用、食用和调味品进行应用，并做成香球、香囊用于保健等。长期以来，芳香植物也被广泛应用于盆栽观赏及园林上。20世纪七八十年代，一些地方种植大量芳香植物用于提炼精油，并形成了一定的规模。进入21世纪，芳香植物的应用得到了进一步发展，并且从台湾地区及国外引进了许多芳香植物新品种，一方面用于大面积种植，另一方面作为盆栽观赏而进入千家万户，在一些农业观光旅游区大量种植以吸引游客。全国涌现出了一批著名的香草企业，还出现了许多香草种植基地和较大的生产加工基地，产品作为食用、提炼精油等。新疆是目前中国栽培香草植物的主产区之一，近几年已从欧美引进香草植物原种30多个，2005年新疆种植的椒样薄荷、薰衣草、鼠尾草等地中海香草植物面积就已超过6600hm^2。2004年，中华香草联盟在北京成立，在上海还召开了中国香草产业发展研讨会。有关香草的著作也不断出现。目前香草热正在中国兴起，中国的香草产业可以说也已初露端倪，其发展前景十分看好（图5-8）。

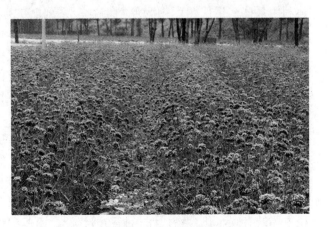

图5-8 北京郊区大面积的香草种植

5.4.1.3 香气成分形成的部位

香气是由精油挥发而来的，精油是细胞原生质体中分离出的一种油状物质。植物体中能够分泌精油的结构有多种，分为外部的和内部的两大类。外部的分泌结构主要是腺毛（即油腺），由植物的表皮和细胞突起形成。腺毛由头细胞和柄细胞两部分组成，头细胞起着生成精油的作用。在头细胞的外面共同被有一层膨大的角质膜，头细胞分泌的精油积聚在角质膜下，当轻轻碰触时，角质膜即会破裂，精油挥发到空气中，人们因而能嗅到香气。

内部的分泌结构则有分泌细胞、分泌腔与分泌道。内部分泌细胞常成为特化的细胞，分布在其他较不特化的细胞中。

分泌腔道是由细胞溶解（溶生间隙）或细胞分开（裂生间隙）后形成的间隙。裂生精油分泌腔（道）由细胞分开和扩大细胞间隙形成，此种类型分布较广，用肉眼即可看到，迎光看时，裂生分泌腔（道）呈别针头状或管道状的透明点。围绕腔道周围的一层上皮细胞向腔道内分泌精油。溶生精油分泌腔是由于溶解一组细胞形成的腔（道）。与裂生型一样，用肉眼即可看到。开始在一组细胞内形成精油，油滴逐渐积累，越聚越大，最后细胞壁破裂，精油释放到细胞溶解所产生的腔内。

精油可分布在根、茎、叶、花、果、籽等器官内，如松科、柏科、樟科、伞形科等一些香料植物中，几乎各器官内都含有精油。因植物种类不同，精油在各器官内的分布差别很大，一般分布最多的是花与果，其次是叶，再次为茎。同样的器官，因部位或位置不同，精油含量也不同。在花中，分布最常见的是花冠部分，其次是花萼和花丝。例如，玫瑰、茉莉、白兰、桂花、晚香玉等的精油是在花瓣内；薰衣草的精油则大量集中在花萼内，尤以花萼向外的一面、中段的油腺分布最多，花梗和苞片上分布较少，以花冠和花丝上最少；香紫苏的精油主要分布在花的苞片内。

5.4.2 芳香植物芳香产生的机理

5.4.2.1 香气合成的生物途径

在植物体内，化合物通过一系列化学反应被降解或合成的过程叫代谢作用。其中合成生物体生存所必需的化合物如糖类、脂肪酸类、核酸类的代谢叫初生代谢，有些植物体利用某些初生代谢产物为原料，在一系列酶的催化作用下，形成一些特殊的化学物质，这些产物叫次生代谢物。次生代谢是一类特殊而且复杂的代谢类型，目前所知的一些次生代谢物对植物体的发育并不是必需的，但其机理尚不清楚。而另一些人们已知其功能的次生代谢物多与植物的抗病、抗逆相关，有的作为植物逆境传递信号，有的增强植物的抗病性等。植物次生代谢物种类繁多，一般分为酚类、萜类、含氮有机物三大类，每一类已知化合物都有数千种甚至数万种。

芳香植物的挥发成分（香气物质）属于次级代谢产物，是由植物的基本组成物质，如脂肪酸、氨基酸、碳水化合物等作为前体物质，经过一系列酶促反应，首先生成一定的中间产物，然后由于环境条件的不同，有的经过氧化、还原，或者经过环化、缩合等不同反应，从而生成不同成分，构成单萜、多萜以及酚类等复杂混合物。合成的具体途径主要的有碳水化合物代谢、脂肪酸代谢、氨基酸代谢、酯类合成代谢等。

香气成分在芳香植物中，多数是以游离状态存在的，但也有不少是与糖分子化合甙的形式存在。甙为水溶性，本身没有香气，在酸和酶的作用下，经酶解将糖分离，从而将香气成分游离出来。

5.4.2.2 香气的成分及分类

芳香植物的挥发成分经过萃取得到的油状物质，称为精华油(essential oil)，或者芳香油、挥发油，简称精油。精油大多具有一定的香气，而且其香气显示植物原有的香气特征，如玫瑰油具有优美浓郁的玫瑰香气。一种芳香植物的挥发香气是由几十种至几百种化合物组成的复杂混合物。1967年以前，在各种香气里发现的香成分有750种。随着分离和检测技术的进步，新发现的香气成分越来越多，现在已经近4000种，而且发现了很多关键性的微量香成分。尤其是近年来对挥发成分从立体化学方面的研究发现，很多立体异构体对香气有较大的影响。这些成果无论对合成香料还是调香都起到了很大的推动作用。

根据两个原则对数以千计的挥发香成分进行分类：第一，以碳骨架分类，可以分为单萜、倍半萜、双萜、三萜；第二，以官能团分类，萜类的碳氢化合物自成一组，另一组即以"含氧"成分分类，包括醇、酯、醛、酮、酚、氧化物、内酯、香豆素、酚、醚等。

广义地讲，萜类(碳氢化合物类)不仅包括以$(C_5H_8)_n$为基础的一切化合物，甚至还包括化学结构上和亲缘上稍远的化合物。萜类是香气最主要的成分，特别是其中的单萜类及倍半萜类。

单萜　常常是各种香草香气的主体成分，分链状单萜和环状单萜两大类。另外有萜烯和含氧化合物之分，后者多半是香草关键的香成分。

直链单萜类比较常见的有月桂烯和罗勒烯。月桂烯是啤酒花中的香气成分，在黄柏中含量较高，是合成新铃兰醛的重要原料。罗勒烯不如月桂烯稳定。在薰衣草中含有罗勒烯和月桂烯。作为含氧化合物的直链单萜醇类是精油中的第二大成分。香茅醇、香叶醇和芳樟醇这3种醇是骨干的天然香料，香茅醇与香叶醇均有愉快的玫瑰香气，而芳樟醇则有类似百合的香气。萜醛类中的代表有香茅的香茅醛和山苍子的柠檬醛，是具有强烈香气的化合物。香茅醛又是柠檬桉香气的主要成分，而柠檬醛也是柠檬草的主要香成分。香茅醛是合成具有类似铃兰和百合花香气的羟基香茅醛的原料，而柠檬醛则是合成紫罗兰酮的原料。

在直链单萜中，还有上述醇类与各种酸类结合状态存在的各种酯类。如薰衣草的乙酸芳樟酯，香茅中的乙酸香茅酯。这种酯的成分不同，呈现不同的香气。例如，醋酸异戊酯为洋梨的香，醋酸香叶酯为玫瑰香，醋酸苄酯为茉莉香，醋酸乙酯为桃香，丙酸肉桂酯为葡萄香，丁酸甲酯为菠萝香，庚炔羧酸甲酯为堇菜香。

环单萜类还可分为单环单萜和双环单萜。单环单萜类可视作环己烷的衍生物，如1-甲基-4-异丙基环己烷及其衍生物存在于许多香气挥发成分中。作为单环的萜醇，比较重要的有薄荷中的薄荷脑和香紫苏中的香紫苏醇等。作为单环单萜醛的代表，有紫苏醛和水芹醛。酚类也是精油的成分之一，具有一个苯酚环，比醇类的活性强，如大茴香脑、芹菜脑、香芹酚、百里香酚等。至于环单萜酮的代表，有存在于薄荷中的薄荷酮和存在于留兰香中的香芹酮。作为环单萜酯类的代表，有乙酸薄荷酯、乙酸松油脂等。

在双环单萜类中，有松节油中的α-蒎烯和β-蒎烯。作为双环单萜醇，比较重要的有龙脑和桧醇。

倍半萜 这类化合物在自然界分布较广，异构体较多，沸点高，很多是香气中比较重要的微量成分。如柚子中的圆柚酮、金合欢醇、大花茉莉中的橙花叔醇，以及香根草中的香根酮等。柏木中的柏木烯、松脂中的长叶烯，都是香料合成的重要原料。啤酒花和丁香花蕾中的石竹烯，姜中的姜烯以及杜松的杜松烯，这些对各自的植物体都起到一定的香气作用。

二萜和三萜类 二萜大多数不能随水蒸气挥发蒸出，多为树脂成分。它们若非高度黏稠的油类，即为固体。它们在水蒸气馏出油中并不存在，而存在于多种香草的浸提油中。如存在于叶绿素中的植醇、樟脑油中的樟烯和香紫苏残渣中的香紫苏醇。三萜类在植物中分布也极广，如部分皂甙和树脂等。

5.4.3 芳香植物的保健作用和方法

5.4.3.1 芳香植物的保健作用

(1) 促进循环、有利健康

在药理学方面，芳香植物所产生的香气成分通过血液循环运至身体各处，与人体内的化学成分产生反应，影响激素分泌和代谢，进而影响生理功能。例如，茴香精油含有天然的雌性激素，能模仿并调节身体雌性激素的分泌，因此是很好的更年期和月经周期保健精油。又如，茶树精油能增进白细胞再生，加强人体的免疫功能，帮助抵抗各种病菌、病毒的攻击。精油中含有的类激素、维生素等物质，能为人体细胞提供营养、活化细胞、促进血液循环。

气味也能够通过嗅觉细胞刺激人的神经系统，产生镇定、放松或兴奋的效果，对平衡人们的身心很有效果。例如，薰衣草、岩兰草、马郁兰、甜杏仁油等用于按摩后，可以安眠抗抑郁，消除脑部疲劳，安定情绪，舒缓紧张的神经系统，提高睡眠质量。柠檬、罗勒、榛果油等按摩可消除脑部疲劳，安定情绪，对工作压力大、精神紧张者有很大的帮助。薰衣草、玫瑰、留兰香、椒样薄荷油等沐浴可松弛身心，依兰油、广藿香、香紫苏油等可舒解压力。

(2) 抗菌杀虫

芳香植物的抗菌性从古时就被人熟知，古埃及人将没药、乳香等作为防腐剂制造木乃伊，至今还保存在金字塔里。没药的主要成分是丁香酚、蒎烯、间-甲酚等，这几种成分同时也在其他许多香草植物中含有。欧洲人很早就懂得用丁香、豆蔻等香料腌肉，不但可口，而且经久不变质。香草植物"艾"在日本食品中应用得比较多。欧洲人多使用"艾"的近缘种"龙蒿"，这是法国菜中不可缺少的调味植物。研究证明，艾和龙蒿精油中含有的大茴香醛和丁香酚，具有很强的抗菌性。

中国很早就懂得焚烧艾叶、菖蒲等来驱疫避秽，每年端午节熏燃各种香料植物以杀灭越冬后的各种害虫以减少夏季的疾病。四大文明古国的宗教徒们礼拜，常常燃点艾叶、菖蒲、乳香、沉香、檀香、玫瑰花等芳香植物，用以驱逐晦气、杀虫灭菌，对一些病人的治疗也有一定的效果。举行各种宗教仪式和重大的宫廷活动中也要焚香以清新空气。17世纪时，英国流行瘟疫黑死病（鼠疫），英国的伯克勒斯小镇竟奇迹般地避免了该病的传染和流行，而该镇是当时的薰衣草贸易中心，镇里的空气中总是弥漫着薰衣草的芳香。

20世纪60年代初，法国政府在进行肺结核病普查时，发现Coty香水厂的女工们无一患肺病。这个现象促使人们对各种香料，特别是天然精油的杀菌抑菌作用进行重视并深入研究。研究表明，芳香植物精油中常见成分在不同程度上对葡萄球菌、大肠杆菌、真菌都有一定的抵抗能力。另外，像精油中的苯甲醇可以杀灭绿脓杆菌、变形杆菌和金黄色葡萄球菌；苯乙醇和异丙醇的杀菌力都大于酒精；龙脑和8-羟基喹啉可以共灭葡萄球菌、枯草杆菌、大肠杆菌和结核杆菌。

(3) 护肤美容

芳香植物应用在护肤美容上自古就有。中国唐朝的杨贵妃每日用芳香植物浸泡的香汤沐浴，以保养皮肤以及增添身上的香气。在文艺复兴时期的西方，有一种在妇女中流传很广的"匈牙利女王水"，是用迷迭香、薄荷叶、玫瑰花瓣、柑橙花水、柠檬及酒精等配制而成的，据说女王每日用它，所以长葆青春美丽。利用芳香植物的根茎叶进行泡浴，不但能滋润皮肤，还可缓解肌肉酸痛、消除疲劳、促进血液循环等。当今流行的是将香草的精油添加在各种保养品中，包括清洁品、化妆水、眼霜以及面部用的膜、乳、霜、精华液等。利用精油借助沐浴、按摩、敷面、体泥和熏香等手段，来进行美容美肤及调和情绪，也是目前流行于现代社会的一种养生疗法。

精油还可用来护理头发，具有抗菌杀菌、抑制头皮屑产生、美发的功效，还能祛风止痛、芳香开窍。当今还出现了以香身为目的保健食品。据称以丁香、沉香等为原料制成的香身保健食品，服用1~2个月，就可使人体散发出玫瑰或是茉莉等自然芳香的气味来。

(4) 其他作用

芳香植物所产生的香气也可控制人体的消化、呼吸、意识（如心智、思考、情绪）等功能，对头痛、记忆力差、失眠、疲倦、焦虑、精神差及免疫力低下等有明显的改善作用。比较利用咖啡提神、烟酒放松，或求助镇静剂、安眠药等有利而无害。另外许多芳香植物具有很好的观赏价值，应用于园林绿化上时，与其他一般园林植物相比，除了具有相同的美化环境、吸收有害气体、吸尘、减低城市噪声、杀菌、保持水土等功能之外，芳香植物还独具香化功能，并具有很好的空气杀菌作用，因此在园林绿化美化上，芳香植物更受人们的偏爱。芳香植物也被广泛用于盆栽观赏，插花时人们也更加喜爱使用芳香品种。

5.4.3.2 芳香植物的保健方法

(1) 用于医药

许多芳香植物同时具有药用价值，用来治疗疾病。例如，中医学上认为，白菊花有散热、明目、养肝之功效，玫瑰花清热解渴、治血理气和养颜，兰花去腻清肺热，桂花暖胃散寒，月季花活血消肿等。芳香植物独含精油，前文已介绍芳香植物的香气成分在人体内的药理作用，所以芳香植物能够为药用。在中国的香料宝库中，有很大一部分香草植物既是香原料又是药原料，难以区别是香料植物还是药用植物，因而有香草与中药同源之说。事实上，天然香料和传统中医药学是一脉相承的。植物香气用于提神醒脑、辟邪逐秽、除瘟疫、驱蚊虫，是中国人民的传统习俗；在中药学里，精油被认为有通经活络、抗皱、护肤之功。

(2) 香草蔬菜

无论是在国内还是在国外，一些芳香植物自古就被作为蔬菜食用，当今人们还给了它们专门一个名字——芳香蔬菜。芳香蔬菜是指含有特殊芳香或辛香物质的一类蔬菜，即香草蔬菜，简称为"香蔬"。中国传统食用的香蔬有紫苏叶、薄荷叶、茭蒿、藿香、茴香、芫荽、水芹、旱金莲、蜂斗菜，以及作为调料用的葱、姜、大蒜、花椒、八角、桂皮等；在西方作为香蔬的主要是薰衣草、迷迭香、百里香、罗勒、鼠尾草、马郁兰、月桂、莳萝、番红花、香茅，及用于调料的丁香、辣椒、茴香、芥末、豆蔻、胡椒、肉桂等。在欧美国家无论是主食面包还是饭后的甜点，也无论是煎烤还是烹调，均习惯加入具有各种芳香味的蔬菜，以增加食品的香味。随着东西方文化交流的不断深入，西方香蔬品种不断引进中国并被国人接受。香蔬是蔬菜与健康、时尚与情趣的有机结合。

(3) 制作饮品

自古以来就有用药草泡煮来治病和保健的做法，药草茶如各式的凉茶、人参茶等，但人们主要注重的是其对人体的保健功能，而较少关注它的色香味，因良药苦口，很少将它作为一种日常的饮料。直至近二三百年，法国人首先有意识选择一些色香味俱全，又有一定的保健功能的植物调配成日常的饮料，称为香草茶或花草茶（herbal tea）。香草茶在法国传开后，很快又传遍欧洲，继而传入美国、日本，再到亚洲其他国家和地区。经常喝香草茶具有明显的保健和祛病功效，其基本上不含咖啡因，不会有任何的副作用，因此香草茶成为了国外一种日常的休闲情趣饮品。近年来，香草茶又在中国大陆开始风行，常见的有玫瑰、薰衣草、百里香、迷迭香、鼠尾草、薄荷等。

(4) 用作观赏

许多芳香植物具有很好的观赏价值，此外，芳香植物还独具香化功能。喜爱芳香是人的本性，人们吸入植物的芳香对身心健康具有很多益处，植物散发出的芳香成分还能对空气进行杀菌，因此在园林绿化美化上，芳香植物更受人们的偏爱。园林界人士普遍认为，园林事业发展的基本规律是"绿化—美化—香化"这样一个过程，香化为最高境界、最终追求。园艺疗法中可以应用芳香植物进行观赏和栽培、管理等。

(5) 用作驱虫

芳香植物的芳香能够趋避蚊虫，自古就已被利用，效果好且安全。把干燥的香草做成香包、香草束等放在橱柜、衣柜、书柜内，既防虫，又能防腐防菌。在窗台、门廊等地方摆放几棵新鲜的芳香植物，可以起到驱蚊蝇的效果。在旅游、野外作业时，也可以随身携带香包或滴加香精油的手帕、纸巾来防止蚊叮虫咬。在架子上或碗柜中放置薄荷、芸香或艾菊枝条，可以驱除蚂蚁。将月桂叶片放进面粉、米箱和干燥的豆子中，可以驱除象鼻虫。在茶园中种植香茅草，有助驱离茶树害虫，减少虫害。

近年来，一种被称为蚊净香草或驱蚊草的新型香草引起了人们的极大兴趣。蚊净香草是由植物学家迪克的研究小组经十多年的努力，将非洲的天竺葵与中国的香茅草，采用细胞融合技术而获得的天竺葵属观叶植物新品种。该植物兼具天竺葵独特的释放功能和香茅草合成香茅醛等挥发成分的功能，所散发的香茅气体不仅芳香宜人，具有净化室内烟味等有害气体的作用，而且是蚊虫的克星。事实上，利用香茅醛驱避蚊虫在中国已有千年的历史，但其不是靠植物自然释放，而是采用挤压的方式提取或直接燃烧香茅草驱蚊。

由于植物的芳香对人体具有良好保健功能，所以目前很多国家流行"芳香疗法"。就是利用香草植物的精油，通过按摩、沐浴、呼吸、涂敷、室内设香、闻香等多种方式，促使人体神经系统受良性激发，诱导人体心身朝着健康方向发展，实现调节新陈代谢、加快体内毒素排除、消炎杀菌、保养皮肤等保健和祛病功能。

5.5　药用植物的保健功能

5.5.1　药用植物概述

5.5.1.1　药用植物的范畴

药用植物是指某些全部、部分或其分泌物可以入药的植物（图5-9）。药用植物种类繁多，其药用部分各不相同，有全部入药的，如益母草、夏枯草等；有部分入药的，如人参、曼陀罗、射干、桔梗、满山红等；有需提炼后入药的，如金鸡纳霜（奎宁）等。

众所周知，我们的祖先，在漫长的年代里，积累了相当丰富的药用植物知识。早在新石器时代，就有"神农尝百草"的传说。以后，汉代《神农本草经》的问世，标志着中药学已经发展成为一门独立的学科。到了明代，李时珍编著的《本草纲目》已收集了1892种药用植物。目前，中药使用的药用植物已达5000种以上。多数药用植物，只是使用其中一部分器官，但也有全株使用的。

5.5.1.2　药用植物的历史沿革

早在两千多年前，汉代张骞出使西域，开辟丝绸之路后，曾从国外陆续引进红蓝花、胡荽、安石榴、胡麻、核桃、大蒜、苜蓿等既供食用，又可入药的植物到国内栽培。到了隋代还出现了中药栽培专著，如《隋书·经籍志》著录有《种植药法》。明代医药学家李时珍，在其巨著《本草纲目》中，也

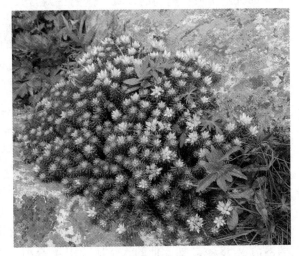

图5-9　著名药用植物小丛红景天

记述了约180种药用植物的栽培方法。中华人民共和国成立后，政府十分重视中药材生产的发展，在全国各地先后建立许多新的药材产区和药用植物种植场及专门的科研机构，培养了大批科技人才。

目前全国药用植物大面积栽培的有250多种，达到$33.3\times10^4\text{hm}^2$以上，从品种和种植面积上均达到了前所未有的规模。中国药用植物出口已遍及世界130多个国家和地区，药用植物正在走向世界造福人类。据统计，在中国香港地区有60%的人使用中医药进行保健与治病，市面上出售的中药材约2000种，90%从内地输入；中成药约有3300种，75%从内地输入；年输入中药总金额近2亿美元。新加坡每年从中国进口中药材约$2\times10^4\text{t}$，价值超过7000万美元。马来西亚每年进口药材$0.8\times10^4\text{t}$，约3000万美元。泰国每年约需价值5000万美元的中药材。在日本，汉方药（即中药）已纳入其医疗保险体系，有70%的日本医生开汉方药，年销售额约15亿美元，每年从中国进口1.26亿美元。韩国有80家中药厂，生产10亿美元以上的中成药，每年从中国进口中药超5000万美元。实际上这些国家和地区从中国进口中药材，多数是作为原料加工成中成药后销售到世界各地（包括返销中国大陆）。

在欧洲，作为制药大国的德国，是使用植物药最多的欧共体国家，草药已纳入其医疗保险体系，仅2005年草药销售额达30.18亿美元。德国每年从中国进口中药为2600万美元。法国植物药也已纳入医疗保险体系，销售额每年约16亿美元，占欧共体总销售额的29%。在英国，仅伦敦市就有近1000家中药店和600家中医诊所，每年从中国进口中药约1050万美元。

5.5.2 药用植物的保健功能

（1）药用植物的应用

药用植物近年来在世界各国得到了应用，这主要是基于各国政府对药用植物研究的大力支持；同时也是科学界加大了对植物药物研究的力度，其发表的研究与临床试验报告大都肯定了植物药物的疗效，这给民众带来了巨大的信心；再有，世界人口的老龄化问题越来越突出，而中医药对养生保健、延年益寿有独特功效。

新的植物药开发将成为世界上最具有前途的行业之一。特别是由于化学药品的开发费用越来越高，而且毒副作用大，人们已把眼光转而投向传统医药和植物药等天然药物。据世界卫生组织（WHO）统计，当前全世界人口中，80%的人使用天然药物。这一切正是中华民族传统医药备受青睐的原因，也为中国传统中医药的全面复兴与发展提供了前所未有的机遇。

植物药曾经为中华民族的繁衍昌盛做出了卓越贡献。按人均美元数计算，目前中国人均医疗卫生费用为30美元左右，美国为4200美元以上。美国人均医疗卫生费用是中国的140倍左右。国际上常常把人口期望平均寿命视为一个国家医疗卫生效果的重要标准之一。据最近的调查，美国人口期望平均寿命为79岁，中国人口的期望平均寿命已达到71岁，接近发达国家水平。而最新调查表明，另一个发展大国印度，人口期望平均寿命仅58岁。如此低的人均医疗卫生费用却收到了如此好的医疗卫生效果，除了中国社会主义制度的优越性之外，植物药无疑起到了不可低估的作用。

(2) 常用的药用植物

在中国,自古以来就有"食用、食养(食补)、食疗(食治)、食忌(食禁)"之说,这种"药食同源"的思想在今天仍被广泛推崇。食药互补是通过饮食调节来达到抗衰老、防治疾病的目的。卫生部先后颁布了3批既是食品又是药品的物品,主要是中国传统上被广泛食用,但又在中医临床中使用的物品,共87个,主要有:丁香、八角茴香、刀豆、小茴香、小蓟、山药、山楂、马齿苋、乌梢蛇、乌梅、木瓜、火麻仁、代代花、玉竹、甘草、白芷、白果、白扁豆、白扁豆花、龙眼肉(桂圆)、决明子、百合、肉豆蔻、肉桂、余甘子、佛手、杏仁(甜、苦)、沙棘、牡蛎、芡实、花椒、赤小豆、阿胶、鸡内金、麦芽、昆布、枣(大枣、酸枣、黑枣)、罗汉果、郁李仁、金银花、青果、鱼腥草、姜(生姜、干姜)、枳椇子、枸杞子、栀子、砂仁、胖大海、茯苓、香橼、香薷、桃仁、桑叶、桑葚、橘红、桔梗、益智仁、荷叶、莱菔子、莲子、高良姜、淡竹叶、淡豆豉、菊花、菊苣、黄芥子、黄精、紫苏、紫苏籽、葛根、黑芝麻、黑胡椒、槐米、槐花、蒲公英、蜂蜜、榧子、酸枣仁、鲜白茅根、鲜芦根、蝮蛇、橘皮、薄荷、薏苡仁、薤白、覆盆子、藿香。

另外,可用于保健食品的品种经 SFDA 批准可以在保健食品中使用,但不能在普通食品中使用的植物,共114个,主要是:人参、人参叶、人参果、三七、土茯苓、大蓟、女贞子、山茱萸、川牛膝、川贝母、川芎、马鹿胎、马鹿茸、马鹿骨、丹参、五加皮、五味子、升麻、天门冬、天麻、太子参、巴戟天、木香、木贼、牛蒡子、牛蒡根、车前子、车前草、北沙参、平贝母、玄参、生地黄、生何首乌、白芨、白术、白芍、白豆蔻、石决明、石斛(需提供可使用证明)、地骨皮、当归、竹茹、红花、红景天、西洋参、吴茱萸、怀牛膝、杜仲、杜仲叶、沙苑子、牡丹皮、芦荟、苍术、补骨脂、诃子、赤芍、远志、麦门冬、龟甲、佩兰、侧柏、刺五加、刺玫果、泽兰、泽泻、玫瑰花、玫瑰茄、知母、罗布麻、苦丁茶、金荞麦、金樱子、青皮、厚朴、厚朴花、姜黄、枳壳、枳实、柏子仁、珍珠、绞股蓝、胡卢巴、茜草、荜茇、韭菜子、首乌藤、香附、骨碎补、党参、桑白皮、桑枝、浙贝母、益母草、积雪草、淫羊藿、菟丝子、野菊花、银杏叶、黄芪、湖北贝母、番泻叶、蛤蚧、越橘、槐实、蒲黄、蒺藜、蜂胶、酸角、墨旱莲、熟大黄、熟地黄。

不在上述范围内的品种也可作为保健食品的原料,但是须按照有关规定提供该原料相应的安全性毒理学评价试验报告及相关的食用安全资料。但在民间食用加入以上原料,或以上原料为主料制作食品的不在此范畴。如牛蒡根、车前草、苦丁茶、西洋参等。

5.6 茶树(叶)的保健功能

茶原产于中国,中华民族是最早发现、利用和饮用茶的民族。早在远古时期中国的先人们已开始利用茶,世界第一部茶叶"百科全书"——唐代陆羽的《茶经》有"茶之为饮,发乎神农氏,闻于周鲁公"的记载。"茶为万病之药",这是唐代医药学家陈藏器对茶的多功能保健作用的高度评价。茶的发现和利用是从药用到休闲饮用,再到现代保健饮用的演变过程。鉴于茶叶的多种保健作用，许多部门将其作为职业性保健饮品，如接触化学物品、辐射较多的工作人员的保健饮品，以及防暑降温的办公用茶（图5-10）。

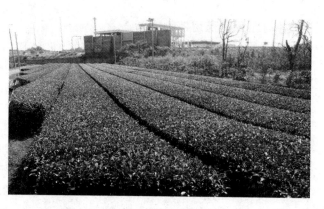

图 5-10　茶田景观

饮茶有提神静心、修身养性之功效，中国南方许多寺院古刹周边都种有茶树，供僧人饮用。饮茶对精神的作用，古人早已体会到。如唐代诗人"玉川子"卢仝在《走笔谢孟谏议寄新茶》一诗中，有脍炙人口的"七碗茶诗"一段："一碗喉吻润，两碗破孤闷。三碗搜枯肠，惟有文字五千卷。四碗发轻汗，平生不平事，尽向毛孔散。五碗肌骨清，六碗通仙灵。七碗吃不得也，惟觉两腋习习清风生。"

中医学认为茶味苦、甘、性凉，入心、肝、脾、肺、肾五经。苦能泻下、燥湿、降逆，甘能补益缓和，凉能清热、泻火、解毒。茶在中医传统方面有解渴、清热、解毒、兴奋、明目、利尿、消暑、益思、安神、醒酒、消食、去痰、治痢、疗疮、坚齿、除烦、去肥腻、令人少寐等20多种功效；近代研究证明茶还有降血脂、降血压、强心、提高白细胞、抗癌、抗衰老、抗肿瘤等功效。这些特性说明了茶具有特定功能外，又能入五脏发挥其较全面的能力。因此，饮茶对人类多种疾病都具有一定的防治作用。

5.6.1　茶的保健成分及功能

茶叶的干物质中包含有茶多酚、生物碱、氨基酸、蛋白质、维生素、碳水化合物、脂类、有机酸、矿物质、色素十大类，几百种物质。在日常饮茶中具有保健功能的物质主要有以下几类。

(1) 茶多酚

茶多酚（又称茶单宁）是茶叶中30多种酚类化合物的总称，主要成分为儿茶素、黄酮及黄酮醇、花色素、酚酸及缩酚酸4类化合物。以儿茶素为主的黄烷醇类化合物占茶多酚总量的60%～80%。茶叶中的儿茶素有表儿茶素（EC）、表儿茶素没食子酸酯（ECG）、表没食子儿茶素（EGC）、表没食子儿茶素没食子酸酯（EGCG）、表儿茶素双没食子酸酯、表没食子儿茶素双没食子酸酯等，其中主要组分为EGCG，占儿茶素总量的50%～60%，其次为ECG，EGC和EC，分别占15%～20%，10%～15%，5%～10%。

茶多酚具苦涩味和收敛性，是茶叶品质（滋味、色泽）的主要成分之一。茶叶加工中，所含的儿茶素发生氧化聚合，产生多种从黄色到褐色的茶多酚的氧化聚合物，如茶黄素、茶红素、茶褐素，这些是形成干茶和茶汤的色泽的主要成分，红茶、乌龙茶等含有较多的茶多酚氧化聚合物。此外，茶黄素和茶红素的含量及比例是红茶品质的重要指标。

茶多酚是茶叶饮用保健的主要物质，保健功能有抗氧化等多种作用。

抗氧化 在人体内茶多酚极易与自由基反应，使其失去反应活性。茶多酚消除自由基的活性是维生素 E 等的十几倍，各组分抗氧化能力为 EGCG > EGC > ECG > EC。

抗突变和癌变 国内外大量研究证实，茶多酚可抑制烟碱、亚硝基化合物、紫外线等多种物理和化学致癌物质诱导的癌变，同时还具有抑制癌细胞增殖和转移等功效。茶多酚中 EGCG 抗突变和癌变作用最强。

抗菌和病毒 茶多酚对金黄色葡萄球菌、变形链球菌、大肠弯曲杆菌等十几种食物中毒细菌，以及百日咳菌、霍乱菌、流感病毒等都有不同程度的抑制和杀伤作用；茶多酚还具有预防蛀牙和牙周炎等保健功效。但有研究表明，茶多酚对乳酸菌等有益微生物却无抗菌作用。

抑制动脉硬化 在动物试验中发现茶多酚可抑制低密度脂蛋白胆固醇的浓度升高；茶多酚在防止血栓形成的作用比阿司匹林强 4 倍，其中 ECG 作用最强。

降血压 茶多酚对引起血压上升的血管紧张素转化酶（ACE）有明显的抑制作用，通常多喝茶的人高血压发病率较低。

抗过敏 通常动物蛋白、细菌、动物毛皮、植物花粉、油漆、化学纤维等引起过敏，产生组胺，由组胺引起支气管平滑肌收缩和毛细血管充血等过敏症。茶多酚有明显抑制组胺释放的作用，其中 EGCG 作用最强。

其他 茶多酚还具有抗辐射、除臭，以及治疗体癣、足癣等功效。

(2) 生物碱

茶叶中的生物碱有咖啡因、茶碱、可可碱、黄嘌呤、腺嘌呤等，其中以咖啡因含量最高，约占 2.5%~5.5%，高于咖啡豆。在茶叶的泡饮时，有 80% 的咖啡因可溶于水，是茶苦味的主要成分之一，咖啡因的兴奋作用及其爽口的苦味满足了人们的生理和口味的需求。咖啡因有多种生理作用，在很多止痛药、感冒药、强心剂、抗过敏药中含有咖啡因。但摄入咖啡因不可过量，会有副作用。

咖啡因易被人体吸收，主要保健功能有兴奋、强心等作用。

兴奋作用 咖啡因是强有力的中枢神经兴奋剂，有使人益思、大脑思维清晰、感觉敏锐等功效。

强心作用 咖啡因能促进冠状动脉的扩张，增加心肌的收缩力，改善血液循环。

利尿作用 咖啡因具有舒张肾血管，增加肾脏血流量，促进尿的排泄。

减肥作用 咖啡因能促进体内脂肪燃烧，促进出汗。现在多种口服的减肥用品中都添加有咖啡因，有的还标注为茶叶中提出的。此外，咖啡因还有刺激胃液分泌助消化、抗过敏等功效。

(3) 茶氨酸

茶氨酸（谷氨酰乙胺）是茶叶特有的化学成分，占茶叶游离氨基酸的 50% 以上。茶氨酸主要保健功能有镇静和减肥等。

镇静作用 茶中的咖啡因有兴奋作用，但饮茶时反而感到放松、平静、心情顺畅，现已证明这主要是茶氨酸的作用。

保护神经细胞 动物试验发现茶氨酸能抑制短暂缺血引起的神经细胞死亡。对中风和老年痴呆等疾病有预防和治疗作用。

减肥作用 有研究表明儿茶素、咖啡因和茶氨酸有不同的降低体内脂肪和胆固醇的作用，茶氨酸能降低腹腔脂肪和血液中的胆固醇。此外，茶氨酸还有降低血压、提高记忆力、增强抗癌药物疗效等保健功能。

5.6.2 茶的种类及保健作用

根据茶叶的种类及加工方法，通常将茶叶分成绿茶、乌龙茶、白茶、黑茶、红茶、花茶六大类，不同种类茶叶的保健功能不尽相同。

(1) 绿茶

绿茶属不发酵茶，是将采下的茶鲜叶经摊放、杀青、做形、干燥等工序后加工而成的。杀青抑制了多酚氧化等各种酶促反应，使绿茶中茶鲜叶的成分保存得较好，茶多酚、氨基酸、咖啡因、维生素C等主要功效成分含量较高。许多研究证明，绿茶养心润肺，具有抗氧化、抗辐射、抗癌、降血糖、降血压、降血脂、抗菌、抗病毒、消臭等多种保健作用。由于绿茶的保健作用已日益为人所认识，绿茶已受到人们的青睐，世界上的绿茶消费量也逐年递增。同时绿茶抽提物、绿茶茶粉，以及绿茶保健食品和绿茶化妆品等也相继问世。

(2) 红茶

红茶为全发酵茶。红茶中的儿茶素在发酵过程中大多变成氧化聚合物，如茶黄素、茶红素以及分子量更大的聚合物。而这些氧化聚合物也有很强的抗氧化性，这使红茶也有抗癌、抗心血管病等作用。民间还将红茶作为暖胃、助消化的良药，陈年红茶用于治疗、缓解哮喘病。

(3) 乌龙茶

乌龙茶(也称青茶)为半发酵茶。乌龙茶的特殊加工工艺，使其品质特征介于红茶与绿茶之间。除了茶叶的基本保健功效外，传统经验为隔年的陈乌龙茶具有治感冒与消化不良的作用；其中的佛手还有治痢疾、预防高血压的作用。现代医学证明，乌龙茶有降血脂、减肥、抗炎症、抗过敏、防蛀牙、防癌、延缓衰老等作用。并且最近研究发现，除去儿茶素的乌龙茶依然有很强的抗炎症、抗过敏效果，这是乌龙茶中的前花色素(proanthocyanidin)的作用。现在日本已将乌龙茶抽提物开发成预防花粉过敏症的保健食品，花粉症是日本发病率很高的过敏症。

(4) 白茶

白茶是几乎未经发酵的一类茶，大多为自然萎凋及风干而成，认为其具有防暑、解毒、治牙痛等作用，尤其是陈年银针白毫可用作患麻疹的幼儿的退烧药，其退烧效果比抗生素更好。最近美国的研究发现，白茶有很强的防癌、抗癌作用，功效超过绿茶。

(5) 黑茶

黑茶是经过渥堆、陈化加工而成的后发酵茶。在渥堆中茶鲜叶中的许多成分被氧化、分解。因此，在康砖、金尖、青砖、茯砖等黑茶类中，茶多酚、茶氨酸以及维生素等已被认定的茶叶中的主要功效成分的含量很低，但这些茶是高原地带藏族人民的生活必需品。尤其是康砖、金尖中这些功效成分的含量更低，为绿茶的1/10以下。黑茶中只有普洱茶类的降血脂、降胆固醇、抑制动脉硬化、减肥健美的功效已得到试验证明。

(6) 花茶

花茶通常是在绿茶中加入芳香的花瓣，使绿茶在泡饮时添加了浓郁的花香。花茶中加入不同的芳香花瓣，其香味和保健功能也有所不同。如茉莉花茶可治疗偏头痛，减轻分娩时的阵痛。玫瑰花茶可治疗月经不调等。

5.6.3 茶叶的保健方法

(1) 茶疗的提出

"茶疗"一词，是在1983年全国"茶叶与健康、文化学术研讨会"上，林乾良先生首次提出的，是将茶作为单方或偏方而入药，用于很多疾病预防和临床治疗的疗法。茶疗方，又称茶方，狭义上仅指单用茶作为疾病预防和治疗的方剂；广义上指在茶以外再添加适量的中草药单方(有100多个)，如山楂、杜仲、金银花、罗汉果、菊花等。然而，在中国许多中草药单方或复方中，有许多茶，实际上其中并非含茶，但在中药方剂中仍然称为茶方，可称之为"茶的代用品"。经过长期的临床实践，中国民间已逐步积累了许多对人体健康有益的实用茶疗方。

(2) 茶疗的方法

茶叶除了食疗外，还可用于其他外用保健护理。可将茶叶用于化妆品中，通过与皮肤的接触，使茶叶中的美容成分直接被皮肤吸收。已上市的茶叶美容品有茶叶洗面奶、茶叶防晒露、茶叶化妆水、茶叶面膜、茶叶洗发护发素、茶叶沐浴露等，这些产品具有安全、刺激性小的优点。同时，茶叶也可用于治疗一些皮肤疾病。

茶水洗脸　晚上洗脸后，泡一杯茶，将茶水涂到脸上并用手轻轻拍打，或用茶水浸湿的棉布敷在面部3~4min，敷后用清水清洗。有时面部的茶水色泽不能立即洗去，但过1个晚上会自然消除。有除色斑、美白的效果。

茶水泡浴　泡浴时，将茶叶50g煮5min，连茶带水放在浴缸内，进行泡浴。能治疗多种皮肤病，还可以去除老化的角质皮肤并且清除油脂，使皮肤光滑细腻。此外还能驱除体臭，使肌肤带上清新的茶香。

茶水泡足　泡足时，将泡好的茶水倒入脚盆中泡脚10~15min即可。茶叶中的茶多酚对白癣菌有很强的杀灭作用。也可将饮茶后的茶渣晒干、收集，在冬季煮成浓茶汤，连茶带汤一起倒入脚盆中泡脚，每周1次，有活血、安神和保健皮肤的功效。

茶叶洗发、护发　中国民间自古就有用茶籽饼粕洗发的历史，现在一些偏远山区还沿用这一做法。茶籽饼中含有约10%的茶皂素，茶皂素是天然的表面活性剂，起泡性好，洗涤效果好，并且它还有很好的湿润性。现在已有茶皂素为原料的洗发香波，有去头屑、止痒的功能，并对皮肤无刺激性、无致敏性，洗后头发柔顺飘逸、清新亮丽。此外，将茶水涂到头上，按摩约1min后洗去。能防治脱发，去头屑。

茶叶面膜　做法为红茶与红糖泡浓茶，将糖茶水1匙与面粉1匙调匀，做面膜15~20min后洗去。也可用面粉1匙加蛋黄1个，拌匀后加绿茶粉1匙。洗净脸后，均匀地抹在脸上，20min后洗去。能消除粉刺，去除油脂，使皮肤变得光滑、白皙。

(3) 常见茶疗方

烫伤时的茶疗方　将茶渣烤至微焦，研制细末，与茶油混合调成糊状，涂于患处。

解毒消肿茶　将冲泡饮用过的茶叶积存于瓷罐内，不断添入残茶，存效越久越好。用时，将残茶敷于患处。治疗各种毒、烧伤、犬咬伤等。

蜂蛰虫咬时的茶疗方　将茶叶加适量水，湿后捣烂敷在蜂蛰虫咬处。

治心绞痛　龙井茶或紫笋茶6g，煎汤（不宜久煎，少沸即止为好），和醋分次服用。并可治下气去积，散淤止痛等。

粳米糖茶　茶叶10g用水煮成茶汁，加粳米50g，白糖适量，煮稀饭食用。治疗肺心病。

治痢疾　成人用50%以上的浓茶煎剂，每次口服10ml，每日4次。儿童可用10%~20%的茶叶煎剂，每次口服5~10ml，每日4次。服后1~3d，症状可消除。

治细菌性痢疾　茶叶研末，水和为丸。每次服6g，每日3次，连服7d为1个疗程。

月季茶疗方　红茶1~1.5g，月季花3~5g，红糖25g，水煎饮服，每日1剂。有活血化瘀、治疗痛经的作用。

止呕简易方　发病前，随意咀嚼干绿茶。可减轻孕妇恶心、呕吐等妊娠反应。

(4) 饮茶的注意事项

饮茶与服药

——一般不主张用茶水服药，尤其是中草药中的土茯苓、麻黄、黄连、人参等药物，及西药中含有铁、钙、铝等成分及蛋白类的酶制剂和微生物类的药品都不宜用茶水服用。这些药的成分可能会因茶叶中的多酚类等与之沉淀、结合而降低药效，甚至产生不良的副作用。

——同时因茶叶含有咖啡因等兴奋作用的生物碱也不宜与安神、止咳、止哮喘、助眠等类起镇静作用的药类同服，以免抵消或降低药效。上述的药类至少在服药后2h才可饮茶。其他如维生素类、兴奋剂及降血糖、降血脂、利尿药及提高白细胞等的药则可以用茶水服用。

不宜饮用浓茶的人群

——一般来说神经衰弱者不宜喝含咖啡因较多的茶，尤其是大叶种（如云南、海南、广东等产）的中高档茶的浓茶，因为这些茶含有咖啡因的量大，兴奋强度大、持久，会影响神经衰弱者的精神自我调控和睡眠时间及质量。一般有神经衰弱症的患者最好是喝中低档的茶和淡茶，而且是早晨喝茶，不要在下午或睡前喝茶，以免影响睡眠。

——心血管病及心脏、肾功能不全的患者，一般不宜喝大叶种等咖啡因及多酚类含量高的茶，也不宜喝浓茶及刚炒制不足1周的新茶，一次饮用量也不宜过多，以免增加心脏和肾脏的负担。一般以中、低档的茶为宜，而且要淡饮，每次适量地饮，但持久饮用，这样可利于心血管病的改善，降低血脂、胆固醇，增进血液抗凝固性，增加毛细血管的弹性，而且一般认为保管好、品质正常的隔年陈茶或中低档的绿茶、红茶及乌龙茶为好。

——一般缺铁性贫血患者及孕妇、经期妇女，不宜喝浓茶及多酚类、咖啡因含量高的名优茶及大叶种的高档茶，否则易引起缺铁性贫血症状的加剧和影响孕妇、经期妇女的正常体能。因此宜喝淡茶和适量饮茶，并尽可能喝大众茶及低档茶。

饮茶其他注意事项

——少儿、初饮茶者、胃病患者不宜空腹饮茶。因为茶叶中的多酚类等会与空腹状态下的胃酸及消化道的黏膜等发生作用，使胃受到损伤。尤其是不喝浓茶、绿茶和刚采制不足 1 周的新茶，这些茶特别的伤胃，而且不要喝含多酚类丰富的茶，宜饮用大众茶（即中、低档的茶），尤其是红茶、乌龙茶及砖茶等，且以热饮、温饮为妥。

——糖尿病患者饮茶可有效地降低患者的血糖，尤其是茶鲜叶采后经自然风干而不经任何加热等特殊加工的茶及白茶等。而且可适量增加饮茶量，并注意冲泡时要用沸后冷却低于 50℃的开水，充分浸泡后饮用，如能坚持 3 个月以上，一般会有降低血糖的作用。

5.7 绿地的保健功能

5.7.1 植物精气（挥发性物质）

5.7.1.1 植物精气的概念与研究应用发展史

植物精气，即植物挥发性物质，是指植物的器官和组织在自然状态下分泌释放出的具有芳香气味的有机挥发性物质。

人们对植物精气在医疗保健方面的认识已有数千年的历史，特别是对植物精气的利用更是源远流长。早在四五千年以前，埃及人就开始用香料消毒、防腐。

3000 多年前，中国人已经利用艾蒿沐浴焚薰，以洁身去秽。2000 多年前，中国人知道芳香气味有调节情绪、养生保健、防治疾病的作用，人们开始用植物气味治疗疾病。据《史记》记载，汉代妃子住的宫殿，就曾用川椒捣烂涂到墙壁上，以杀虫辟邪。名医华佗把丁香花做成香囊，悬挂室内，用来医治肺痨、呕吐、腹泻等疾病。1000 多年前《枸农本草经百种录》中就有："香者，气之正，正气盛则除邪辟秽也。"的记载。说明人们使用芳香药物能借其清气之正，鼓舞人体的正气，辟除秽浊邪气，从而达到保健防病的目的。

欧洲人很早以前就用薰衣草、桂皮油来治疗神经刺激症。1865 年，德国首创了一套"森林地形疗法"（森林+运动）。到 1880 年，进一步发展为"自然健康疗法"（森林+水雾+运动），也就是"植物精气+空气负离子+运动"。

1930 年，原苏联列宁格勒大学的杜金（B. P. Toknh）博士在研究植物的新陈代谢过程中发现，某些植物的花、叶、茎（木材）、根、芽等的油腺组织可分泌出的浓香的挥发性有机能杀死细菌和真菌，从而防止林木中的病虫危害和抑制杂草生长。他将这种挥发性有机物称之为植物的芬多精（phytoncidere），其含义为"植物杀菌素"。

1980 年日本共立女子大学的神山惠山教授对森林植物精气在不同气象、地理条件下的保健作用进行了系统研究，为植物精气的利用提供了科学依据。此后，日本的田山光亮、吉永撒夫也对植物精气相关方面进行了研究。

近年来，国内对植物精气的研究也日益增多。1997年，中南林学院吴楚材教授开始国家林业局重点课题"植物精气研究"，对159种植物叶片、103种木材、22种花卉、18个树种所释放出来的挥发性有机物进行了大量研究。发现植物挥发性有机物的化学成分多达440种，其作用有防病、治病、健身、强体等多种功效，远远超出了杀虫、杀菌功能，同时将这类物质定义为植物精气。他们的研究成果为森林植物的旅游保健功能利用，家具用材、室内装修用材、玩具用材、包装用材、橱具用材等的利用，以及植物保健产品开发提供了科学依据。

5.7.1.2 植物精气的主要成分与功效

植物精气的主要成分有萜烯类有机物，包括萜类、单萜烯、倍半萜烯、双萜烯、三萜烯等（占70%以上），以及酒精、有机酸、醚、酮等数十种挥发性化合物。萜烯类物质的碳架构成是由异戊二烯（isoprene）聚合而成，分子式符合$(C_5H_8)_n$，故又称异戊二烯类化合物，是一群不饱和的碳氢化合物。

现代医学实验证明，植物精气具有灭菌抗菌、杀虫、消炎防腐、祛风利尿、解热镇痛、平喘镇咳、美容护肤、刺激神经、增强体力、消除疲劳等多种药理功效。植物精气可杀灭周围的微生物，如所挥发出的苯甲醇、芳樟醇、香茅醇、牛儿醇等，能杀死许多有害微生物，具有强烈的杀灭细菌、消毒的作用，效果强于甲醛、紫外线，是绿色的、无污染的天然杀菌剂；紫茉莉分泌散发出的气体对白喉、结核菌、痢疾杆菌只需5s即可杀死。

植物精气扩散在空气中，可通过人的呼吸系统或皮肤毛孔进入体内，为人体所吸收。有研究表明，萜类化学成分透过皮肤的速率是水的100倍，是盐的1000倍。萜类化合物被人体吸收后，有适度的刺激作用，可促进免疫蛋白增加，有效调节自主神经平衡，从而增强人体的抵抗力，达到抗菌、抗炎，健身强体的生理功效。德国研究表明，树林中清新的空气以及散发自树叶、树干的天然烟雾，对于支气管哮喘、肺部吸尘所引起的炎症、肺结核等治疗效果优于使用化学合成的人工喷雾式药剂，可与现代医术并用不悖。

日本的神山惠山、田山光亮、吉永撤夫等人的研究证明，在萜类物质中，单萜类与倍半萜类化合物均具有很强的生理功效，并将单萜烯和倍半萜烯相对含量之和作为衡量植物保健作用的指标。

此外，植物精气还具有调节树木生长的能力，增加臭氧、净化空气、改善环境等功效。

5.7.1.3 不同植物的精气类型及保健功效

现已发现含有对人类保健功效精气的植物达300种以上，不同树木所分泌的杀菌物质和杀菌能力不同，保健功效也有差异。中国是世界上物种最丰富的国家之一，有高等植物32 000余种，但已分析精气成分及其含量的植物仅159种，还有大量的植物资源有待进一步研究和深层次开发利用。

就已知植物精气的保健功效而言，最有益和最有利用价值的是松科、杉科植物。马尾松、湿地松、火炬松、云南松、西伯利亚落叶松等松科植物所含的针叶精气中，单萜烯含量在90%以上，吸入后不仅感觉舒畅、血压降低、心跳减缓、消除紧张，而且能止咳，治哮喘等疾病。柳杉、杉木、水杉、池杉和落羽杉等杉科植物的叶片和木材释放的主要精气成分是单萜烯和倍半萜烯，含量均在94%以上，具有很强的生理功效，其挥发的精油对葡萄球菌、绿脓杆菌、变形杆菌等有很强的抑制效果。

扁柏和红桧的叶、花、干挥发的精油含有"洛定酸"，是一种抗生素，具有镇定自律神经、消炎、镇咳、治肺结核等特效。生长良好的马尾松、湿地松群落，其挥发的松节油可治筋骨疼痛、骨节间风寒湿痹、脚气等症。选择松、杉类木料家庭装饰材料，不仅不会污染居室，而且木材散发的精气对人体有益。在杉科植物的纯林中建立森林浴场、森林保健中心、森林医院，广泛地开展森林游憩活动，有利于旅游者身心健康。

樟科和桃金娘科等科的树木种类具有较为丰富的芬多精含量，少数种类甚至可达20%左右。如丁香中精油含量可以达到14%～20%，含有丁香油酚、齐墩果酸等，可使牙痛病人止痛安静。

龙柏、香樟对金黄色葡萄球菌和大肠杆菌都具有较强抑菌活性，可改善空气质量，保障人体健康。

榭树木材精气、叶精气中含有较多的萜烯类物质及其含氧衍生物，其中尤以α-蒎烯含量最多，在已知的成分中，α-蒎烯、柠檬烯、β-蒎烯、β-月桂烯、1,8-桉叶油素、莰烯、肉桂烯、龙脑、樟脑等具有杀虫、灭菌、镇咳、解毒、消炎、抗菌、平喘、镇痛、镇静、降血压等保健功效。

梅花精气的主要成分是芳香性碳水化合物，含有单萜烯、倍半萜烯、月桂烯和桉叶油等不饱和碳氢化合物，对人体健康十分有益，有抗菌、抗炎、镇静、降血压、抗肿瘤、利尿、解毒、祛痰、促进胆汁分泌等作用。

植物挥发性物质中最有生理功效价值的单萜烯含量裸子植物比被子植物高，非萜烯类比被子植物低。在住宅的植物选择中，提高裸子植物的比例，有利于居民的健康。

中国林业科学研究院环保研究室花晓梅研究员，曾对树木的挥发性物质对结核菌抑制作用进行研究。结果表明，木槿、珍珠梅、黄连木、悬铃木、泡桐等树种具有强效杀菌作用。

5.7.1.4 植物精气的保健功能开发应用

植物精气也是森林旅游的重要资源，不同植物的精气可杀死不同的细菌，对人类具有不同的疗效。可根据精气种类的不同配置不同的树种群，针对游客群不同的需要形成不同类型的保健静养区。

前苏联在巴库建立了一所别具一格的"巴库健康区"，内设一座植物馆，馆内培养了各种植物，利用这些植物挥发出来的各种芳香物质，给病人治疗各种疾病。利用植物疗法已经有效地控制了血循环障碍、呼吸中枢失调、动脉硬化、痉挛性结肠炎、神经官能症等多种慢性顽固性疾病。

在前苏联的塔吉克共和国，有一座利用种植天竺葵等具香味的植物来治病，不打针、不吃药的森林医院，病人只要在医院听听音乐、闻闻天竺葵的香味，就能镇静神经，消除疲劳，促进睡眠。

近代日本的"森林浴"、"森林健康医院",德国的"森林地形疗法"等都是利用森林环境和植物精气进行保健。

为了做好植物精气的开放利用,研究人员对松、杉植物精气进行了提炼、分离、合成,目前已经开发出"松林香"、"杉木香"等产品。将这些产品置于室内,就可以闻到松木、杉木精气的香味,享受到如在松、杉林中的"森林浴"。若把"松林香"或"杉木香"配在加湿机、除湿机、负离子发生器、空气清洁机等设备上,在室内就可以模拟森林的小气候,实现人们"把森林搬进家"的愿望。

当今市场上的药枕如505神功元气带以及香薰疗法等,也都是对植物精气的利用。

5.7.1.5 植物精气研究与开发应用中存在的问题

植物精气的分泌受诸多环境因子的影响。这些环境因子包括非生物因子(如温度、光强、水分胁迫、空气相对湿度、土壤营养、大气 CO_2 浓度等)和生物因子(如树龄、叶龄、发育部位、树种差异、人为干扰等)。这些因素也影响了植物挥发性物质的含量及保健功效的稳定性。

同时,并非所有植物的挥发性物质都对人体健康有益。夜来香花的香味浓烈,含烷类有毒物质较多,所以有些人久闻会感到头晕;珍珠梅的挥发物不利于人体产生安定、松弛、愉快、舒畅的情绪;报春花在中国的野生种不危害人体健康,但是移植欧洲后栽培环境发生改变,产生了引起人体过敏的物质;夹竹桃的汁液有毒,但其挥发性物质中丙烯醛的释放量极小,远远低于危害环境和人体健康的浓度。

植物精气在医疗保健方面的运用已有数千年的历史,但对其机理的研究近年来才逐渐兴起。研究手段的进步,使得各国学者对植物精气的形成、组成成分及其含量、影响因素、药用机理等方面进行了广泛的研究,并取得了一定的成果。但是,植物精气是否对人体产生有害的影响、植物精气对人体有益的最佳含量和最佳时间、树种配置的最佳效果以及如何充分利用植物精气等问题仍有待深入研究。

5.7.2 空气负离子

5.7.2.1 空气负离子的概念与产生机理

空气在正常情况下气体分子不带电呈中性,在外界条件的作用下,气体分子发生电离,空气中的一些气体分子会失去一些电子,这些失去的电子称为自由电子,它又会与其他中性分子相结合,而得到电子的气体分子带负电,称为空气负离子。

由于氧分子较 CO_2 分子等更具亲电性,因此,氧分子优先获得电子而形成负离子,故空气负离子主要由负氧离子组成,又被称为负氧离子。空气负离子就是带负电荷的单个气体分子和轻离子团的总称。

根据大地测量学和地理物理学国际联盟大气联合委员会采用的理论,空气负离子的分子式为 $O_2^-(H_2O)_n$,或 $OH^-(H_2O)_n$,或 $CO_4^-(H_2O)_2$。

自然界中空气负离子的产生有三大机理。一是大气分子受紫外线、宇宙射线、放射性物质、雷电、风暴等因素的影响发生电离,产生空气负离子;二是水冲击的喷筒电效应(又称 Lenard 效应)使水分子裂解,瀑布的冲击、海浪的推卷及暴雨的跌失等自然过程,自上而下,在重力的作用下高速运动,使水分子裂解,产生大量的负离子;三是植物的树冠、枝叶的尖端放电会促使空气电解,产生空气负离子。植物叶片在短波紫外线的作用下,发生光电效应,也可使空气负离子浓度增加。

空气负离子的寿命一般很短,这是由于一部分正、负离子互相碰撞,或与地面碰撞发生中和反应而失去电性,还有一部分离子与大气中的气溶胶碰撞后降至地面而消失。在人口密集的城市、工矿区,空气负离子的寿命仅有几秒钟,而在林区、海滨或瀑布周围,空气负离子的寿命就稍长,但也不过 20min 左右。城市中心由于人口密集,废气、尘埃、烃类、各种微粒组成的气溶胶等污染物质含量较高;空气中的负离子附加到污染物上,则负离子浓度迅速降低。

5.7.2.2 空气负离子的医疗保健功效与作用机理

空气负离子具有杀菌、降尘、提高免疫力、调节机能平衡的功效,空气负离子浓度与空气环境质量密切相关,被誉为"空气维生素和生长素"。研究表明,空气负离子能促进人体生长发育和防治多种疾病,是人类健康、长寿的必要因素。

(1) 抑制空气中细菌、病毒生长的作用

空气负离子可抑制细菌、病毒生长。空气负离子对微生物直接作用的研究表明,用微化学法测定微量葡萄球菌的生存曲线,结果葡萄球菌存活率下降、死亡率上升;将链孢霉菌暴露于空气负离子浓度 105 个/cm^3 中,死亡率也明显增加。在含有 $5\times10^5 \sim 5\times10^7$ 个/cm^3 小离子的空气中培养的葡萄球菌、霍乱弧菌、沙门氏菌等生长缓慢;负离子能降低感染流感病毒的小鼠死亡率。这些生物作用是由于带负电荷的空气负离子结构上与超氧化物自由基(O_2^-)相似,因此具有相似的生物活性,使活的生物细胞带负电荷,从而使病毒失去对细胞的攻击能力。高浓度的空气负离子环境能降低病毒性疾病患者的死亡率。

在人造空气负离子环境中,经测定空气中霉菌、细菌数可降低 90% 以上。据国外报道,空气负离子能预防"新城疫"(鸡瘟病毒)的传播;对牛、猪疾病预防、生长、发育亦有促进作用。

(2) 去除空气中尘埃,净化空气的作用

空气负离子易于吸附到烟雾、尘埃等悬浮粒子上,与带正电的粒子产生中和作用,使之沉淀降落,从而净化空气。

(3) 对人类的医疗保健功效

空气负离子的保健作用和防治疾病功能为世界所公认。负氧离子的存在会帮助人体恢复其正常的平衡,即负离子对于人体的生长发育和防治疾病方面具有许多积极作用。

① 医疗功效　空气负离子可以加速呼吸道黏膜上纤毛运动,增加腺体分泌,提高平滑肌兴奋性,增强肺换气功能,提高呼吸系统绒毛的清洁工作效率,对呼吸道、支气管疾病、慢性鼻炎和鼻窦炎等呼吸系统的疾病具有辅助治疗作用,且无任何副作用。被测试人群吸入负离子 30min 后,肺能增加吸收氧气 20%,多排出二氧化碳 14.5%。可减轻气喘病的痛苦。

空气负离子可增加血液中的氧含量，降低球蛋白，增加血红细胞和红细胞数，抑制血液中 5-羟色胺，促进血液形态成分与物理特性恢复正常的作用。可促进血液循环，改善冠状动脉血流，有明显的降压作用，增加心肌营养，增强心肌功能，使呼吸次数减少，脉搏均匀。可促进高血压、冠心病和高脂血症等疾病的康复。

空气负离子能增强机体的细胞免疫力和体液免疫力，增加血中抗体和补体（补体是一组经活化后具有酶活性，且具辅助和补充特异性抗体，介导免疫溶菌、溶血作用的蛋白质。）γ_2球蛋白，提高淋巴细胞增殖能力，对淋巴细胞的存活有益。减少人体对寒冷和流感的过敏，提高身体的天然解毒能力，使激素的不平衡正常化，消除身体上血清基和组胺过多引起的不良反应，避免过敏性反应及"花粉症"的产生。

负离子能激活细胞生命力、最大限度发挥各器官生理机能，修复受损机体。人体内强氧化功能的自由基破坏人体细胞及 DNA，导致人体衰老，在空气或人体内增加负离子时，相应地减少自由基，可延缓衰老。

空气负离子能刺激骨髓的造血功能，对贫血有一定的疗效。

在上海、北京、西安、南京、青岛、庐山、哈尔滨等医院或疗养院广泛使用空气负离子疗法（NAIT），大量临床试验证实空气离子疗法可作为多种疾病的辅助治疗，使病情好转或症状减轻。例如：呼吸系统疾病（哮喘、慢性支气管炎），血液系统疾病（白细胞减少症），神经系统疾病（神经官能症），消化系统疾病（萎缩性胃炎、十二指肠溃疡等），内分泌疾病（更年期综合征等），结缔组织疾病（类风湿关节炎），皮肤疾病（神经性皮炎），循环系统疾病（冠心病、高血压）。

②卫生保健功效　空气负离子通过肺泡上皮层进入血液后，放出电荷，作用于血和胶体蛋白质，通过血脑屏障，进入脑脊液，直接影响中枢神经系统功能，使神经系统的兴奋和抑制过程正常化，可提高人的睡眠效果，也可改善痴呆症状。

负离子能消除紧张情绪，使人精神振奋，想象力增强，并增强警觉性，提高工作效率。空气负离子还具有消除疲劳和恢复体力的作用。

5.7.2.3　城市绿化环境中空气负离子浓度状况及其影响因素

空气负离子对人体的保健作用和辅助疗效的大小与空气负离子浓度和正负离子比例有关。医学家研究表明：当空气负离子浓度达到 700 个/cm^3 以上时才有益于人体健康；当浓度达到 10 000 个/cm^3 以上时才能治病；当负离子浓度大于或等于正离子浓度时，才能使人感到舒适，并对多种疾病有辅助治疗作用。在日常生活中，城市室内外环境中的空气负离子浓度远远不能满足人类健康对清洁空气的需求。

我们日常生活环境中空气负离子的分布状况大致为：城市中心＜近郊＜远郊＜乡村，室内＜室外。北京地区空气负离子平均浓度由市中心向郊区逐渐增大的趋势，且空气负离子浓度增大的速度大于空气正离子浓度。北京地区空气负离子平均浓度以市中心最低，为 100~200 个/cm^3；四环路以内的市区，空气负离子浓度为 300~400 个/cm^3；近郊区县空气负离子浓度为 600~1000 个/cm^3；远郊区县空气负离子浓度为 1200~1500 个/cm^3。这种趋势的形成主要一是因为四环以内市区人流、车流明显高于郊区，使得大气气溶胶粒子的密度增大，使空气负离子损失消耗增多；二是由于市区路面以水泥、沥青路面为主，阻隔了来自土壤的电离源；三是市区树木、绿地和绿量明显少于郊区，且离市区越远树木和绿地越多之故。

在北京市内，一般门窗关闭的室内空气负离子浓度平均小于100个/cm^3，在打开门窗的室内空气负离子浓度也只能平均增加到200~300个/cm^3；在郊区门窗关闭的室内空气负离子浓度平均也只有200个/cm^3左右。这是因为建筑物的墙壁和地面使室内空气与自然离子产生过程隔绝的缘故。因此，在室内和在空气被污染的城市中工作的人们所呼吸的空气中的离子数远比自然环境中的离子数要少得多。

(1) 城市绿地可有效地增加空气负离子浓度，改善空气质量

在北京、扬州和南昌等地的研究结果表明，有林地区空气负离子浓度均比无林空旷地区高。在市内不同地段，绿地中空气负离子浓度和空气清洁度值大部分为对照空旷地的1~3倍，广场绿地和城郊雪松林中空气清洁度达到对照空旷地的3~4倍。且空旷地空气负离子浓度波动较大，而乔木片林空气负离子浓度波动较小。

城市绿地可以增加空气负离子浓度，一是因为绿地植物进行光合作用会释放大量氧气，进行蒸腾作用产生大量水汽，氧气和水汽容易离化产生自由电子，同时氧气和水汽分子也最易捕获自由电子而形成负离子；二是因为植物具有滞尘作用，森林的滞尘能力比裸露地面高75倍，因而绿地中浮尘减少，负离子损耗即少；三是绿地植物叶面常分泌各种植物精油，这些精油能促进空气离子化；四是树叶的尖端效应和树木产生的萜烯类物质具有增加空气中负离子的功能。

(2) 绿化植物能有效增加室内空气负离子浓度

在摆放绿色植物的室内，空气负离子浓度明显提高。2002年12月23日11：00在北京西山林场无绿色植物的办公室内测得空气负离子浓度为229个/cm^3，而同时在摆放了两盆绿萝的小会议室内测得空气负离子浓度为443个/cm^3，比前者多了214个/cm^3。并发现室内绿色植物越多，空气负离子浓度有提高的趋势，如在植物温室中空气负离子浓度则更大，2000年11月21日在北京林业大学苗圃大温室内测得空气负离子浓度为1538个/cm^3，而在北京植物园大温室的热带雨林区测得空气负离子浓度达到2312个/cm^3，足以说明室内面积越大，绿色植物越多，空气负离子浓度就越高。

(3) 不同植物群落结构增加空气负离子浓度的效果不同

城市森林的林分结构对空气负离子浓度也有一定的影响，同一树种的单纯乔木结构的林分要比有下木和地被物的林分空气负离子浓度低；多层林比单层林空气负离子浓度大。

复层结构植物配置群落产生的空气负离子多于单层结构植物群落，即植被配置的复层结构(乔灌草) > 简单植被配置结构(乔灌、乔草、灌草) > 单一配置结构(草坪、稀乔、稀灌草)。乔灌草复层结构与其他结构类型的差异极显著；乔灌结构与灌草结构无显著差异，与草坪存在极显著差异；除草坪外，各类型均与对照存在极显著差异。

不同结构城市森林内空气质量优劣顺序为：针阔混交林、人工阔叶林(仅有乔木层和灌木层)、灌草结合型、草坪。草坪对于增加空气负离子水平，改善空气质量效果不明显，乔灌草复层结构是产生较多空气负离子的最佳城市森林类型，也是人们休息和健身的理想场所。

复层结构植物群落的生态位分布较为合理，对光照、温度、及营养元素的利用较充分，故能最大限度地发挥生态效益。配置群落结构复杂的绿地类型有利于城市空气负离子状况的改善，可提高城市的空气质量。

（4）植物群落类型对其增加空气负离子浓度的效果也有影响

乔、灌、草3种不同类型的绿地中，以乔木林对提高空气负离子浓度和改善空气质量的作用最为显著。树木在增加空气中负离子数量上比草坪约多1倍。灌木林虽能提高空气负离子数量，但对空气负离子浓度的影响与草地无显著差异。在城市绿地规划建设中，若从提高空气负离子数量、改善空气质量的角度考虑，应尽量多种植乔木类树种。

研究还表明，以高大乔木为主形成的高郁闭度（绿量大）的近自然生长林，其空气负离子浓度高，改善小环境效果明显；而以草地和大树移植及新栽树木组成的人为短期内组合成的城市绿地，即使表观上绿化覆盖度较高，但从负离子水平及其他生态功能发挥上，远不及近自然林。

就年平均情况而言，北方针叶林中的空气负离子平均浓度要高于阔叶林。不同季节针、阔叶林对空气负离子浓度的影响是不同的，春、夏季节阔叶林的空气负离子浓度高于针叶林；秋冬季节则针叶林的空气负离子浓度高于阔叶林。针叶林中的空气负离子浓度比阔叶林高，主要是因为在北方针叶树是常绿树种，秋、冬季节的空气负离子浓度要明显高于落叶的阔叶林。

而在南方，情况与北方的春、夏季的相近。不同林分类型空气中的负离子浓度中，阔叶树＞杉木＞相思＞桉树＞松树，阔叶林＞针叶林＞经济林＞草地＞居民区，阔叶林＞针阔混交叶林＞灌丛＞草地，阔叶林＞针阔混交林＞针叶林，以阔叶树组成的林分空气质量最好。一年中不同植物群落空气负离子浓度均为夏、秋季高于冬、春季，且夏季最高，而冬季最低。这与南方有常绿阔叶林存在和落叶阔叶林的生长期比北方长有关，南方的秋季也比春季长。

（5）植物种类和数量对空气负离子浓度的影响

地面上空气负离子的浓度主要取决于该地区的植物数量，尤其是树木的数量，因为树木比大田农作物高得多，更容易放电。

吴际友等的研究结果表明，8个优良园林阔叶树种与街道道路绿化带或公园绿化区相比，其负离子水平均较高。其从大到小的排序为：沉水樟＞罗汉松＞乐东拟单性木兰＞木莲、南方木莲＞金叶含笑＞乐昌含笑＞中国鹅掌楸。

在广州市的研究中，几种绿地类型空气负离子浓度大小顺序为：竹林＞小叶竹柏林＞花卉区＞隆缘桉林＞苗圃和草坪＞住宅区。

冬季油菜和小麦能增加周边环境中空气负离子浓度，且在幼苗期表现明显。油菜和小麦虽属不同的科，但对环境中空气负离子产生的贡献无明显差异。

（6）动态水体对空气负离子浓度的提升作用显著

溪流、喷泉、瀑布等动态水体能增加周边地区的空气负离子水平，这已被许多研究所证实。动态水的空气负离子含量大于静态水；动态水中瀑布的负离子大于跌水，跌水大于溪流。

动态水能增加空气负离子水平的原因是水在高速运动时水滴会破碎，水滴破碎后会失去电子而成为正离子，而周围空气捕获电子而成为负离子。这种效应就是所谓的喷筒电效应或瀑布效应。在大型喷泉附近喷筒电效应尤为明显。另外，动态水在喷溅时对空气中的气溶胶粒子也起到淋洗作用，使空气清洁度增大，再加上增加空气湿度等，这些原因共同造成了动态水能增加空气负离子的效应。水的流速越大，其喷筒电效应越强。

喷泉对空气负离子浓度存在极显著的影响，能极有效地提高空气负离子浓度。但喷泉在一年内产生的负离子在季节上有所不同，炎热炙人的 7 月产生的空气负离子最多，而春寒料峭的 3 月则最少。喷泉开启后，周围空气负离子浓度存在明显的节律性变化，其振荡周期与喷泉的喷水变化周期相吻合。以喷泉为中心，随着距离的增大，降幅快速减小，即喷泉对空气负离子浓度以及 CI（以负离子浓度为参数的空气质量评价指数）的影响随着距离的增加迅速减小。

在大型人造园林——昆明世博园中的研究结果也表明，园中瀑布和水域对空气质量的贡献值最大，园中空气质量水平依次为瀑布＞水域＞草地＞其他景观。

(7) 其他因素影响

空气负离子浓度与海拔高度、人类活动、天气状况等关系密切。随着海拔升高，空气负离子浓度呈下降趋势；烟雾显著降低室外空气负离子浓度；人流量和车流量与空气负离子浓度均呈显著负相关关系。

天气条件对绿地的空气负离子水平有着显著的影响。阴、晴、雨、雪 4 种不同的天气条件下乔木片林空气负离子浓度和 CI 差异较大。总体上，其大小关系依次为雪＞雨＞阴＞晴。其影响大小的关系依次为雪＞雨＞阴＞晴。

负离子浓度与环境温湿度呈极显著的相关。负离子浓度随温度的升高而降低，随着湿度的升高而增加，随风速增加也相应增大。

在大气稳定的状态下，在森林环境中，一天中有 2 个波峰值，一个是 8：00，一个是 18：00，而 14：00 出现最低值。

在室内吸烟，室内空气负离子浓度呈直线下降，空气质量变差。在天津的调查表明，住房空气负离子浓度为 200～290 个/cm^3，进入 5 人吸烟后，负离子浓度降至 50 个/cm^3。

5.7.3 森林浴

5.7.3.1 森林浴的概念与功能

所谓"森林浴"（Green Shower），也叫"森林摄氧运动"、"林内步行运动"等，是自然疗法的一种形式，是近年来国内外许多国家和地区新兴的一种健身疗法，是浸浴在森林内的空气中进行养生的一种活动。其基本方法主要是在森林里、林荫下进行娱乐、漫步、小憩、登山观景和郊游野餐等一些广泛接触森林环境的活动，通过到树林中去沐浴森林特有的气息。绿色优美的风景给人以安谧舒适的感觉，以调节精神、解除疲劳、抗病强身，使身心得到良好的改善（图 5-11）。

理论和实践都证明，森林浴是治病、健身、休闲的好方法。大自然的绿色植物，不仅可提供氧气，还可陶冶人的情操、改善人的情绪，使人心旷神怡、胸襟开阔。绿色森

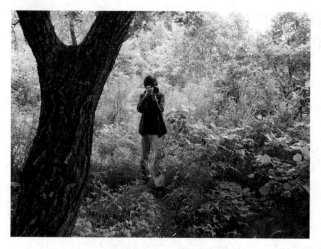

图 5-11　郊野森林浴

林能调节气温、湿度，能通过各种感觉器官作用于中枢神经系统，调整和改善机体各种功能。

在森林中散步，能使尘肺患者肺部充分地摄入树木中放出的氧气，提高患者体内氧的饱和度，促进血液循环，改善肺部通气功能，头痛、头晕、胸闷、气促、咳喘等自觉症状明显减轻与好转。

研究结果指出，森林浴能向儿童提供自然的新鲜空气，有利于改善性格。在林中度过 1 周，明显有助于提高一些寡言、胆小的儿童的活动积极性和自信心。总之，通过森林浴，可以起到活动身体、增加呼吸量、吸进大量芳香性物质、排出肺内废气、精神愉快、身心轻松、增强体质、除病祛邪的作用。

从 20 世纪 80 年代开始，"森林浴"在欧洲和日本、韩国等国家和地区颇受欢迎。1985 年浙江省天目山林区与上海新华医院合办了一所"天目山森林康复医院"，是中国最早利用森林浴独特保健康复功能，开展森林浴活动的先驱。目前，在中国 1200 多处森林公园中，大部分都具有开展森林浴的条件，但在森林公园中真正单独开辟一块森林浴场进行森林浴活动的却较少。

5.7.3.2　森林浴的保健机理

森林浴包含了各种保健的原理，是健康充电最好的方法。森林浴有益身心健康的机理有以下五点。

(1) 绿色效应

森林的基调是绿色，而绿色是健康之色，是生命的象征。森林中，到处是安静、芬芳、优美、幽深的绿色环境。森林的绿色视觉环境，会给人的心理带来许多积极的影响，使人在绿色的视觉环境中会产生满足感、安逸感、活力感和适应感。

长期的绿色环境可安抚紧张的神经，对于长期生活在紧张生活中的人，可通过森林疗养在身体和心理上得到调整和恢复。据调查，人在绿色的环境中，绿色能在一定程度上减少人体肾上腺素的分泌，降低人体交感神经的兴奋性。

它不仅能使人平静、舒服，而且还使人体的皮肤温度降低 $1℃ \sim 2℃$，脉搏恢复率可提高 $2 \sim 7$ 倍，脉搏次数每分钟要明显减少 $4 \sim 8$ 次，呼吸慢而均匀，血流减慢，心脏负担减轻，久而久之可有效地预防心脑血管病。

试验证明，绿色对光反射率达 $30\% \sim 40\%$ 时，对人的视网膜组织的刺激恰到好处，它可以吸收阳光中对人体有害的紫外线，可提高视力，消除疲劳，有效地预防近视。

绿色安详柔和，能吸收对眼睛有害的紫外线，消除杂乱缤纷色彩的影响，平静情绪，增强思维敏感性，使人生气勃勃，心情爽快。适合焦虑症、神经衰弱、办公室综合征等神经系统疾病的治疗,那些因工作压力太大而身心发育有障碍的人经过3~4周的林中疗养(森林浴),身心疲劳可以明显消除。

(2)负离子效应

森林中的空气负氧离子含量要比室内高20倍,对人体呼吸系统、神经系统和提高免疫力大有好处。

瀑布、溪水的四溅水花或植物光合作用可产生和释放大量"空气维生素"——负离子,氧气浓度也极高,人通过呼吸和肺功能活动,明显增强人体内新陈代谢,提高机体免疫力和抗病力(图5-12)。且能充分改善和调整都市人普遍存在的神经系统失调的功能,并对高血压、神经衰弱、失眠、心脏病和呼吸道疾病等,有确切的辅助治疗作用。它能促进人体生长发育,预防多种疾病,尤其对呼吸系统、心血管系统、神经系统、免疫力、内分泌腺防治呼吸道疾病及呼吸道传染病等有一定效果。森林环境含有丰富的空气负离子资源,是保护人类健康取之不尽,用之不竭的宝贵财富。

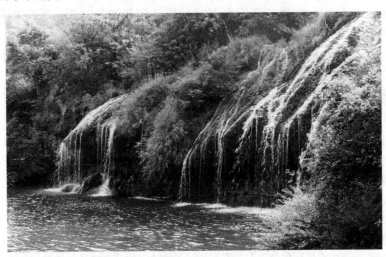

图5-12 瀑布周围的负离子浓度大

(3)植物精气效应

从本质上讲,森林浴就是通过人的肺部吸收森林中散发的具有药理效果的植物精气,刺激植物性神经,稳定精神,使内分泌增强,改善身体状态,清醒大脑,增强运动能力,促进身心健康。

森林会散发出大量的植物精气(特别是在春天长新叶之时)。森林散发的以萜烯类中的单萜烯、倍半萜烯和双萜烯为主的植物精气,具有杀菌、抗炎、抗癌和促进生长激素分泌的性能,使森林对促进支气管和肾脏系统活动、抑制精神焦躁、促进人体新陈代谢、调节精神、消除疲劳、抗病强身,均有一定的作用。故许多人在大森林中备感舒适、浑身充满活力,生命力处于最佳状态。

(4)声景观效应

$1km^2$树木绿地可减少噪声16~20 dB,造就和谐安静的森林环境。林中的沉静和低分贝的飒飒风声,蛙鸣鸟叫蝉虫声,以及涓涓流水声,使人产生超凡脱俗之感,思古怀幽之情。这不仅能驱除噪声带来的烦恼，使身心放松，还会养成静心思考的好习惯。

森林中小溪的流水声、触摸树皮产生的感觉也会让人心旷神怡。因此，"森林浴"受到众多旅游者的欢迎，而"森林浴疗养池"、"森林医院"也有助疾病患者恢复健康。

(5) 有氧运动效应

在森林中活动或漫步，能恢复身体韵律，锻炼运动神经和反射神经，是一种有氧运动。会使人呼吸均匀、血流减慢、情绪放松、心态平和，这有助于消除紧张和疲劳，尤其对一些慢性疾病的康复非常有好处。

5.7.3.3 开展森林浴的基本条件

①要有大片的森林，因为森林越开阔，空气的质量就越高，林中无致敏植物或花粉致敏植物。②空气清新，空气负离子含量高，不含有毒物质，无菌、无尘。③林地小道有落叶层覆盖，在林内行走，如走在地毯或松软的垫子上。④树叶树干能挥发出各种杀菌物质。⑤有小鸟鸣叫，并伴有溪流水声，形成自然和谐的气氛；⑥树叶和树形美观，景色秀美，林间空地绿茵似毯，风和日丽。

城市里的公园、花房、林荫道都可以达到相同的效果，运动时最好早晚1次，每次20min左右。

需要注意的是，"森林浴"通常只应用于预防疾病或者在康复阶段进行的活动，如果患病，还是要去医院治疗。

小　结

本章首先以果树、蔬菜、花卉、芳香植物、药用植物、茶树6类园艺植物为重点，介绍了各类园艺植物的保健功效和药理作用，阐述了几类园艺植物在园艺疗法中的治疗作用和功效，为园艺植物在园艺疗法中的利用提供了理论依据。其次，从基本概念入手，简单阐述了植物精气（挥发性物质）、空气负离子的概念，产生机理和保健功效，重点阐述了城市绿地及绿地植物增加空气负离子效应，植物及其群落对环境的改善作用，以及卫生保健功效。对植物的五感的概念，内涵和基本生理效应，做了简要的阐述。结合这些内容，阐述了森林浴的概念，保健机理和开发应用概况，并列举了森林浴应该具备的几个条件。

思考题

1. 简述果树（果品）的保健功效和药用机理。
2. 简述蔬菜的保健功效和药用机理。
3. 简述花卉的保健功效和药用机理。
4. 简述芳香植物的保健功效和药用机理。
5. 简述药用植物的保健功效和药用机理。
6. 简述茶树（叶）的保健功效和药用机理。
7. 绿地的保健功能体现在哪些方面？
8. 试述森林浴的概念、功能与保健机理。

6 园艺疗法的适用对象

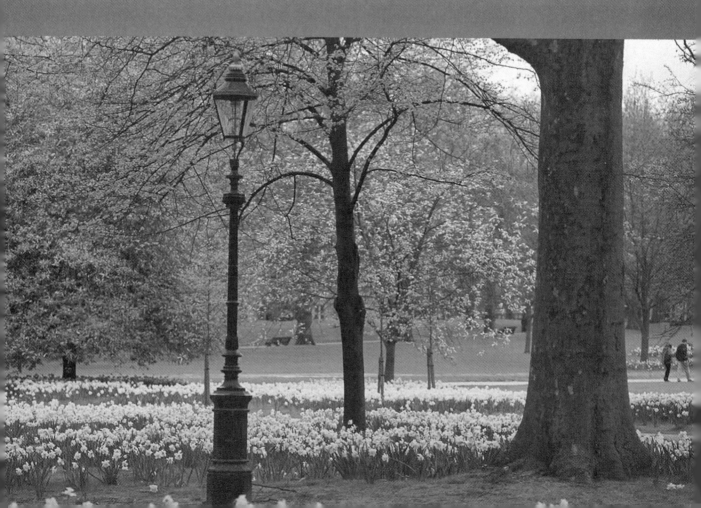

国家统计局测算数字表明，截至2005年1月6日，中国人口总数达到13亿人（不包括香港、澳门特别行政区和台湾省），约占世界总人口的21%，到2010年中国人口总量预计达到13.7亿人，到2020年预计达到14.6亿人。人口总量高峰将出现在2033年前后，预计达15亿人左右。因而，人口问题仍然是关系到中国经济社会发展、社会进步和可持续发展所面临的重大而紧迫的战略任务。

从人口数量上讲，人口众多一直是中国最显著的特点之一。虽然中国已经进入了低生育率国家行列，但由于人口基数大，再加上人口增长的惯性作用，在未来的十几年内，仍以800万~1000万人/年的速率增长。庞大的人口数量给经济发展、社会进步、资源利用、环境保持医疗卫生等诸多方面带来了沉重的压力。

从人口素质上讲，虽然中国政府一直致力于发展公共卫生事业，不断提高人口素质，平均预期寿命有了大幅度的提高，孕产妇死亡率大幅度下降，婴儿出生死亡率大幅度降低，但中国人口健康素质仍然不高。据报道，中国婴儿出生缺陷发生率为4%~6%，约为100万例。而且，各类传染病仍处于全国低流行和局部地区及特定人群高流行并存的态势。数以千万计的地方病患者和残疾人给家庭和社会带来沉重的负担，慢性病和精神压力过大也严重困扰各类人群的健康。

从人口的科学文化素质上讲，中国加快发展教育事业，人口整体科学文化素质有了大幅度的提高。据调查表明，受高等教育的人数大幅度增加。

从人口结构上讲，2000年中国65岁以上老年人口比重达7%以上，已进入老龄社会，表现出老龄化"速度快"、"规模大"、"未富先老"等特点。据预测，到2020年，中国65岁老年人口将达到1.64亿人，占总人口比重的16.1%，80岁老人将达到2200万人。

面对庞大的人口数量、复杂的人口结构，我们必须根据不同人群的生理、心理特点，有的放矢，在药物治疗的基础上，针对性地采取不同的园艺辅助疗法，才能取得满意的治疗效果，从而达到资源协调、促进经济、社会可持续发展，构建社会主义和谐社会。

6.1 未成年人

6.1.1 未成年人的界定

在本教材中，未成年人是指年龄未满18周岁的公民。据统计，我国未成年人约3.67亿人，占全国总人口的26%，数量上居世界首位。未成年人是身心尚未发育成熟的群体，心理和生理都处于发育高峰期，对新事物充满好奇，对新生活充满希望，生动而活泼，敏感而脆弱，且好幻想，缺乏理性分析；渴望独立而自制能力不足，判断力、鉴别力不强；主体意识、平等意识强，但互助合作精神、自律自制能力弱，人际交往、社会适应能力弱，易出现情绪低落、孤独、焦虑等心理问题，需要给予特别的关心和爱护。

6.1.2 未成年人的生理特点

(1) 活泼、好动

未成年人正处于发育时期，其生理机能发育迅速，活动量较大，在正常的学习之余，仍有大量过剩的精力和体力。因而，在外观上表现出好动、活泼、活动量大等特点。

(2) 兴奋性高、易冲动

未成年人体内腺体发育迅速，内分泌旺盛，大脑常处于高度兴奋的状态；但由于他们大脑发育尚未成熟，心理水平提高相对缓慢，因而对自身行为缺乏足够的调节和控制能力，常表现出对事物的好奇心强、情绪兴奋性高、易冲动等特点。

6.1.3 未成年人的心理特点

(1) 自我意识强

自我意识是指人们认识自己，对自己的行为做出评价的能力，包括自我观察、自我评价、自我监督和自我控制等。未成年人正处于身心迅速发育的阶段，自我意识随身心的发育而逐渐增强，同时对事物的是非曲直的评断能力也有了进一步的发展，但由于两者发展的片面性和不平衡性，再加上主体内外各方面条件的限制和影响，常常表现为对别人要求严格，对自己要求不严。此外，未成年人自我监督、自我控制、自我调节能力较差，此时若疏于引导，易在错误认识的支配下，过高评价自己，贬低他人，表现出"不合群"、"没有团队合作精神"、"以自我为中心"等特点。

(2) 独立意识明显、自尊心强、逆反心理强

随着身心的发育，未成年人逐渐具有了一定的独立行动能力，他们的独立意识也明显增强。他们渴望独立，再加上对外界事物的好奇心、认知欲，往往表现为任性、无理取闹。此时，如果家长、学校、社会采取不适当的干涉，会影响未成年人的个性发展，或造成未成年人对家长、学校、社会的过度依赖；或造成未成年人对立的情绪，我行我素，为所欲为。自尊心是未成年人独立意识的体现，可以使未成年人认真做好每一件事，奋发向上。但如果自尊心受到损伤，未成年人就会产生独立情绪，进而产生逆反心理，与父母、老师、社会对抗，抗拒社会道德和法律，甚至出走、自杀或走上犯罪的道路。

(3) 好奇心、求知欲强

随着认识能力的增强和思维能力的发展，未成年人的兴趣、爱好日趋广泛，求知的欲望明显增强。对于外界事物，特别是新鲜事物都有一种强烈认知的渴望，总想做出独立的判断和评价。此外，未成年人的心理发育程度较缓，缺乏自我调节、自我控制能力，其思想和行为易受到外界因素的影响，因而表现出强烈的模仿欲，在衣着、行为、语言等各个方面模仿电影、电视情节或人物，盲目崇拜，为哥们义气去打架、抢劫、盗窃，视打架为"英雄"、"够义气"，甘为哥们朋友两肋插刀、赴汤蹈火。此时，如果缺乏正确的引导，未成年人就会对那些低级趣味的东西发生浓烈的兴趣，背离社会公德，甚至触犯法律。

(4) 好胜心强

未成年人普遍具有强烈的好胜心理，不甘落人之后，争强好胜。这种心理特点，如果引导合适、得当，就会成为未成年人奋发上进的内在动力。但如果引导不当，好胜心就会演变为虚荣心理、报复心理。在这种心理的支配下，攀比吃穿，拉帮结派，为了"挣面子"，不惜说谎、逃学，甚至偷盗、抢劫。

(5) 极端利己

现实生活中，有些家长，特别是独生子女家长，四世同堂，一脉单传，不对子女进行恰当的教育，反而对子女过分娇惯、极端溺爱，使子女养成了任性、自大、自私自利的性格，不顾家庭现状，过度追求个人吃喝玩乐，盲目攀比；家长稍有不从，轻者哭闹、撒娇，重者偷、抢、骗，甚至离家出走。在学校、社会中，不同他人交流，孤独、郁闭，难以与其他朋友交往、合作。

6.1.4 园艺疗法对未成年人的作用和效果

未成年人是祖国未来的接班人，是中国特色社会主义的建设者。只有保证未成年人健康安全成长，才能保证社会安定，国家的长治久安、繁荣昌盛，才能使中华民族永远屹立在世界民族之林！

为了未成年人的健康成长，我们不仅应该依托社会、学校进行有组织、有计划的系统统性教育，强化德育教育，加强心理素质教育，增加艰苦朴素教育，进而帮助未成年人树立正确的人生观、世界观和价值观，营造适合未成年生长发育的社会环境；还应及早发现未成人的不良行为，及时加以防治，防患于未然。与此同时，我们更应该根据未成年人的身心特点，给他们创造一个自我发挥、自我克服、自我更新的环境，以确保他们能够健康的成长。参加园艺活动，不仅可以促进未成年人身体发育，形成强健的体魄；而且可以促进未成年人心理发展，培养自信心，提高合作能力。

(1) 促进肌肉和体力发育，增强运动协调性

未成年人进行适当的园艺活动，如种植、修剪、除草、施肥、浇水等，不仅可以刺激感觉，如触觉、视觉、听觉、嗅觉等，增强感官感受能力；而且经过运动，有利于增强上肢、下肢乃至全身的活动性、协调性。长期坚持下去则可锻炼身体，形成强健的体魄。同时，适度的园艺劳动可以消耗未成年人过剩的精力和体力，产生轻度疲劳，刺激未成年人的身体发育。

(2) 增强认知能力

未成年人对任何新鲜事物都有极大的好奇心，通过园艺活动，不仅满足他们的好奇欲望，而且能够让他们接触更多的新事物，潜移默化地增强他们的认知能力（图6-1）。

(3) 抑制冲动，消除急躁情绪

进行园艺活动时，未成年人能够切实看到周围的花草树木，闻到它们的花香，听到周围偶尔的鸟鸣、虫嘶，从而使未成年人的心态安静下来；再加上通过劳动获得的满足感，可有效地缓解未成年人的急躁情绪，使他们的身心得到满足，产生宁静感。久而久之，形成良好的性格。

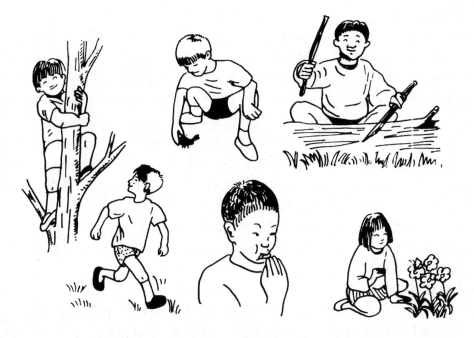

图 6-1 儿童在大自然环境中一边通过园艺作业和玩耍，一边学习知识

(4) 增强行动的计划性

园艺植物的生长发育与外界环境条件密切相关，何时播种、何时栽植、何时施肥、何时浇水、何时修剪等，都具有相对固定的时间；而且植物种类不同，其操作时间、内容也互不相同，具有明显差异。因而，进行园艺治疗活动，必须根据活动内容，因人而异地制订活动计划，或形成书面计划，或在脑海中长久思虑。这样一来，必然会增强未成年人与植物的感情，根据植物生长发育的规律，及时、正确地安排和施行适当的措施。长此以往，达到培养未成年人的时间观念和制订计划的能力，增强行动的计划性。

(5) 集中注意力

未成年人具有强烈的好奇心和求知欲，这导致他们难以将注意力长期集中在某一事物上。园艺活动要求参加的未成年人根据园艺治疗师的示范，直接参与到活动中。在整个活动过程中，未成年人要根据需要做出不同程度的决策，例如，花盆的大小、植物颜色的搭配、浇水量多少、摆放位置、摆放图案等。这些活动不仅能够在一定程度上满足未成年人的独立欲望，而且能够长久地吸引他们的注意力。此外，在活动过程中会时常出现一些问题、困难，如植物虫害、病害、死亡等，这就要求未成年人运用解决困难的能力，培养他们独立处理问题的能力。

(6) 增强动手能力

目前，由于国家大力推行计划生育国策，许多未成年人是独生子女，再加上祖辈、父辈的过分溺爱，养成了饭来张口、衣来伸手的依赖心理，生活自理能力极弱，甚至难以生活自理。园艺活动的整个过程就是要求未成年人自己动手，根据实际情况做出判断和抉择。这无疑能够培养未成年人的实际动手能力，克服他们的依赖心理。因而，园艺活动不仅能够培养未成年人的独立能力，而且能够培养他们的动手能力。

(7) 缓解压力

在我国的教育改革中,虽然政府早以三令五申"减轻学生负担"、"提高素质教育",但父母受"望子成龙"、"望女成凤"等旧观念的影响,往往把自己对社会压力的理解和感受不自觉地贯彻到对孩子的教育中,因而虽然学校、老师的作业负担给学生带来的压力已经减少,但家长安排的作业却多了起来。此外,社会上各种名目的考试越来越多,再加上练琴、学画、书法、舞蹈等"素质教育"内容,学生的压力事实上并没有减少,反而有增多的趋势。久而久之,就会超出孩子的心理承受能力。因而,中国青少年研究中心副主任孙云晓研究员说:"现在的孩子,尽管生活、学习环境远好于他们的父辈,但总是有一种看不见、摸不着的'隐性压力'在蔓延滋长,让孩子们根本快乐不起来。"今天的孩子承受了许多他们这个年龄段不该承受的压力。园艺活动可以让孩子们处于一个花草、树木相连的环境中,大自然的气息重回他们的生活中,简单而又专注的劳动,使他们的压力在不知不觉中释放出来,再加上认知欲、独立欲的满足,确保他们在轻松、快乐、健康中成长。

(8) 增强责任感

未成年人在家庭中处于被过度呵护的状态下,而在学校中往往需多人合作,却对自己应承担的责任不明确,没有强烈的责任感,经常出现"事前无准备"、"事中都参与"、"事后无人管"的现象。参加园艺活动后,采取责任到人的方法,每个人必须清楚哪些是自己管理的花草、树木,一旦这些植物因管理不当或疏忽而枯萎或死亡,他们便会感到自己的失误,认识到哪些是自己必须做的工作,从而产生、增强责任感。

(9) 培养自信心

未成年人由于身心发展尚未成熟,受到打击后,往往对自己产生怀疑,丧失自信心,甚至抱着"破罐子破摔"想法,在歧途上越走越远。参加园艺活动后,可使未成年人的欲望得到满足,特别是当自己培植的花草树木由于长势好受到他人的称赞,自己的辛勤劳作得到他人的肯定时,内心会产生自豪感,从而增强了自信心。

(10) 增强交流,提高合作能力,增强社交能力

大多数独生子女,由于种种原因(如性格、教育等),同外界交流较少,甚至与父母也很少交流。参加集体性的园艺活动,他们可以花草树木、虫鱼鸟兽为话题,产生共鸣,促进交流。此外,由于大多数园艺活动需要多人合作,因而适当的园艺活动也可培养未成年人与他人的合作精神。因此,园艺活动可以增强未成年人与他人的交流,提高合作能力,增强社交能力(图6-2)。

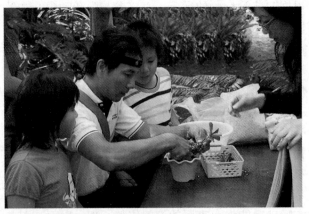

图6-2 与儿童一起进行园艺操作活动(张俊彦提供)

(11) 培养、增强社会道德观念

未成年人参与适当的园艺活动,当他们通过辛勤劳动取得一定的成果，获得一定的成功时，不仅可以增强自信，同时还会感觉到自己为大家做了有益的事情。此时恰当的赞誉，不仅可使他们的自信心得到满足，而且还可以激发他们继续为他人、为社会服务的意识。此外，为花草、树木摘除枯萎花朵、扫除落叶，可以培养未成年人热爱环境、美化环境的意识和习惯，进而培养社会道德观念。

6.2 老年人

6.2.1 老年人的界定

老年人，顾名思义，即年龄较大的人。按照世界卫生组织定义：65 岁以下算中年人，65~74 岁为青年老年人，75~90 岁为老年人，90~120 岁为高龄老年人。但在中国，一般认为：年龄在 60 岁以上的即为老年人，其中 60~79 岁为老年期，80~89 岁为高龄期，90 岁以上为长寿期。

统计结果表明，20 世纪末，中国 60 岁以上老年人口占总人口的比例已经超过 10%。按照国际标准，中国的人口年龄结构已开始进入老龄化阶段，跨过了国际公认的老龄化社会门槛，正式迈入老龄化社会。

随着中国人口出生率的下降，老龄化问题将更加突出。2005 年年底，中国 60 岁以上老年人口近 1.44 亿人，占总人口的比例达 11%。也就是说，"上有老，而下无小"的现象越来越明显。专家预测，至 2015 年，老年人人数将突破 2 亿人，而到 2040 年将达到 4 亿人。在整个 21 世纪中，老龄化问题将伴随着中国的发展。

毫无疑问，随着社会的进步与发展，人类平均寿命的日渐增长，人口老龄化已成为世界发展的必然趋势。由此不仅带来极为突出的社会养老问题，也促使我们重新审视和看待老年人，这不仅关系到社会资源的开发利用、社会道德的持续，而且关系到社会主义和谐社会的构建。因此，我们必须从老年人的生理和心理特点入手，采取各种必要手段，确保他们健康长寿，合理开发老年人资源，进而充分发挥老年人的作用，使他们能够老有所为。

6.2.2 老年人的生理特点

每个人都要经历出生、成长、成熟、衰老、死亡的生命历程。在不同的发育阶段，人体的生理代谢存在着明显的差异，具有不同的特点。与青年人相比，老年人的生理代谢明显减弱，机体各部分、各器官都会随着年龄的增长而逐渐趋于老化，会或多或少地表现出衰老现象，如视力模糊、两耳失聪、行动不便、皮肤多皱、毛发变白等。

(1) 代谢减弱

据测定，老年人与中年人相比，其基础代谢降低 10%~20%。同时，老年人由于活动量减少，导致能量代谢明显发生变化，体脂肪含量增加。

(2) 细胞功能老化

随着年龄的增长，体内细胞代谢逐渐由合成代谢占优势转变为分解代谢占优势，以致合成和分解代谢平衡失调，从而引起细胞功能老化，出现肌肉萎缩、骨质疏松、骨质增生等症状。

(3) 器官功能衰退

老年人体内各器官随年龄的增长而功能逐渐下降,如牙齿脱落、消化能力下降、肝脏储藏肝原减少、肾脏功能衰减等,进而导致各种老化现象。

(4) 内分泌变化

研究表明,老年人的激素代谢与中年人存在明显差异,如甲状腺萎缩、脑垂体功能减弱、雌激素分泌减少等。这些变化必然会导致老年人的生理与中年人的存在明显的差异。

上述的一些生理特征是老年人的共同特点。但不同老年人,其老化速度不同,在个体表现上有一定的差异,这主要是遗传基因和环境条件共同影响的结果。

6.2.3 老年人的心理特点

老年是人生的一个重要阶段,及时了解老年人的想法,准确把握老年人的心理,是正确实施园艺治疗的关键。老年人的心理特点主要表现在以下几方面。

(1) 反应迟钝、情绪易波动

老年人一般都有不同程度的反应迟钝、记忆衰退、耳聋、眼花等,而且性格固执,易发脾气。老年人对某一事物会反复提问并要求对方反复回答。这一方面是生理老化所致,另一方面也是老年人感到孤独后引起他人注意的一种方法。此外,老年人由于外界压力及智力的减退,情绪波动明显,常常不能自控。有时急躁,有时不安,有时悲观,有时兴奋。

(2) 失去独立感

随着年龄的增长,老年人的生活自理能力越来越差,有的甚至难以独自生活,而依靠儿女生活;也有的老人身体健康状况良好,能够独立生活,并且对自己能够独立生活感到自豪,一旦身体不适,患病休养,甚至住院治疗,他们就会感到自己失去了"独立",成了他人的附庸。

(3) 焦虑

老年人因年龄较大,经历的事情较多,因而总是替别人(特别是自己的亲人、朋友)担忧,甚至因忧虑而发病。如据报道,有一位老人因孙子出现交通事故而住院治疗,一时紧张、担心,无所适从,血压升高,中风而亡。

(4) 孤独

老年人由于精力、体力、智力等方面都受到生理的限制,与他人交流日渐减少,与社会接触日趋减少,因而常常感到孤独;特别是那些生活无依无靠、无经济来源、子女照顾不周的老人,久而久之,就会产生抑郁,表现为无价值感和孤独感,少言寡语或泣不成语。

(5) 自私、多疑

老年人由于视力、听力衰退,常常表现为对周围环境不信任,总是觉得别人在私下议论自己,变得十分自私、多疑,猜忌心极强。也有的老年人对自己的健康状况十分关注,总怀疑自己身患某种疾病,而子女和周围的人都不肯告诉他实情,昼夜紧张、多疑，进而不顾事实，不听他人劝告，或经受不起精神折磨，产生轻生念头。

(6) 不满、固执

老年人由于一生经历过许多事情，常常自以为是，十分固执；再加上不愿改变长期以来形成的习惯，因而表现为刻板、固执；因墨守成规而对许多事情看不惯，再加上不能很好地控制自己的情绪，因而又常常表现出自己的不满。

(7) 小心、谨慎

人到老年，面对任何事情或问题时，都会努力回想自己所经历过的类似的事情或问题，刻力寻求最佳的解决方案，努力去规避错误，因而常常表现为小心、谨慎，不愿冒险。

(8) 自卑、自责，消极、悲观

人到老年后，经常回想往事，当发现自己尚有未完成的计划或未实现的目标时，常常归罪于自己能力不足、努力不够，再加上自己感到已无力完成或实现既定目标时，从而显得心灰意冷，形成自卑、自责的心理，进而产生消极、悲观情绪，变得寡言、少动、少语。

(9) 死亡恐惧

死亡是每个人难以回避和必须考虑的问题。对于老年人，特别是当自己的配偶、朋友、同事去世后，心中会经常想到死亡的问题，久而久之，对死亡产生明显的恐惧心理。

6.2.4 园艺疗法对老年人的作用和效果

(1) 刺激感官，延缓衰老

老年人参加园艺活动时，园艺植物茎、叶、花的颜色、形状、味道会对观赏者产生强烈的视觉、嗅觉和触觉刺激，同时园艺园中的鸟语、虫嘶、风吹、雨打也会对观赏者产生强烈的听觉刺激，从而激发机体潜能，延缓器官衰老。

(2) 强化运动功能，防止衰老

"生命在于运动"，机体长时间不使用的话，其机能会衰退。经常参加园艺活动，从事各种力所能及的工作，如播种、扦插、种植、整地、浇水等，不仅会对身体的某一部分进行锻炼，强化其功能，而且也是一项全身性运动，可以训练其身体的协调性。这对于老年人来讲，是防止衰老的最好措施之一（图6-3）。

(3) 消除急躁情绪

参加园艺活动过程中，老年人置身于花海、林荫、草丛中，不仅可以减轻由于劳动带来的疲劳，而且可使老年人消除急躁情绪，宁静内心。

(4) 增强自我控制能力

园艺活动要求循序渐进，需要投入大量的体力、心力。在整个活动过程中，消耗体力的同时，可以抑制冲动，增强老年人的自我控制能力。

(5) 克服自卑，增强自信心

施行园艺疗法后，待自己培植的树木成林、鲜花绽放时，参与者会得到莫大的满足感。同时，来自外界的赞赏，会使老年人感觉到自己老有所用，能克服自卑，增强他们

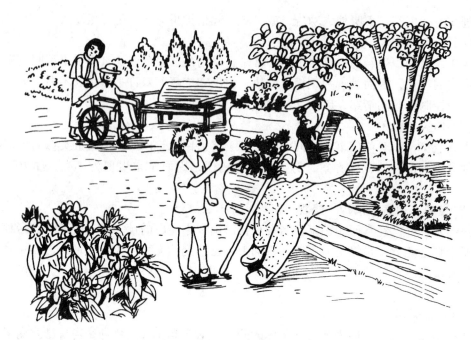

图 6-3　老年人在康复庭园中的活动

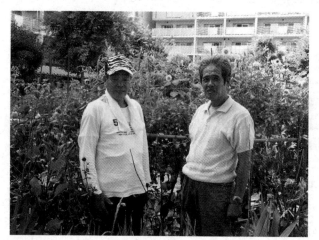

图 6-4　成功进行园艺操作活动，有利于增强老年人的自信心

的自信心(图 6-4)。

(6) 增加交流，消除孤独

根据老年人的心理特点，园艺活动可以设置多人参与。这样，在活动的过程中，老年人会就自己感兴趣的话题展开讨论。因此，参加园艺活动可以促进老年人互相交流，增强他们与社会的接触，消除他们的孤独感。

(7) 正确认识生老病死

在园艺活动中，园艺植物或因季节变化而枯死，或因管理不当而枯萎。老年人会逐渐感受到生物的生老病死是难以抗拒的自然规律，从而正确认识自身的生老病死，安然面对衰老与死亡，进而克服对死亡的恐惧心理。

6.3　残疾人

6.3.1　残疾人的界定

根据全国人大常委会 1990 年 12 月 28 日通过的《中华人民共和国残疾人保障法》中

第二条规定，"残疾人是指在心理、生理、人体结构上，某种组织、功能丧失或者不正常，全部或者部分丧失以正常方式从事某种活动能力的人。"残疾人包括视力残疾、听力残疾、言语残疾、肢体残疾、智力残疾、精神残疾、多重残疾和其他残疾的人。残疾一般可以分为视力残疾、听力残疾、肢体残疾、智力残疾和精神残疾 5 种类型。

据统计，目前全球共有残疾人逾 6 亿人，约占全球总人口的 10%，其中 80% 分布在发展中国家。民政部社会福利和社会事务司副司长张世峰表示，我国现有残疾人 8296 万人，约占总人口的 6.34%。全国有残疾人的家庭共 7000 多万户，涉及约 2.6 亿人。

(1) 视力残疾

视力残疾是指由于先天或后天原因，导致视觉器官（眼球、视觉神经、大脑视觉中心）的构造或技能发生部分或全部障碍，经治疗仍对外界事物无法（或很难）辨别。视力残疾包括失明和低视力两类。

(2) 听力残疾

听力残疾是指由于各种原因导致双耳听力不同程度的丧失，听不到或听不清周围环境声音和人正常的言语声，经过一年以上治疗未能治愈者。听力残疾包括听力完全丧失、有残留听力但不能进行听说交往两类。

(3) 言语残疾

言语残疾是指由于各种原因导致的言语障碍，经一年以上治疗不愈、不能进行正常的言语交往。言语残疾包括完全丧失语言能力和部分丧失语言能力。

(4) 肢体残疾

肢体残疾是指人的肢体残疾、畸形或麻痹而导致人体运动功能障碍。肢体残疾可以分为重度、中度和轻度 3 级。

(5) 智力残疾

智力残疾是指人的智力明显低于一般人的水平，外表上表现出行为障碍。智力残疾可以根据其智力商数及社会适应行为来划分智力残疾的等级（具体划分请参照有关资料）。

(6) 精神残疾

精神残疾是指精神病患者，持续一年以上未能治愈者，包括各种类型的精神病，如精神分裂症、器质性精神障碍等。

6.3.2 残疾人的生理特点

残疾人是社会的一个特殊群体，他们身上或多或少地存在某些缺陷，因而他们在生理上存在明显的特点。但除去残疾部位外，残疾人的生理与正常人差异不大，如视力残疾人在听觉上与正常人不存在差异，甚至比正常人的听觉更为灵敏，表现在对外界的认知能力和方式上与正常人有很大不同。如视力残疾的人，由于丧失了全部或部分视力，虽然他们没有空间概念，没有视觉形象，对周围事物不能形成完整图像，但可以通过感觉对外部空间进行形象的描述。视力残疾的人，由于没有视觉信号的干扰，相应的抽象思维和逻辑思维较发达，爱思考，记忆力强。聋哑残疾人，虽然他们丧失了部分或全部听力,但他们的视觉十分敏锐。

因此,残疾人在认知世界方面有其特殊的能力和方式,且不同类型的残疾人,其认知能力和方式有着明显的差异。

6.3.3 残疾人的心理特点

除去残疾部位,虽然残疾人的生理与正常人差异不大,但由于他们所处的生活条件、教育环境及社会活动方面的差异,残疾人形成了与正常人不同的心理特征。而且,不同类别、不同残疾程度及残疾时间都会影响残疾人的心理特征。

(1) 孤独、自卑感强

孤独感和自卑感是残疾人共同拥有的心理特点。残疾人一般在身体上或心灵上存在某些缺陷,使得他们在平常学习、生活、就业方面遇到的困难比正常人更多,特别是现有社会尚未形成系统的残疾人救助体系,因而残疾人难以与正常人拥有同等的机遇;或者残疾人的缺陷限制了他们与他人、社会的交流,导致他们很少与外界交流,而是经常躲在家中。久而久之,便会产生孤独感。

自卑感也是残疾人相当普遍的一种情感。生理、心理上的缺陷造成残疾人在社会上得不到应有的待遇,甚至受到他人和社会的讨厌和歧视,这都会促使残疾人产生自卑感。特别是社会尚未正确认识和评价残疾人潜在的力量时,残疾人的自卑感会油然而生。

(2) 敏感、多疑

残疾人因生理、心理的残疾产生的自卑感,会使他们过分注重他人对他们的态度、议论和评价,对外表现得特别敏感和多疑。特别是当他人采用不恰当的称谓,如瞎子、聋子、哑巴等时,往往觉得是对自己的污辱,难以忍受,产生愤怒情绪,甚至抱着"破罐子破摔"的想法,无所事事或采取极端的方式报复他人和社会。

(3) 情绪反应激烈

许多残疾人,如聋哑人、盲人等,行为往往过于偏激,表现为情绪波动大,易生气、发怒,经常与他人争吵,甚至大打出手。

(4) 焦虑

残疾人,特别是因后天因素造成的残疾,如因意外事故造成的肢体残疾的残疾人,在治疗过程中,总迫切希望自己能够短时间内恢复,重返社会,对治疗现状不满,因而易产生焦虑和抑郁。

(5) 富有同情心

大多数残疾人对他人的同情心特别强,尤其是对与自己有相同残疾的同伴有特别深厚的同情,而且相处得特别融洽。这可能是由于同类残疾者具有共同的生理、心理特点,互相容易理解,容易交流的原因。

6.3.4 园艺疗法对残疾人的作用和效果

(1) 刺激感官,辅助治疗

残疾人参加园艺活动时,可以根据他们的残疾类型及程度,有目的地设计一些难易适中的项目，利用植物色泽、香气、形态等刺激他们，使他们尽快走出自卑的阴影。

如针对视力残疾的盲童，可以有针对性地加强其听力训练，让他们在运用听觉的基础上，通过对园艺植物的做、摸、闻等，加深体会，最大限度地代偿视觉缺陷。并且在活动中，应当根据实际情况，尽可能地让他们参与到集体活动中，与健康孩子一起活动，促进他们身心的健康发展；同时可以进一步提高盲童的听觉能力。

对于视力残疾者，园艺活动选择在地势平坦的场地，标志牌做成可触摸式，通过触摸肉质光滑或毛茸茸的植物，体会园艺活动的乐趣，治疗师在旁进行指引。

对于听觉或平衡技能障碍者，由于各种原因导致听觉功能永久性缺损的听觉障碍，园艺活动多采用花色鲜艳的植物或可触摸植物的种植，或插花，在视觉和触觉上多加侧重，将操作步骤做成标牌。

因平衡器官，如感觉神经系统、前庭神经系统、小脑脊髓基底核或其他中枢神经病变而引起的平衡技能障碍，在园艺活动中需治疗师小心观察，配备志愿者或辅助人员帮助操作，减少需精细活动的园艺活动内容。

（2）缓和急躁情绪

残疾人由于自身的生理、心理特点，多表现为烦躁、易怒。在参加园艺活动中，随着体力的消耗，他们的心情会逐渐平静下来；再加上对各种花草树木的鉴赏，会使大脑松弛下来，能够进一步消除急躁情绪。

（3）克服自卑，树立自信心

自卑是残疾人普遍存在的一种心理，总感到自己由于生理上的缺陷便"技不如人"、"低人一等"。残疾人参加力所能及的园艺活动，可以使他们在获得一定的感官补偿的同时，获得满足感，进而增强他们的自信心。并且在提高其技能的基础上，逐渐克服他们的自卑心理，发挥其心理代偿功能，弥补缺陷，使其走上自强、自立之路。

（4）增强交流，鼓励残疾人回归社会

目前，国外提倡把残疾儿童置于正常的教学条件下进行教育，以使他们能够更好地接触社会，面对现实生活。但这种做法如果管理不当，会使残疾儿童受到同龄人的歧视，造成心理创伤。参加园艺活动则不然，我们可以有意地安排同类残疾者或少量健康人共同参与，在整个活动中，有意地促进残疾人同外界的交流，从而使他们能够正确地认识自我价值，逐步形成良好的心态，最终回归社会。

6.4 智障者

6.4.1 智障者的界定

智障是指智力功能明显低于同龄正常人的平均水平，并且存在行为方面的障碍，多表现为具有沟通、自我照顾、社交、健康、生活及安全等多方面的障碍限制。

引起智障的原因很多，归纳起来，分为先天性和后天性两种。所谓先天性，是指在出生前已经身患疾病，如染色体异常、遗传性代谢缺陷、先天性畸形等；后天性是指在出生时或出生后造成的，如产伤、窒息、各种脑炎、脑血管疾病、中毒等造成的后遗症等。

6.4.2 智障者的生理特点

智障成年人在外表上一般与正常人没有明显差异，仅仅当与他们进行交谈时，才能发现他们智力发育低下。

智障儿童如果程度较轻，在身体发育上与普通儿童也没有明显差别，但如果程度较重，则身体发育速率较慢，成熟较晚；各器官功能（如抓、握、跑、跳等）、日常生活（吃饭、穿衣、洗漱等）等方面比同龄儿童发育明显落后。

6.4.3 智障者的心理特点及表现

智障者一般来讲并不是某一心理过程水平低下，而是整个心理活动各方面都比正常人低下。具体表现在以下几个方面。

（1）感知方面

在感知方面，轻度智障者的感觉器官往往没有病变，只是对事物的感知能力明显低于正常人，知觉速度慢、范围窄，不会主动去观察周围环境；对从事的工作不能集中注意力，注意范围窄，稳定性差。中度及重度智障者的感觉器官还会有病变存在。

（2）记忆方面

智障者在记忆方面表现为记忆过程缓慢，需多次强化才能够记住；有意识的记忆差，机械记忆较好；记忆容量小，记忆不牢固；不能够理解性记忆，回忆和再现时往往断断续续、支离破碎，发生大量的歪曲和错误，而且逻辑含糊，意义不明确。

（3）言语方面

智障者语言发展异常，存在发音缺陷，口齿含糊；词汇贫乏，仅限于一些物体和动作的名称，形容词、副词、连词等使用少；句式结构简单，缺乏连贯性，不能清楚、明确地表达自己的想法，存在明显的交流障碍。

（4）思维方面

智障者由于感知、记忆的缺陷，尤其是言语发展的异常，导致他们的思维能力明显低于同龄正常人。判断力差，常受一些直接形象的支配，不能完整地、透彻地认识客体，挖掘现象后面的本质；分析能力差，考虑问题时不合逻辑。

（5）个性特征

智障者由于疾病、生活环境、教育环境等因素影响，形成了一系列独有的特征。如易兴奋、哭闹，任性，胆小，压抑，自言自语，依赖性强，易感情用事，缺乏自信心、自制力、责任心等。

6.4.4 园艺疗法对智障者的作用和效果

（1）刺激感官，增强感知能力

智障者往往对外界事物感知能力较弱，感知速度慢且注意力不集中。在园艺活动中，智障者受到园艺植物的外形、色彩、姿态、气味等的刺激，能够锻炼相应的感官，逐步增强他们对外界事物的感知能力。

(2) 促进交流

智障者往往由于思维简单，词不达意，存在明显的交流障碍，因而他人，特别是正常人，多不愿意与他们交流。这必将会导致智障者与外界环境的逐步隔绝。参加适当的园艺活动，在活动中针对感兴趣的话题，能够增强他们与他人的交流，可以锻炼他们的语言表达能力。此外，在活动中，通过逐渐增加活动的难度，可以锻炼他们的思维能力（图6-5）。

(3) 树立责任心

智障者往往由于智力水平低下，再加上正常人对他们的要求较低，因而对任何事情都抱随遇而安的心理，责任心不强。在园艺活动过程中，可以根据智障者的智力水平，给予适宜的任务，并责令其完成，逐渐增强他们的责任心，最终使他们能够融入社会。

(4) 培养自信心

智障者往往对自己没有自信心。在园艺活动中，根据智障者的个人能力，安排适宜的任务，并在其工作过程中适时地给予肯定和支持；任务完成后，及时地给予正确的评价，逐渐培养他们的自信心。

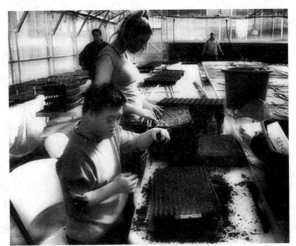

图6-5　智障者在进行花卉播种

6.5　精神病患者

6.5.1　精神病患者的界定

同身体其他器官病（如心脏病、肾脏病等）一样，精神病也是一种疾病，是指有害因素侵犯大脑而造成的精神活动异常，如感觉、知觉、运动方面障碍、思维混乱、情感失常、意志和行为的异常等。

据世界卫生组织报告，目前世界上各类精神病患者有3亿多人，其中重症病患者近4000万人。据卫生部门统计，中国现有精神病患者逾1000万人，其中2/3分布在农村。

精神病的病因往往是多方面因素的总和，既有先天因素，即遗传因素；也有后天因素，即生活环境中的有害因素。因而，精神病的表现症状各不相同，常见的有神经症、精神分裂症、反应性精神障碍、老年期痴呆等。

(1) 神经症

神经症在中国是一种非常常见的疾病。根据1982年的统计，在15~59岁的人群中，神经症的发病率约为2.22%。而且在精神科门诊看病的患者中，神经症患者约占

60%。据世界卫生组织估计，神经症患者占人口的 5%~8%。中国有 5000 万至 1 亿的神经症患者。

神经症是一种轻度精神障碍，旧称神经官能症或精神神经症。在临床上主要表现为焦虑、抑郁、恐惧、强迫、疑病症状，或神经衰弱症状的精神障碍，体格检查不能发现脑器质性病变或躯体疾病。神经症患者有一定人格基础，起病常受心理社会（环境）因素影响，病程多持续迁延。

(2) 精神分裂症

精神分裂症是一类常见的精神疾病，其主要特征是精神活动与环境不协调，表现为感知、思维、情感、行为等方面的障碍。精神分裂症的症状多种多样，可分为偏执型精神分裂症、青春型精神分裂症、紧张型精神分裂症、衰退型精神分裂症等。

(3) 反应性精神障碍

反应性精神障碍，也称为反应性精神病，是一组由明显、剧烈、持久的精神紧张或精神创伤直接引起的精神障碍。一般可分为反应性意识障碍、兴奋、抑郁、偏执及其他 5 个亚类。

反应性精神障碍的表现多种多样，主要表现为情绪障碍（主要是抑郁和焦虑）、幻觉妄想及意识障碍，与精神创伤密切相关，并伴有相应的情感体验。致病因素一旦消除或环境改变，并经适当的治疗，精神状态即可恢复正常。

(4) 老年期痴呆

老年期痴呆是一组由各种原因所致的脑部器质性疾病，具有明显的以记忆障碍、认知障碍或人格改变为特征的脑退化性疾病。患者多表现为不同程度的痴呆和明显的生活自理能力减退。

老年期痴呆患者通常为 60 岁以上的老人，年龄越大，患病的可能性也越大。据报道，65 岁以上人群中，每百人中有 5~6 人患老年期痴呆症，而 85 岁以上老人，每百人中有 30~40 人患老年期痴呆。

6.5.2 精神病早期患者的特点

精神病早期患者的特点是指精神病明朗化之前的异常精神状态，主要有以下几个方面的表现。

(1) 性格发生变化

原来热情、合群的人变得对人冷淡，与人疏远，不合群，寡言少语，好独处，躲避亲友并怀有敌意，生活懒散等。

(2) 情感变化

或表现为情绪高涨，扬扬自得，趾高气扬，管闲事，说大话，夸夸其谈，做事有始无终，发脾气；或情绪低落，抑郁寡欢，愁眉不展，唉声叹气，对通常能享受乐趣的活动丧失兴趣和愉快感。情绪波动，自信心降低。

(3) 行为变化

表现出奇怪的行为，呆板重复，无任何目的性；不能工作和料理家务；收集一些毫无意义的物品，如果皮、废纸等。

(4) 注意力不集中、易疲劳

注意力不集中，记忆力下降，伴有头痛、失眠等症状。体力易疲倦，经休息或睡眠后不易恢复。

(5) 敏感多疑

怀疑周围一切人和事物，总是感觉别人对己怀有敌意，周围的事物对己不利等；怀疑自己身患疾病，并且反复就诊时各项检查均表现正常，但任何检查及医生的解释都不能打消其怀疑。

6.5.3 精神病康复期病人的心理特点

精神病康复期患者的心理状态已基本接近正常人，但由于他们缺乏精神病知识，不能正确认识周围事物，因而可产生不同的心理活动，影响病情的稳定。

(1) 焦虑、担心

精神病康复期患者由于对有关精神病的知识不太了解，再加上出院时医生叮嘱按时服药、复查，总是担心自己旧病复发而再进入精神病院，因而表现焦虑；此外，精神病康复期患者还特别担心周围的人认为自己是精神病而不与自己交流、交往，因而表现出担心害怕，这对病情的稳定、健康的恢复都是不利的。

(2) 自卑感

精神病康复期患者长时期的焦虑、担心，怕与人交流，惧怕他人发现自己曾患有精神病，受人歧视，久而久之，必将产生自卑感。

(3) 悲观感

精神病康复期患者由于与他人交流减少，害怕受到他人的鄙视；易产生悲观失望，甚至轻生的念头。

6.5.4 园艺疗法对精神病患者的作用和效果

目前，中度、重度精神病患者在住院期间主要是依靠药物进行治疗。但在药物治疗过程中，如果能够将园艺疗法作为辅助治疗手段，治疗效果会更好。此外，园艺疗法对预防精神病的发生和治愈后的康复具有重要作用。

(1) 充实生活，提高患者的兴趣和情感活跃度

园艺疗法能够充实精神病患者的生活，最大限度地去除诱发精神病的因素（如引起反应性精神障碍的诱因），给予他们良好的生活环境，从而有利于患者的治疗和康复。此外，在活动过程中能够培养患者的共同爱好，提高患者的兴趣和情感活跃度。

(2) 增加交流，正确认识自身价值，树立自信心

参加园艺活动的过程中，患者不仅可以通过活动增加交流，而且可以学到一些新的知识，再参上组织者适时的赞扬，这都有利于患者正确认识自己，树立自信心。

(3) 有助于预防老年期痴呆症的发生

园艺活动中，要求每一位参与者亲自动手，自己安排工作计划，有利于促进他们勤动手、多动脑，促进各器官的活动，加速身体的新陈代谢。再加上知识的更新和接受外界信息有利于预防老年期痴呆症。

6.6 亚健康人群

6.6.1 亚健康的界定

亚健康，按照医学界的说法，是指介于健康与疾病之间的一种生理功能低下的状态，即非病非健康状态，实际上就是人们常说的"慢性疲劳综合征"。亚健康是一类次等健康状态，是介于健康与疾病之间的状态，故又称"次健康"、"第三状态"、"中间状态"、"游离（移）状态"、"灰色状态"等。医学专家认为，"亚健康"正在成为威胁全世界的"世纪病"。

世界卫生组织调查显示，亚健康人占全部人口的70%。在中国，随着社会竞争的加剧、生存压力的增加、生活习惯的改变以及环境污染的加剧，亚健康人群的比例在地域分布和年龄范围上都不断扩大。据中国保健科技学会公布的调查结果，对全国16个省、自治区、直辖市辖区内百万人口以上的城市调查发现：就地域分布而言，经济较发达地区的比例大于其他地区，如北京人亚健康率是75.31%，上海的亚健康率是73.49%，广东的亚健康率是73.41%，这3个地区的亚健康率明显高于其他地区，北京更是高居首位。就年龄分布上看，处于亚健康状态的患者年龄多为18~45岁之间的中青年，特别是城市白领，尤其是女性占多数。就从事职业而言，最容易患病的依次为飞机调度员、学校教师、企业经理、汽车驾驶员和警察。

亚健康一般没有器官、组织、功能上的病症和缺陷，通常没有明确的医学指标来诊断，只能通过各项指标与健康人比较而判断（如血压、血糖、体重、脉搏、呼吸、体温等），因而易被人们所忽视。亚健康状态如果长期存在，就会影响人体神经系统、消化系统、免疫系统、内分泌系统等的正常工作，产生如疲劳乏力、反应迟钝、活力降低、适应力下降等症状，进而引起一些较严重的疾病，如心脑血管疾病、肿瘤、胃肠疾病及心理疾病等，甚至导致"过劳死"，即在非生理状态下的劳动过程中，人的正常工作规律和生活规律遭到破坏，体内疲劳淤积并向过劳状态转移，使血压升高、动脉硬化加重，进而出现致命的状态而突然死亡。

6.6.2 亚健康的表现

亚健康的范畴较大，表现的方式也较多，不仅可以表现在身体方面的不适，如疲劳、失眠、胃口差等，而且可以表现在心理、情感等方面，如烦躁、焦虑、冷漠等，甚至可以表现在行为方面，如行为失控、错控等。

(1) 身体方面的表现

现实生活中，亚健康首先表现在身体方面，即总是感觉自己的身体存在问题，不舒服、乏力困倦、全身酸痛等，而且总感觉体力不支，容易疲劳、困倦、缺乏活力。

亚健康的身体表现可以出现在不同的器官上，如表现在心血管方面，出现胸闷、气短、心慌等；表现在消化器官上，则出现不思饮食；表现在神经系统上，则发生头痛、头胀、头昏、记忆力差等。

(2) 心理方面的表现

现实生活中，心理方面的亚健康表现症状为烦躁、焦虑、妒忌、恐惧、记忆力下降、反应迟钝等。这不仅影响人生态度，影响与他人的交流、交往。

(3) 情感方面的表现

亚健康在情感方面的表现症状为冷漠、无望、疲惫、机械、早恋等。在社会化程度越来越高的当今社会，情感的对象更多、范围更广，情感生活也更自由，情感方面的亚健康必然会影响人们正常的生活，影响家庭、社会的人际关系，因而如何正确表达情感，正是人的社会生活的现实内容。

(4) 思想方面的表现

思想方面的亚健康主要表现为人们在世界观、人生观、价值观上存在的问题。由于学习不够或选择错误，造成思想亚健康。每个人都有自己的思想，思想的层次和程度也会因人而异。但这并不重要，重要的是人的思想是否正确，是否健康。在这种思想的指导下是否有利于思想和现实的进一步发展。

(5) 行为方面的表现

亚健康在行为方面常表现为行为失常、无序、不当等。如有些人在大众场合吸烟，有些人在公共场合衣冠不整，有些人乱扔果皮等，这些都属于行为亚健康。行为方面的亚健康不仅对个人的发展具有不利影响，而且对社会的发展也具有负面影响。

6.6.3 园艺疗法对亚健康人群的作用和效果

(1) 放松心情，缓解压力

参加园艺活动，与植物接触，重返大自然，可以使人放松心情，缓解压力，恢复身心节律和大自然节律的联系，有利于身心健康（图6-6）。

(2) 调整心态，保持积极、乐观的心态

参加园艺活动，置身于大自然中，有利于调整心态，保持乐观；培养广泛的兴趣、爱好，修身养性。

(3) 调整生活规律，保证睡眠

参加园艺活动，适度疲劳，能够调整生活规律，劳逸结合，保证充足睡眠，逐渐走出"亚健康"。

(4) 适度锻炼，增强机体免疫力

参加园艺活动，可以增加户外锻炼时间，保证每天都有一定的运动量，可以增强自身的免疫力。

(5) 增强交流，融入社会

现代人，特别是都市人，忙于事业、

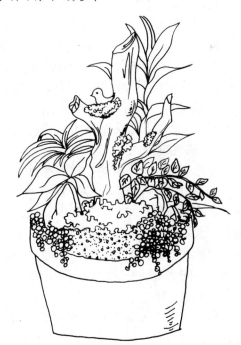

图6-6 园艺操作活动有利于亚健康者的身心健康
（利用枯木进行组合盆栽制作）

应酬，与他人交流的时间显著减少。参加园艺活动，可以促进与他人的交流，更有利于融入社会。

6.7 患有其他疾病的人群

6.7.1 身心障碍类疾病

身心障碍者，指个人因生理或心理因素导致其参与社会与从事生产活动功能受到限制或无法发挥，包括自闭症、发育退化、唐氏症、脑性麻痹、智能不足等，这些疾病彼此之间可能有重叠性存在，如唐氏症必伴随智能不足，但自闭症未必都是智能不足，而且患者在行为功能上随个体不同而有极大的差异，因此在对这些疾病患者进行园艺治疗之前，必须了解各种疾病的特征。

(1) 唐氏症

研究发现每592名新生儿中就有一名唐氏症患者，主要发生的原因是染色体第20条上产生了异常，属于基因异常疾病，唐氏症患者常伴随心脏病、听障以及物理肢体上的问题，表现为发展迟缓，即在器官功能、感官知觉、动作平衡、语言沟通、认知学习、社会心理、情绪发展上落后于同龄人80%~90%。大约80%的唐氏症患者可以活过50岁，但10%~40%超过30岁的患者会产生阿兹海默症。园艺治疗对唐氏症患者的主要目的是增加他们的沟通能力和社交技巧，进而才尝试有无增加工作技能的机会。

(2) 智能不足

世界上2.5%~3.0%的人口是智能不足，所谓智障者是指智商不超过75，而且有2种以上的基本技能限制，且一直持续到至少18岁。根据美国研究发现，智能不足的人口中，大约87%是轻微的，只是智能落后常人。大约有13%的智能不足人其智商是低于50，而且行为上有障碍。在园艺治疗课程设计上，考虑以重复的步骤为主，进行简易的园艺操作，如混合培养土、装花盆等。

(3) 脑性麻痹

脑性麻痹是由于脑的中枢神经障碍，或因损伤产生的后遗症。主要症状有手脚不灵活，发音困难，呼吸有问题。脑性麻痹出现的概率为人口的0.2%~0.4%，大约有50%会有掠夺的倾向，20%有多动或无法专心的症状，而且有25%的脑性麻痹患者伴随着智能不足。因为患者通常很少用到手臂且无法抓准位置，一般需要特殊的辅助工具，因此在进行园艺操作时，辅导员需非常注意每个人的动作，而且应安排给每个人尽量大的空间。脑性麻痹不易沟通，在园艺活动中需治疗师进行辅助操作。

(4) 自闭症

自闭症是一种脑部的物理障碍，其基本缺陷仍不明确。自闭症患者通常有社交困难，语言及沟通上有障碍，使患者的社会生活适应有显著困难，而且附带的症状有自我伤害、自我防卫、自言自语等动作，其发生的概率是0.04%~0.05%。大约70%的自闭症患者有智能不足的现象。自闭症患者经常需要采用Mellarie，Thorazine及Haldol等药物来控制情绪，有嗜睡、怕晒太阳、视力不足、动作迟缓的副作用，因此园艺治疗课要非常小心地观察每一个人，及时提供照顾与帮助，操作工具应以简单、安全为首要考虑。

园艺行为既有简单的又有复杂的，因此每个过程中皆需要不同的劳力行为，适合身心障碍者。但身心障碍者毕竟不是一般人，体能上可能无法负担过久的运动时间，因此在园艺课程的安排上应将休息的内容加入在内。如进行的是室外园艺活动，就不要将参加者带入室内休息，否则很可能失去再度踏出室外的机会。所以在园艺治疗的环境中，需要设置休息点，如固定式的凉亭或大树树阴下，也可搭建临时性的或可移动的棚架或太阳伞，配备饮用水和食物。

6.7.2 心理类相关疾病

随着经济和社会的发展，特别是工业化、信息化的快速发展，在给人们带来诸多享受的同时，也给人们带来了诸多心理压力，甚至产生了严重的心理障碍。人类现在最大的敌人不是饥荒、地震、癌症，而是自身的心理问题，如孤僻、易怒、自卑、压抑、性变态、迷信、自杀等。根据世界卫生组织的调查，西欧患病的人群中1/2是精神类疾病。联合国国际劳动组织的一份调查报告称，"心理压抑是20世纪最严重的健康问题之一"。

忙碌的生活总让人喘不过气来，疲劳、头痛、胃痛、脾气暴躁等症状相继出现。据美国医学专家最近的研究发现，人类65%~90%的疾病与心理疾病有关。例如，紧张愤怒、强烈的敌意等情绪使人容易患高血压、动脉硬化、冠心病、消化性溃疡等疾病。人如果经常处于一种紧张、焦虑、愤怒，甚至强烈的敌意、不舒畅的状态下的话，生理会处于一种长期作战的情况下，便会损害到身体健康，人体的免疫功能就会遭到巨大的损害，导致一些疾病的发生，人体的衰老过程会加速。由心理困扰、情绪紧张所引起的生理疾病，便是所谓的身心性疾病（psychosomatic disorders），如高血压、偏头痛、消化系统溃疡、气喘等，通常被认为和情绪压力（emotional stress）有关。

园艺的丰富内容为人们提供了多种有益身心健康的活动，可以让全身各种肌肉在自然的环境中得到运动。Kaplans（1993）设计了一个调查，让615个办公室职员可以在办公地点观赏到自然景观，然后对健康问题进行调查，发现自然景观与健康问题存在联系。有研究证实植物可以使人更平静更放松。Fjeld等1998年在Oslo进行了一项调查，将植物放到办公室后，51个办公室职员中健康指数得以提高。

(1) 压力

压力又称为应激，是人们生活中不可避免的一个问题。压力可能来自外界环境的或个人内部的多种干扰和阻碍，如职业、家庭危机和紧张、环境等。人们会调集各种资源来应对、适应，如躯体方面会肌肉震颤、大量出汗、轻度头痛、睡眠障碍等，认知方面会反复回忆灾难发生时的悲惨情景、回避社交、交流困难等，在情感方面会产生严重的焦虑和恐惧、悲伤、易发脾气等。但任何应对或适应对个体均是一种负荷，负荷太重就会造成严重的紧张（压力）和损害性后果，如适应效率减弱，对其他应激源失去抵抗、有机体损耗等。

人们遇到的消化障碍有时并不完全是肠胃道疾病，压力可能是罪魁祸首。当人们遭受压力时，自主神经系统的交感神经支配会胜过副交感神经；自主神经系统控制整个不自觉神经的活动，交感神经系统刺激战斗反应，副交感神经系统则对消化的过程、修复、复健和再生负责。如果一个人处于压力的状态下，身体会把血液、能量自消化道错开，集中到肌肉和脑部，来应付压力。这样一来，身体自然就没有多余的能力消化食物，造成消化不良。因此适时调节自己的情绪与压力，是解除消化不良的重要方法之一。

为保持身心健康，减压是一重要课题。植物和人息息相关，与植物接触可以放松心情、舒缓压力。Mace 等（1999）引用的 100 项研究表明自然环境可将人们从日常生活压力下恢复过来。美国一项研究指出植物绿化能有效提升减压速度。人置身于长满植物的环境中，血压降低、肌肉放松，恐惧感也相对减少。从事园艺劳动可以减轻精神压力和烦扰，降低血压促进血液循环。华盛顿大学发表在《环境园艺杂志》(Journal of Environmental Horticulture) 的一项最新研究成果证实，室内摆放活的植物可以增加工人的生产力，减少压力。

评价园艺治疗对缓解压力的效果可以以生理参量作为客观指标，如肌肉紧张度、呼吸模式、神经内分泌、心血管状况、皮肤电、肠胃状况、代谢情况、免疫功能等，这些指标比心理变量以及其他的躯体状况在测量和评估上更具有信度和效度。

(2) 焦虑症

焦虑症又称焦虑性神经症，常伴有头晕、胸闷、心悸、呼吸困难、口干、尿频、尿急、出汗、震颤和运动性不安等症，其焦虑并非由实际威胁所引起，或其紧张惊恐程度与现实情况很不相称。Layard（2006）认为沮丧和焦虑导致的工作困难或不可能工作会带来巨大的经济损失。在进行园艺辅助治疗时，应区分焦虑症与正常焦虑情绪，如果是无缘无故、没有明确对象和内容的焦急、紧张和恐惧，似乎某些威胁即将来临，但又说不出何种威胁或危险的，可断定为焦虑症。这种病症应进行积极有效的治疗，否则会造成迁延难愈。

目前社会普遍存在压力大而导致焦虑和抑郁比率升高。Kubzansky 等（1998）证实长时间处于焦虑状态增加疾病和早瘁的风险。沮丧与一系列的慢性疾病有关，如哮喘、关节炎、糖尿病、中风、心脏病（Turner & Kelly, 2000; Jonas & Mussolino, 2000; Ostir et al, 2001）。

对焦虑症患者进行园艺辅助治疗时，应给予患者一定的园艺责任，如照顾盆花、从播种到植株开花这一过程的管理等，让其注意力从焦虑的事件中释放出来，转移注意力、排除杂念，并配合给予适量的抗焦虑药物。照料的花卉应易于管理，使患者能看到自己的劳动成果，获得信心。尽可能安排多样化的园艺活动，如插花、干花制作、压花、花卉欣赏、果实收获等，培养广泛的兴趣和爱好，使心情豁达开朗。种植一些香气植物，如薰衣草可舒缓头痛、失眠，天竺葵可减缓焦虑及疲劳等。

(3) 肥胖

随着现代社会的发展，生活水平的提高，肥胖症有逐年增加的趋势。据统计在发达国家肥胖症占成年人口的 35%。肥胖症是心血管疾病，特别是冠心病的发作原因。许多高血压的病人同时又是肥胖症患者。此外，肥胖症者动作迟缓，工作疲劳，常有腰、背、腿疼，不能耐受高温，影响体型美。很多人认为肥胖就是因为吃得太多而引起的，所以利用节食的方式来减肥，可往往达不到满意的效果，其实，精神压力和内分泌系统紊乱也能导致肥胖。

随着生活水平的提高，肥胖儿童越来越多。由于儿童正处于生长发育旺盛期，需要热能和各种营养素来维持身体的生长。理想的儿童肥胖治疗，不一定要使体重减轻，只要通过锻炼使体重增长减慢或不增即可。

肥胖若是由于摄入的热量大于消耗的热量，造成过多的脂肪在体内积存而引起，有意识地控制热能摄入和积极从事体力或体育活动，消耗摄入多余的热量，是减轻体重的主要途径。若有精神压力的原因，应设法减压。医学上的研究表明，每天半小时中等强度的活动可以有效地促进全身生理机能，帮助人控制体重，还可以预防多种慢性疾病。而园艺刚好属于这里所说的"中等强度"的活动。像挖土、施肥、种植这类劳作，其强度相当于打乒乓球、打排球，以及玩滑板等运动。有氧运动可以显著增加热量消耗，走路是最受欢迎的有氧运动之一，适合绝大多数人群。而园艺操作中，走路是必不可少的一项活动。

园艺治疗师应根据每个人的具体情况，设计恰当的活动内容和时间，并使参与者持之以恒。首先，进行身体状况评估，包括体能试卷问答、身体检查、健康体能检查（心肺适能、身体组成、肌力与肌耐力、柔软度）。这些对于患有多种疾病的人是相当重要的，如糖尿病患者或曾有心脏病发作史的病人，这些疾病会增加病人运动时的危险，因此在设计园艺活动时应加以考虑。其次，考虑运动强度，可以通过测量运动自觉量表、最大心跳率及最大摄氧量来把握，最大摄氧量必须在有运动测试设备的实验室进行。减重运动建议的中强度运动是指运动自觉量表 12~13min 或 55%~70% 最大心跳率的运动强度。还需考虑运动频率，必须达到每周大约 300min 或 2000~2500cal 的运动量，才可能达到长期维持体重减轻的效果。在运动初期目标不要订得太高，开始达到每周 150min 的运动量，然后逐渐增加到每周 300min。

（4）心理障碍

心理障碍是指心理（精神）功能紊乱，并达到影响个体的社会功能或自我感到明显痛苦的心理异常状态。有心理障碍的人，一般害怕别人知道自己有"心病"，为了减轻学习者的压力，多用"来访者"、"求助者"等名词称呼他们。

园艺治疗需与心理治疗师紧密配合。在治疗前首先与病人一起确立最终要达到的目标，然后设立逐渐逼近最终目标应采取的步骤和每一步骤的子目标。在每一子目标达到时，让参加者能看到自己的阶段成果，刺激参加者逐步完成阶段目标，最后逼近最终目标。

在心理障碍的人群中，尤其应注意青少年的问题行为，如吸毒、酗酒、药物依赖、违法行为等，应尽早发现尽早治疗。多项研究证实，通过园艺活动让青少年从事美化绿化活动，可以减少暴力、侵略性行为等不良社会行为，增加年轻人的自律性（Taylor et al，2002；Henwood，2003；Frumkin，2003）。采用社区园艺活动，提供给青少年人际交往和生活方面的技巧，提高其心理健康水平，减少心理障碍对个人及社会造成的损害。

（5）不良情绪

世界卫生组织预测到 2020 年沮丧会成为导致不健康的第二大原因。沮丧与慢性机能疾病，如哮喘、关节炎、糖尿病、中风、心脏病有关（Turner & Kelly, 2000; Jonas & Mussolino, 2000; Ostir et al, 2001）。

Hartig 等（1991）用环境压力使被试产生紧张情绪后，分别用 40min 的阅读、听音乐、城区散步和自然景区散步等加以比较，结果发现在充满树木花草的自然景区中散步对消除紧张情绪最有效果。Ulrich（1979）将考试后的学生分为两组，分别观看无植被的城市景观和郊野自然景色两组彩色幻灯片。根据每个学生的观看后感受进行分析，结果表明后一组幻灯片明显有助于消除紧张情绪。Ulrich（1983）在调查了一些公园后发现情绪恢复与公园中的树木、花草和开放绿地等调查项目有关。另一类是关于室内环境的研究，结果表明有窗、窗外有自然景色或植物的环境比没有窗、窗外缺乏自然景色的环境要受人喜欢，易使人心情平静。

在园艺操作中，除草、剪枝一类的活动，可以帮助参加者用无害的方式把情绪发泄出来。让参加者充分地按照自己的想法去设计、安排园艺操作，体现出对植物的完全领导权，如种一院子仙人掌、仙人球，尖刺林立，也可以让藤蔓肆无忌惮地爬满亭架墙面，以此作为不良情绪的释放口，缓解甚至消除由于不能按照自己的想法做事而产生的无奈沮丧情绪。

（6）抑郁症

抑郁症，又称忧郁症，是指一类以情绪低落为主要特征的心理性疾病。抑郁症轻则表现情绪低落、记忆力减退、反应迟钝、郁郁寡欢等，对任何事情不感兴趣；重者表现出悲观、绝望，总感觉生不如死、度日如年，并伴有严重的自杀企图。抑郁症的诱发病因既有内因，也有外因。内因是指个人的遗传因素和性格特点，如凡事执著、对自己期望过高的人易患抑郁症；外因是指环境条件和个人自身生理因素，如面对亲人离世、婚姻破裂、父母离异、工作不顺等不利因素，都会产生巨大的压力，此时如果不能坚强面对，则会诱发抑郁。

园艺活动对抑郁症的治疗具有明显的辅助效果。在园艺活动中，病人融入大自然中，不仅可以活动身体，使心情得到放松，而且适度的疲劳使病人能够逐步养成早睡早起的良好生活习惯。这都有助于解除抑郁，使其以愉悦的心情，抱着积极乐观的态度，面对每一件事、每一个人、每一分钟。

（7）孤独

孤独感是一种封闭心理的反映，当感到自身和外界隔绝或受到外界排斥时产生出来的孤独苦闷的情感。诱发孤独综合征的原因有孤僻消极的个性、现代都市的拥挤、社会竞争的加剧、生存压力的加大、信息的泛滥等。通常表现为情绪低落、忧郁、焦虑、失眠等不健康状态。解除孤独感应该勇敢坚定地打开心灵的门窗，走出个人小天地，积极参与社交活动。帮助他人或为他人做事会感到自己被人需要，减轻孤独感。园艺活动满足上述情况，在园艺操作中，园艺治疗师安排参加者交流自己种花的心得体会，提供大家感兴趣的共同话题，培养孤独患者的社交能力，并安排植物让参加者照顾，使他们感到自己被这些有生命的植物深深依赖，从而减轻或消除孤独感。同时鼓励具有相同状况的参加者相互帮助、彼此激励。

(8) 网络性心理障碍者

网络性心理障碍多发生于 20~30 岁单身男性，是由于感受到网络的乐趣，上网时间不断延长，而出现社交障碍、行为异常、人格障碍、心理障碍、交感神经失调等病症。主要表现为生物钟紊乱、睡眠障碍、食欲下降、体重减轻，容易激动、自我评价降低，社会活动严重减少。网络性心理障碍患者每天起床后情绪低落、思维迟缓、头昏眼花、双手颤抖、疲乏无力，而一旦上网，所有症状全部消失，精神状态恢复至正常水平。

园艺活动可以增强网络性患者与外界的交流，在活动中增强社交能力，树立自信心，克服自卑感，因而有助于预防网络性心理障碍的发生，也有利于网络性心理患者的治疗。

(9) 心理障碍者

心理障碍是指在特定情境和特定时段由不良刺激引起的心理异常现象，是人类正常心理活动中暂时性的局部异常现象。如在遭受重大挫折时表现出的情绪波动、失调等。短暂的心理障碍并不会引发恶劣的后果，但如果长期心理障碍，则会诱发精神疾病的产生。园艺活动能够使人融入大自然的规律之中，感受鸟语花香，使人的心情平静下来，有助于克服暂时性心理障碍。

6.7.3 健康人群

园艺活动不仅对上述各类人群有着较好的治疗效果，而且对于健康人来说，参加园艺活动，既感受大自然的魅力，远离都市的喧闹，释放工作、生活带来的巨大压力；又可与他人就某一话题进行深入交流，提高社交能力；参加园艺活动后适度的疲劳，有利于促进睡眠，提高机体免疫能力。这些都有助于提高人们的生活质量，有利于身体健康。

小　结

本章以目前中国人口结构和组成为切入点，在分析不同人群的生理、心理特点的基础上，针对不同人群的身心特点，分析了其存在的心理问题，并阐述了园艺疗法的辅助治疗作用和效果。

思考题

1. 园艺治疗对未成年人身心发育具有哪些作用？
2. 如何通过适当的园艺活动预防老年期痴呆症的发生？
3. 残疾人具有怎样的生理、心理特点？园艺疗法对残疾人的作用和效果表现在哪些方面？
4. 什么是亚健康？亚健康有哪些表现？园艺疗法对亚健康人群的作用和效果表现在哪些方面？

1
园艺疗法的构造要素
与实施场所

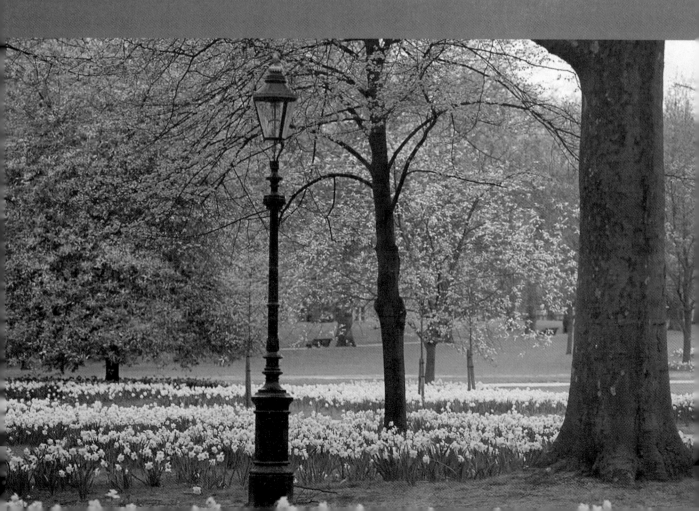

7.1 园艺疗法的构造要素

7.1.1 园艺疗法的构造

园艺疗法由植物、培育和利用植物的活动以及植物生长的环境3个要素组成。作为植物的特点首先是有安静的生命,这是它与其他疗法的不同之处。并且,它是以培育植物为中心展开活动的,人们与植物一起度过生长期,与植物建立了关系,这种活动与进行活动的环境也是与其他疗法不同的。

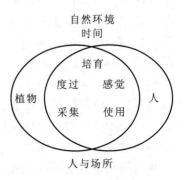

图7-1 园艺疗法的结构

从图7-1中可以看出园艺疗法对象具有以下结构关系:①与植物直接建立关系(植物因素);②与植物生长的自然环境建立关系(环境因素);③通过植物和进行园艺活动的场所与人建立关系(活动因素)。

7.1.1.1 植物因素

从疗法的对象出发,将植物因素的特性分为培育、结果两个阶段(表7-1)。

表7-1 作为疗法对象的植物因素的特性

要素与特性		含义与功能
培育	独立营养	放心感; 有用体验、自我尊重、自我保持与培养; 恢复对季节和时间的感觉; 恢复生活的自然节奏; 维持与改善身心机能;
	死亡与再生	放心感; 恢复生活的自然节奏; 象征性印象(自我投影); 接受现实
结果	营养与嗜好	放心感; 满足本能欲望,适应性退化;
	颜色、香味、味道、触觉	通过五官感受赋予身体活力; 转换心情、消除疲劳
	形状	放心感; 转换心情、缓解疲劳

(1)独立进行营养合成

植物通过光合作用独立进行营养合成,只要有水和阳光便会生长。尤其是自然状态下的野生植物，它们适应风土，与环境保持协调，几乎不需要人的养护。而且无论花草还是树木，都重复着发芽、生长、结果、枯萎这一死亡与再生的过程。这就是植物作为生物的特性。

只需将这些独立进行营养合成的植物放在身边，就会使人们安心，帮助人们恢复季节与时间感觉，恢复生活的自然节奏。而且对于养护植物的人的行为，无论其地位如何、有无残疾，植物都会以与人们的价值观完全不同的方式直接做出反应。只要自己培育了植物，植物就会对自己的行为做出反应，这种感觉，会让人感觉"自己也是有用的"（有用体验），会重视自己（自我尊重的土壤），进而具有了自我保持与培养的机能。虽然动物也会对人的动作产生反应，但这种反应是直接和即时的，与植物是不同。而且动物不能独立进行营养合成，所以饲养时人要花费更多的时间和精力。

将种子或球根种到地里后发芽，意味着一个小生命的诞生。在水和阳光下，自己获取养分并长大，即是植物的个体维持。而种族延续是将与"果实"紧密联系的新一代往下传递的相，自己不具备移动能力的植物，为了保存种群、扩大种的生存范围，通过花朵、果实的颜色、香味、味道来引诱昆虫、鸟等。植物所有的活动都是为了下一代，孕育完新生命后便返回土中。

植物的枯萎和再生循环基本上为一年，多年生草本和树木也以一年为周期重复着。即使在一年四季差异很小的地区，也会重复着某种个体维持和种族延续。而且其枯萎和再生的周期比人的一生要短，植物是将人的生命周期浓缩为很短（如一年）的时间，然后不断重复。另外，动物的死亡与植物的枯萎方式不同。对于人来说，同样是生物，但是比起植物的死亡（枯萎），与自己的性质非常接近的动物的死亡所产生的影响更大。自己饲养的狗死亡的打击，与小心翼翼培育出的郁金香在开花前便枯萎时的感觉有很大不同。死亡带给人的影响与动植物的生命周期及不同特性有关。

（2）作为动物的食物

动物的个体维持与种族延续基本上与植物相差半年并互相依存。也就是说，当植物处于种族延续时期（结果期）时，动物处于个体维持时期。对于摄取植物制造的有机物（植物本身或果实、种子、球根等）的动物来说，这就是自然循环。动物吃掉植物的果实，然后孕育下一代并生长。通过动物，植物也扩大了繁殖的可能性。有了植物的个体维持和种族延续，与之相差半年的动物的个体维持和种族延续也不断重复着死亡与再生。

人们有了食物后会感觉放心。这是因为人不能独立制造营养，需要依赖其他物体。植物的果实对人来说是生命的保证，有了食物，无论大人孩子，无论社会地位的高低，都会感觉非常轻松，可以说这是作为动物的基本欲望与生理欲望的满足。

7.1.1.2 环境因素

园艺的最大特征是能够直接通过身体感受四季变化、天气和植物的生长等自然环境（表7-2）。

表 7-2　作为疗法使用的园艺活动的特性

要素与特性		含义与功能
自然	时间、天气、四季的变化（被动）	季节与时间感的恢复 生活的自然节奏的恢复 接受现实
场所	进行园艺的场所（集会）	普遍体验带来的放心与安全感的保障 归属感的满足（对象场所） 试验探索行为、适应性处理行为的保障 社交功能 满足毫不畏惧的有用感及自爱的机会
人	一起实施的人（相关）	普遍体验 接受性体验、爱他性体验 共通感觉、共同感觉

(1) 自然

培育花草和蔬菜既受季节变化和天气的影响，也包含了四季节奏、时间流逝和生命的节奏。这个节奏是季节感和时间感，是恢复基本生活节奏的指标。人将植物放进室内，就在无意识中建立了与自然的密切联系。

(2) 场所与人

如果只是培育和收获植物，那么只需日照充足、灌溉便利的土地即可。但是，作为疗法使用园艺时，有必要考虑在何处、与谁一起、别人如何看待这个场所以及场所代表的含义。

在长期的疗养生活中，有一个能够到院子里散散步、坐在长椅上眺望花坛、被植物包围、暂时忘掉生病和残疾的痛苦的设施，与有一个大煞风景的候诊室、没有绿色植物的病房、每天只能靠吸烟打发时间相比，治疗及疗养的效果也会有很大不同。

普遍性体验　在有着各种各样植物的环境中，可以观赏、触摸、护理植物。和与自己有着相同病状的人在一起，可以忘记残疾的身体，专心照顾花草，慢慢平复心情。

接受体验　在有自然和植物的场所里，性别、年龄、疾病和残疾、个人的能力差异都不是障碍，即使不能做得像其他人那样好，但是自己能够接受现在的自己。自己的存在被他人接受，人会感觉安定、舒畅，自己接受自己，恢复与他人和与现实生活的关系，走向新的生活。

爱他人行为　没有威胁的"可以放心生活的场所"、包容和接受自己的场所以及人的温暖，能够打开封闭的心灵。稍微习惯之后，无论是只注意自己的人，还是失去自信、认为什么也做不成的人，都会将目光转移到自己能做的事情上，如浇水、除草。在这样的场所中，听到别人感谢自己，这种"良好体验"使自己开始重视自己。

信息的传达　在有植物的场所里，会聚集很多人，既包括病人和残疾人，也包括健康的人。在这种自由并能自然进行交流的场所，不仅可以谈论病情，还能提供很多建议与信息。

现实讨论　园艺活动还具有根据不同的状态进行活动的作用。实际上，使用工具带给自身的具体体验，是确认自己的情况和自我能力的机会。

模仿、学习、改正 通过与他人建立关系，对于社会生活所需的生活技能及更好的人际交往、关系的保持等，也会有切身体验。

表现、宣泄 以植物为媒介，通过活动与对话，人们能够表达自己的心情和想法，使人宣泄，有主体性体验。如果有人倾听自己内心的烦恼与苦闷，能够了解自己，则烦恼和苦闷也会变淡。

共同经历 与其他人"共同做某件事情"时，会产生合作、竞争、协调、拒绝等集体内应有的各种相互作用。在以植物为媒介的园艺疗法中，这种相互作用会更加平静和柔和。而且与植物建立关系的体验，是五官感觉共通的身体性共同经历，对交流有重要作用。

真实体验 人的一生中有很多靠自己的努力无法避免的事情，如见面、分别、痛苦、死亡等。在园艺疗法的场所中，人们不能随意设计植物的生死和自然环境等实际存在的现象，而会体验到事物的真实情况。这种真实体验告诉人们面对任何事情都不能放弃、不能退缩，只能与一起工作的人们接受现实，带给人们心灵的宽慰。

7.1.1.3 活动因素

园艺疗法与其他作业疗法的最大区别在于是否以培育植物这一活动为中心；培育植物为了采摘和使用其果实，需要与植物共同度过生长时期；在此期间，人通过五官感受，感觉到了植物及其周边产生的事物。作为疗法使用的园艺活动的特点，就是与植物的这些关系，即培育、度过、感觉、采集、使用（表7-3）。这些活动特性一般在进行园艺活动时不能意识或觉察到，而是把它当做乐趣来进行。

表7-3 作为疗法使用的园艺活动的特性（引自山本宽，2003）

园艺活动	要素与特性	含义与功能
培育	翻土、碎土、平整、播种、插秧、浇水、除草	因运动增进新陈代谢、使身心有活力 恢复身体的自我感觉 冲动的适应性发散（为了创造而进行的破坏作业） 自我保持和扩大（培育的喜悦与乐趣） 有用体验、自我尊重、自我评价 满足基本的作业欲望
度过	陪伴植物生长	恢复季节感与时间感 自我培养、自我回想 接受现实（适应状况）、耐心
感觉	看、触、闻、听、品	通过五官感觉使身心恢复活力 转换心情、缓解疲劳
采集	收获	成就感、满足感、有用体验 自我保持和扩大（培育喜悦）
使用	做、看、卖、食	自我保持和扩大（创造作业） 自我开放和欲望的满足（消费的满足）

(1) 培育植物

翻土、碎土、平整、起垄的作业是使用铁锹、耙子、犁等工具进行的重体力劳动。这种粗重的、耗费体力的动作，需要基本的骨骼方面的运动机能，这种活动能促进新陈代谢，给身心带来活力。用力活动手脚，支撑手脚活动的体感的安定和平衡，能够放松因紧张和防卫引起的肌肉紧张，恢复通过自己的意志进行身体活动的感觉（此前因生病而变得模糊）。这样，能恢复自己与身体的一体感，促进恢复身体的自我感觉。

为了培育植物而翻土、碎土，这种粗重且重复性的全身性运动是具有明确目的的，那就是使大地再生为可以进行生产的土壤。精神机能中，冲动（精神性能量）被身体能量所替代，可以说这是适应性发散的行为。

另外，在耕作过的土壤上播种、插秧、浇水、除草等培育作业，需要注意力较为集中，既包含了一些纤细的动作，也有比较粗重的动作。这些动作在因生病而受人照顾的被动生活中，具有"培育"、"关怀"和"成为集体中的一员"的意义，满足了人的基本需求（图7-2）。

存在于人们内心深处、希望被关怀和养育的愿望，投射到了培育植物的行为中，然后升华，这种喜悦和乐趣形成了自我尊重和自我培养。不管借用什么样的表现手段，对于要培育的植物，一边看着其成长一边管理它们，会给人带来喜悦感、平静感和有用感。

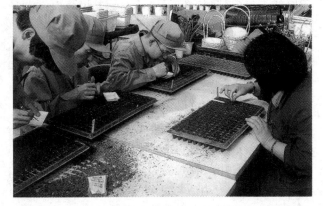

图7-2　残疾人进行播种作业

(2) 陪伴植物

季节、天气、时间的变化和植物的生长，都不能按照人的意志而发生改变。除了浇水、除草等这些主体性培育行为外，还要看天气和植物自身的生长，与植物一起"度过"生长期，在接受现实的同时建立关系。在时间、自然界和生命节奏中，植物对于人们的浇水、除草、施肥行为，通过开花、结果做出了反应，这种反应能够使人们自我尊重和自我培养。

在构造化的治疗方法中，人可以有意识地改变治疗环境，但是在与植物的关系方面，却无法改变。即使通过建造温室，在一定程度上改变植物生长的环境，却无法操纵自然界的天气。

在这种现实的环境中，自己培育与他人培育所体现的人与植物之间的关系是不同的。自己培育的植物开出的花和结的果实与在商店里买到的是不同的，人们会格外地珍惜自己所培育出的成果。

与植物一起度过每一天，那种等待结果的心情，能够恢复人的季节与时间感觉，形成自我培养，联想起自己过去的生活，养成接受现实的性格和耐心。

(3) 用五官感觉植物

植物在生长和结果的不同时期，会有不同的颜色、香味、味道。这是自身无法活动的植物有时为了自我保护或引诱昆虫、鸟、动物帮助自己传粉的需要。需要授粉的花与蜜具有昆虫、鸟类等可食用的气味和刺毛；未成熟的果实颜色暗淡且味道苦涩，果实成熟之后则颜色鲜艳且味道甘甜。

不同植物在不同时期具有的颜色、气味、形状、触感、味道等，刺激着人的五官，唤醒人迟钝的感觉。人在生病时，身体节奏和生活节奏都会被打乱，五官感觉的大部分为了保护身体会自动关闭。这些被打乱的节奏及关闭的五官感觉无法用药物等人工性治疗来恢复。但是，根据四季变化，植物会用颜色、气味、触摸时的感觉、果实的味道、随风摆动的声音等，刺激人的五感，从而唤醒人的感觉。其颜色、气味、姿形静静地打开了闭塞的感觉和心扉，使过激变化的心情逐渐平静下来。

(4) 采摘果实

收获自己培育出的果实，是对自己的行为结果的肯定。即使是一个茄子、一朵花，当收获了自己种植的成果后，人会有培育成果的真实感受和取得成功的喜悦，心情也会变得丰富起来。这是因为作为园艺结果（作品）的花和果实是培育生命的成果，同时也是养育我们生命的产物，为收获的人带来安心感。换言之，给人带来了制造某种东西的行为的成就感、满足感，伴随着有用体验，保持和扩大了自我感觉。

(5) 使用植物

用培育出的花草做成装饰物或盆景等的操作，需要集中注意力，是以纤细动作为中心、劳动强度小的运动，能够适度地增进新陈代谢，为身心增加活力。这些创造性的行为和结果促进了自我表现，满足了自爱，保持和扩大了自我。

烹调和食用所收获的成果是消费乐趣中最原始的一种，是释放自我、满足基本需求（生理需求）的行为。与烹调和食用相关的很多动作是纤细的、与生活紧密相关的，在日常生活动作训练中占有重要位置。

另外，在园艺中，自己在享受收获的蔬菜、鲜花的同时，有时还会有将多余部分卖给他人的活动。卖方和买方通过自己对自然的共通体验，通过出售商品瞬间联系在了一起。

7.2 园艺疗法的实施场所

7.2.1 园艺疗法实施场所的作用、条件与类型

7.2.1.1 园艺疗法实施场所的作用

(1) 植物对精神机能发挥作用

通过感觉器官，人们认识植物的色彩、形态、大小、香味、质感等。在此过程中，产生了美丽、旺盛等情感。也就是说，植物所具有的信息，通过人的感觉器官得以输入，大多数情况下，给人们带来快感，缓和人们的紧张情绪，减轻压力，给予活力。如

果在园艺疗法实施场所栽植了人们熟悉的植物，可以通过使人产生各种各样的回忆、联想、怀念的心情发挥精神治疗的作用。

（2）通过与植物的接触对身体与心理发挥作用

如上所述，通过与植物的关系易于产生愉悦的快感。对于植物产生的关心，通过植物的栽培管理得以提高。

作为植物养护管理共通的手法有浇水、摘除残花、除草等。实际上，这些作业都是共通的。浇水的过程就是：给植株的基部洒水→对土壤是否潮湿进行判断→对于浇过水的植物产生记忆→目标转移到需要浇水的植物，这种过程反复进行。摘除残花的过程就是：找出开败的残花→摘除残花→对于摘过残花的植株进行记忆→寻找新的开败花朵的植株，该过程反复进行。除草过程就是：找出杂草→拔除杂草→对于拔除杂草的场所进行记忆→寻找新的杂草，这种过程反复进行。该种作业，以注意机能的维持为前提，其过程为：作业→短期记忆→注意的移动→作业的过程反复进行。对于植物进行培育、管理等类似能动的行为，在刺激大脑前头联合领域（管理精神机能的组织）所承担的精神机能的同时，也对手、足等的运动机能产生刺激。这种刺激对于具有身体障碍、外出机会减少的人，在身心机能或者日常生活动作的维持、恢复方面具有十分重要的意义。

（3）愉悦的空间增加愉悦的笑容

植物在具有缓和人的紧张刺激的同时，可以成为话题。在园艺疗法实施场所，可以看见人们的脸上消除了紧张，产生慈祥的微笑。在此，即使对于不认识的参加者（患者），也会打声招呼、说谈几句。此外，植物的培育、管理，还具有需要协作进行的场合较多，可以一边谈话一边进行等的特点。有植物的空间，是一种社交活动易于进行的空间，成为人们治愈、娱乐的场所。

7.2.1.2 园艺疗法实施场所应具备的条件

园艺疗法实施空间应具备的条件可概括为"SAFE"。它可以被理解为"安全"之意，是 safety, accessibility, flexibility, easiness 的第一个字母的组合，该顺序正是进行园艺疗法实施空间建设时应该追求的目标。

（1）安全性（safety）

首先，考虑移动上的安全，要求地面平坦、渗透性能好，即使下雨后也不容易打滑。没有台阶和障碍物，并且根据需要设置扶手。对于铺装材料，在利用木材时，随着数年后材料的劣化，起到固定作用的钉钩等会拔出，成为绊倒的原因，有必要注意。石板、砖以及瓷砖等雨后易滑，应当注意。

考虑活动上的安全，园艺疗法实施场所的建筑物或者种植槽等的配置和栽植十分重要。虽然遮蔽空间也应该重视，但类似于圆柏这类高绿篱，易形成死角，应该避免。

植物自身的安全性也十分重要。有时用于庭园草花的有些为有毒植物，有些为有刺植物（如月季、火棘、柑橘类中的一部分、小檗等）。此时，要考虑是否会产生误食现象以及枝条是否会对视力障碍者造成伤害等。雪松多用于圣诞树装饰或者庭园树栽植，当患者进行拔草时，有时会发生刺伤等事件。此外，虽然植物自身不会蜇人，但如山茶花、茶梅等有茶毒蛾，即使不直接被毒蛾类蜇，在树下或者树的下风位置也会受到危害。如柿树、樱花、梅花、杏、榉树、枫树类、柳树、板栗、核桃、石榴类等树木，多着生毒蛾类，当被这类树上的毒蛾刺到之后，会产生剧烈、难以忍受的疼痛。为了安全、安心地利用园艺疗法实施场所，应该了解植物及害虫带给人的危险性，并且有必要进行定期的观察、发现和进行早期防治。

考虑到健康上的安全，确保能够适应身体状况的休息场所非常重要。可以休息的草坪、提供遮阴的树木以及亭子都是有效场所（图7-3）。在设计园艺疗法实施时，虽然难于营造非常多的遮阴地，但至少应该在直射阳光强烈时，确保利用者有可以休息的遮阴地。此外，在遮阴处，还应该设置给水设施。为了使各类人能够安心使用，尽量不要使用农药。种植病虫害少的植物，并在没有植物的场所或者园路上，利用铺设抑制杂草生长的材料防止杂草的繁衍，既不需要花费除草的时间、财力，也不需要使用除草剂是十分重要的。

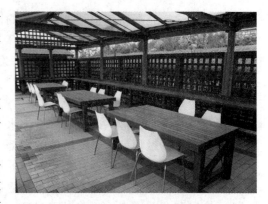

图7-3　园艺疗法操作场所最好选择与四周保持通透的场所

（2）易达性（accessibility）

园艺疗法实施场所是否能被更多的人利用，取决于它的易达性。在公园和办公楼之间建设园艺疗法实施场所，要求易于发现且到达该的距离不要太远。如位于易达性好、人来人往之处，除了需要治疗的患者利用之外，由于其他人也多利用，很难起到治疗的效果，也应该引起足够的重视。

在园艺疗法实施空间，考虑到应该让各种各样的人进行植物的培育，还要求在场所附近的植物栽植附近设置栽培管理必要的自来水管、工具仓库等，以及设置处理枯枝落叶、残花、扔掉的花苗以及扔土的后备场所。

（3）柔软性（flexibility）

为了在参加者（患者）入园时都尽可能得到娱乐、治疗的效果，常常要求花开不绝、能够感觉到季节感的植物配置。例如，在春节前后，应该看到梅花、蜡梅、迎春花等；在不同季节看到不同植物开花、叶变色等景象。当人们看到这些景象时会引起回味，感到季节的变化而起到治疗效果。这些是对于四季变化的植物的柔软性。

作为对于各类人的柔软性，应该营造满足大多数人所需求的空间。这并不是说对满足多种多样的个别需求，而是营造对于谁都合适的空间之意。如营造可以步行、坐、躺的草坪空间。

作为园艺疗法实施空间，应该根据利用者的需求，在不同的季节、年份形成相应的花圃、菜园，或者提供数个小型的栽植空间，营造成向利用者募集的可以治疗的花坛、组合盆栽等景观。一般来讲，公园中栽植花草的空间多与园路严格分开，属于不允许进入的空间。如果把这一大块栽植空间进行划分，其间设置小型园路，可以一边行走一边与花草树木接近。

摘除残花、收集枯叶、除草等属于管理者的工作内容，不能只让参加者（患者）看着,如果让参加者亲自参加会更有趣。实际上,在国外的公共绿地中,多把一定的绿地空间租借给一定的团体进行从栽植设计到维护管理的工作,但对于园艺疗法实施,不需要把绿地空间租借给某一特定团体,而是让来园者、参加者在不感到是"被让做"的情况下,看见残花就主动摘除、看见枯枝落叶就主动收集打扫等。这种行为,使参加者感到自己是其中的一员,对自己的休憩、治疗空间进行维护管理,其效果远比只看看的效果要好。

(4) 容易性(easiness)

园艺疗法实施空间,不仅要求它是安全的,而且要求它是易于使用、娱乐的空间,应该考虑到以下3点:

外观漂亮　观赏时的注意点在于色彩、大小、形状等。特别是对于色彩的看法会因年龄发生变化。45岁以后随着年龄的增加,白内障患者开始增加;80岁以上的高龄者,几乎所有的人都会发生某种程度、某种形式的白内障症状。虽然加重的速度与程度因人而异,白内障患者对于原色易于辨别,而对于紫色、茶色以及粉红色不易辨别。一般园艺疗法实施空间的色彩多以暖色调为主,所以有必要根据利用者的年龄选择植物色彩。此外,即使是相同种类的植物,因为花朵大小不同,其观赏方法也会有差异。具有花大、色彩单调等的特征的植物从远处易于辨别。花朵小、具有彩纹的花卉从近处观看易于明白其特征。该类花卉可用于花卉吊篮以及升高花床的制作,或栽植于园路两侧,这样有利于观赏。该点对于娱乐芳香植物以及触摸植物更为有效。

易于使用　在视力不好、运动机能有障碍的人中,有的人手指使用不便,接触植物时会对植物造成危害。即使粗放的管理也不会枯死、不易受伤的花坛用多花类草花、芳香植物等主要利用茎、叶,对于没有必要开花的植物,在谁都能够触摸的区域栽种比较容易。

易于作业　为了易于作业,园路曲线、宽度等空间创造是十分重要的。有轮椅通行时,直线情况下最低宽度为80cm,左右转弯的园路必要宽度为150cm左右。此外,为了作业,放置工具、土、肥料以及花苗等空间和人们安全活动的空间是必要的。园艺疗法实施要求的是宽松的设计。

7.2.1.3　园艺疗法实施场所的类型

园艺疗法实施场所分为室外和室内两类,室外场所除了最为理想的园艺疗法专类园、植物园园艺疗法角之外,还包括庭园、花床、屋顶花园、阳台、路旁等(图7-4);室内场所包括会客室、居住房间、走廊、温室、塑料大棚等。

如特殊教育学校、少管所、监狱等,由于会利用园艺治疗对受训者进行智力或职业训练,如医院、精神病院、养老院等,会利用园艺来进行辅助治疗,这些地方都应该建有园艺治疗实施场所。

7.2.2　园艺疗法园

园艺疗法园的基本要求是具有公园外貌,具备园艺操作活动设施,还要兼有社会福利医疗设施功能。其主要应用形式包括芳香园、色彩园、便利的种植床、吊篮栽植等。

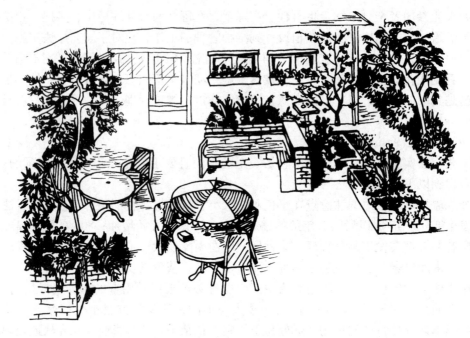

图 7-4　理想的室外园艺疗法场所

为特殊人群提供一个进行园艺活动的场所，通过色彩、香味、质感、水声、昆虫活动等刺激其感官，感受自然的美好，建立信心，锻炼肌体，最终达到辅助治疗和康复的效果。

园艺疗法园按功能通常分为通过五感欣赏植物的展示园区和学习园艺技术的活动体验区两大部分。为了说明理想园艺疗法场所的设计与布局情况，在此以日本兵库县立淡路景观园艺学校的园艺疗法庭园为例对园艺疗法园进行介绍。该学校坐落于以建设世界著名公园绿地岛为目标的兵库县淡路岛内。园艺疗法园是该校为了面向21世纪的老龄化社会培养园艺疗法专门人才于1999年4月开放的，位于校园东侧，面积为1200m^2，分为展示区与活动体验区两部分。

(1) 展示区

展示区以"人与植物"为主题，展示能够给予人们五官娱乐的植物以及说明植物能够给予人们的治疗效果。设有立体花坛、坐用花坛、藤本植物花架、悬垂花盆棚架。另外，还设有可用感官进行娱乐的彩色花坛、触觉花坛、音响花坛以及芳香味觉花坛。彩色花坛位于庭园入口处，以鲜艳的色彩为表现主题，栽种彩色植物。触觉花坛栽植柔软的、带刺的、光滑的或叶片粗糙的各种植物，通过手指触摸达到治疗、娱乐效果。该花坛主要为盲人服务，所有植物都用盲文标明名称。音响花坛是在聆听喷泉的水声、风吹植物叶片发出的声响的同时，观赏迎风招展的禾本科植物。芳香味觉花坛则种植芳香植物、有刺激性气味植物以及可品尝的植物。

(2) 活动体验区

活动体验区是为通过园艺疗法实习，让高龄者与残疾人等在户外触摸土壤与植物的同时，使学生学习、掌握园艺疗法实际方法与技巧的场所。设有实习花坛、野外教室、操作间、休息小屋、温室以及野外炊炉等。实习花坛设置有 40cm，60cm，80cm 3 个高度的花坛，供不同身体状况的参加者进行定植、除草、浇水、摘叶、采花等各种园艺活动使用。野外教室是为参加者与学生在治疗开始前一起进行交流、研讨，掌握活动内容的场所。操作间设有屋顶，三面为格式窗，一面开敞，形成相当于室内与室外的中间空间，中间的长条操作桌为集体使用，在进行园艺栽培、增强身体技能的同时，还可进行社会交流。休息小屋为实习途中或结束后喝茶、休息的场所，促进参加者之间的相互交流，加深感情，同时可以在紧急避难时使用，给参加者一种安全感。温室内栽种需要室内保护的实习植物。野外炊炉为参加者享用自己栽培的可食用植物时使用，大家围坐在炊炉周围品尝自己的劳动成果（如收获自己栽植的红薯，烘烤后食用），增加充实感与成就感，增强参与意识，加强交流。另外，全园地面采用多种材料铺装，患者可在此接受步行训练，特别是对于盲人可以增强感知空间的自信。

7.2.3 植物园园艺疗法区（角）

园艺疗法实施场所除了应用现有植物园条件外，还可以在植物园内设立园艺疗法区（角），目前设立园艺疗法区的植物园中当属美国芝加哥植物园园艺疗养园以及俄亥俄州克利夫兰市植物园内的伊丽莎白及诺娜·埃文斯康复花园最为著名。

(1) 芝加哥植物园园艺疗养园

芝加哥植物园位于美国伊利诺伊州格兰科区，面积约 1.56km^2，收集展示了 15 000 种约 230 万株植物，是一座集科研、科普及优美环境于一体的综合性植物园。在 23 个专类展示园中，园艺疗养园（Enabling Garden）是一座独具特色的花园，也是园艺疗法在植物园中应用的典范。该园艺疗养园面积为 1022 m^2，呈规则式布局。在设计师的精心设计下，多种植物巧妙地分布在花园中，供人们感受植物，参与园艺活动。

芝加哥植物园园艺疗法场所分别设立了下列功能区域：

花卉吊篮（Hanging Baskets） 独特之处在于它们是可以任意升降的，即吊篮的悬挂装置是可升降的。当使用者在进行园艺操作或更换吊篮的植物时，不论其高矮，都可以将吊篮降到使用者最为舒适的高度；当操作完成后，再将吊篮升至适宜的高度供人观赏。这种设计对行动不便的人来说无疑是便利的，他们无须爬高就可以享受布置一个漂亮吊篮的乐趣。

触摸床（Tactile Bed） 在抬升的花卉种植床内均匀分布着一些金属栅格，每个栅格内种植着一些不同的植物。具有视力障碍的人可以顺着栅格的引导触摸其中的植物。这些植物具有不同的质感，如银叶鼠尾草具有银灰色、柔软、绒质的叶片；藨草（*Scirpus triqueter*）细长的针状叶具有细腻的质感；玉簪（*Hosta plantaginea*）宽大的叶片光滑、革质，并有明显的叶脉。这些不同的特质可以刺激和加强人的触觉功能；同时，有些植物还具有独特的气味，如薰衣草的淡雅、薄荷的清凉等，能够刺激人的嗅觉，人们可以感知到植物的多样性，而且芳香的气味令人身心得到放松。

浅盘种植床（Shallow Pans） 这种浅盘式的种植床被设计成 3 种不同的高度，可以满足不同身体状况的人参与园艺活动。浅盘的下部是空的，为乘坐轮椅的人提供了一处空间，令他们在进行园艺操作时更加舒适和便利，使"轮椅园艺"成为可能。

高床（Raised Beds） 这种花卉种植床的高度比普通的花池要高，有2种高度，分别为60cm和90cm。这些抬升的花床主要是为老年人、腰背不好者以及关节炎患者准备的，他们可以在轮椅上轻松地触摸到这些植物，清楚地看到植物名牌；在种植花草时可以避免弯腰的麻烦和痛苦，令他们参与园艺活动、亲近自然的愿望得以实现，享受和普通人一样的生活。

抬升的水池和水墙（Raised Pool & Water Wall） 考虑到人的亲水性，设计师将水池抬升到一定的高度，令人可以更加方便地观察和触摸多种水生植物，也可以将手放入干净、缓慢流动的水中，以感受水的柔和与动感。水墙是指以一面墙作为背景，水像瀑布一样从墙的上端流入下方的水池。潺潺的流水声可以刺激人的听觉功能，感受自然气息，起到净化心灵、陶冶情操的效果。

立体花墙（Vertical Wall Garden） 将草本花卉种植在立体的花墙上，中间用木格进行分隔和固定。立体的形式有利于人们从不同的角度观察并触摸植物。此外，在植物的选择上也颇有讲究：天竺葵具有亮丽的花朵，叶片宽阔粗糙并具有芳香；红苋叶片紫红，细长而有韧性；凤仙花具有鲜艳的色彩且观赏期长；花叶薄荷叶片柔软并散发出清新的味道。因而这面花墙不仅形成了一道亮丽的风景，还可以有效地刺激人们的视觉、触觉和嗅觉等多种感官，使人全方位地感受细节所带来的趣味。

工具棚（Tool Shed） 工具棚内展示了各种园艺操作工具，并有志愿者向游人讲解每种工具的用途和使用方法，其中包括一些为特殊人群设计的工具，如短柄铁锹、左手修枝剪等，指导参与园艺活动的人如何通过使用便利的工具令园艺活动变得更加轻松。

容器栽植区（Container Court） 该园设置了一块区域进行容器栽植示范。在大小不一、形状各异的容器内可以栽植花卉、草药、蔬菜，甚至灌木和小乔木，容器和植物的和谐配置构成了精美的画面。容器栽植与种植床栽植相比，具有更加灵活多样、容易更换的特点。每个容器的种植量较小，对年老体弱者来说完成起来并不费劲，容易获得成就感。

抬升的草坪（Raised Lawn） 普通的草坪建在约45cm高的台子上，使腿脚不方便、身体不灵活的人在没有别人协助的情况下，可以轻松地从轮椅上移动到草坪上，或者从草坪上移动到轮椅上，使每个人都能享受到坐在草坪上的乐趣。

（2）俄亥俄州克利夫兰市植物园内的伊丽莎白及诺娜·埃文斯康复花园

荣获2006年度ASLA综合设计荣誉奖的伊丽莎白及诺娜·埃文斯康复花园（The Elizabeth & Nona Evans Restorative Garden）是近年来西方出现的比较优秀的设计作品，位于美国俄亥俄州克里夫兰市植物园内，占地约1200m^2，地表略微倾斜，园内生长着很多成年乔灌木。花园与一个热闹的就餐露台相邻。站在植物园的图书馆里，可以看到人们在花园里散步、在露台上开心地享用各种美食。

花园由3个区域组成：适合游人安静休息的沉思区，供单个游客探索或大批游客学习的演示探索区，园艺疗法区。

沉思区 沉思区是一个简单、雅致的空间，与植物园的图书馆相邻。一株开白花的成年玉兰立于水池的前方，后面是一个喷泉：水从一处低矮的围墙的顶部喷出，流进一个小水池内。花园里是大片的草坪，一面爬满藤蔓植物的石墙从图书馆延伸至花园，在保护草坪的同时将花园的入口、坐席区和整个花园的景色自然地融合在了一起。该区域的色调给人以静谧的感觉。在这里，人们更多的是感受到浓浓的绿荫所带来的宁静和清新，散发着淡淡香味的鲜花则成为一种点缀。该区域所用的材料均充分体现了图书馆与植物园的关系，并进一步凸显了图书馆雅致精美的细节设计。

学习探索区 学习探索区位于沉思区低矮围墙的后方，该区域被高高的石墙围合，是植物园园艺临床医学家的"战场"。石墙并非普通意义的硬件设施，而是具有锻炼人们触觉、嗅觉、听觉功能的医疗设施。设计人员精心挑选产自当地的石块、极具趣味性的植物和水景：瀑布、水池和池内覆满苔藓的石块间不断冒出的一个个水泡构成该区域的主要景观。墙上和种植床里高低错落的植物吸引着人们去闻、去触摸，感受园林带来的乐趣。

园艺疗法区 园艺疗法区是一个光线充足、宽敞开阔、色彩绚丽的区域。感官刺激效应在此尤为突出。为了让行动困难的人能"使用"园林，设计师仔细挑选植物，注意设计细节。不同高度和花期的十多种罗勒属植物，不仅使植物景观显得格外丰富，同时还让行走的游人和轮椅使用者拥有相同的感受花香的机会。这里的道路、活动区及欢迎区都很宽敞，设计师根据行为动力学和满足多人疗养需要的条件进行设计。盆景墙和狭长的小路是为没有残疾或疾病的游人准备的，健康专家也非常欢迎没有残疾或疾病的游人来园林了解植物疗养、植物学及造园方面的知识。

7.2.4 其他园艺疗法实施场所

7.2.4.1 树（森）林

目前树（森）林其树木发散出的挥发性物质，作为森林浴的效用得以认识。积雪融化后的山毛榉林以及萌发新绿的赤松林的爽快清新感对于享受过森林浴的人来说难以忘怀。

森林中有鸟鸣、小动物的啼叫、潺潺的流水声、吹过树梢的风声等声音，早春和初秋飘浮着的芳香和味觉，可触摸树叶、树皮、果实等，属于一种自然状态的触觉花园。

1988年，法国的拉路修修路阳市，在郊外9km处的穆郎帕邦湖畔，为包括视力障碍者在内的全体市民建设了10km长的植物花道。在花道两侧栽植了大约30种植物，并设置了具有耐湿性的木制标柱30个。标柱垂直面，描绘有供普通市民使用的植物名称与叶的形状，水平面上雕刻着供盲人使用的点字植物名称与叶片形状。植物名称除了拉丁名、法名，还刻上了当地的俗名。

为了能够使健康者以及残疾者能在森林中享受到森林浴的快乐，必须对森林景观进行规划，对设施、设备进行改良和完善。

7.2.4.2 市民农园

欧美、日本等发达国家大力推广市民农园，即市民在郊区租赁或购买一块土地，在此种花种菜，节假日全家驱车前往。播种、移植、浇水、施肥，接受阳光浴、森林浴与田园浴，焕发精神。这实际是一项以城镇市民为参加对象、面向全社会的园艺疗法活动。

农业旅游起源于19世纪30年代的欧洲。开发之初就引起了游客的极大兴趣，之后意大利在1865年成立了"农业与旅游全国协会"，专门介绍城市居民到农村去体味农业野趣。农业旅游发展到20世纪中后期。出现了具有以观光为职能的观光农园，使得观光内容日益丰富。农园内的活动以观光为主，并结合食、住、游、娱、购等多种方式进行经营，并相应地产生了专职从业人员，这标志着农业旅游不仅从农业和旅游业中独立出来，而且找到了旅游业与农业共同发展、相互结合的交汇点，标志着新型交叉产业的产生。

20世纪80年代以来，随着人们旅游需求的转变，对度假的需求日益增大，农业观光园也就相应地改变了其单纯观光的性质，扩展了度假、劳作等功能。如日本的市民农园、农业公园和农村度假村，英国出现的农村公园等，这些观光农业公园为游客提供娱乐、休闲、度假设施，并为游客提供了参与农业劳动的活动。农业观光园80年代进入我国，迅速成长并被广泛认可，成为旅游者甚为推崇的旅游项目，得到了旅游开发商和政府的高度重视。从当初的观光果园和"农家乐"到90年代初出现的高新农业科技示范园、复合式农业观光园。

由于乡村旅游对于农村经济改革与发展、农民生活水平的改善、乡村生态环境的改善以及乡村文化的保护都有着重要的作用，所以2005年国家旅游局为配合乡村旅游的开展，评定了203个全国农业旅游示范点，2006年又将我国的旅游主题确定为"中国乡村旅游年"。乡村旅游开发的主要形式是农业旅游，其形式经由单纯的农业观光和"农家乐"，再到现在的专门以营利为目的，集观光、娱乐、休闲度假、餐饮和住宿为一体的综合型的主题农业观光园。

国内外的诸多研究机构和学者对农业观光园的开发和发展问题进行了研究和探讨，并做了大量的实践工作。在相关理论的指导下，北京、上海、深圳等城市郊区农业观光园率先发展起来，并保持了良好的发展势头。

然而在农业观光园的开发中也存在着一些问题，如开发形式千篇一律、普遍存在的开发深度不够、人造景点粗糙、吸引力不强、客源层次欠丰富以及安全状况不佳、卫生条件差等，同时由于我国幅员辽阔，各地的自然人文条件千差万别、经济发展水平不一，目前还尚未建立专用于园艺疗法，突出园艺治疗作用的庭园与场所，这也是我们今后发展中应该注意的一大问题。

7.2.4.3 人工基盘上的绿地

人工基盘上的绿地包括屋顶绿化（花园）、墙面绿化、阳台绿化等。该类绿地的主要功能在于生态改善与景观美化等方面。此外，位于城市中的人工基盘上的绿地在人们身心改善方面的功能越来越受到关注。东京圣路加国际医院屋顶花园"家庭庭院"就是一个典型实例。

位于东京中央区的圣路加国际医院在把20世纪20年代中期建造的旧医院进行重建时，以位于第二街区的占地约3.9m^{2}的新医院楼为中心，在第一街区建设了护士大学，在第三街区建设了护理设施。通过营造以圣路加花园为首的大面积的地面开敞空间和大规模屋顶花园，大大提高了整个街区的环境价值。日本建设省还于1993年授予该项目

7　园艺疗法的构造要素与实施场所

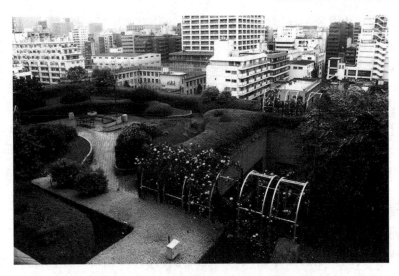

图 7-5　从高层楼楼道窗口俯瞰屋顶花园

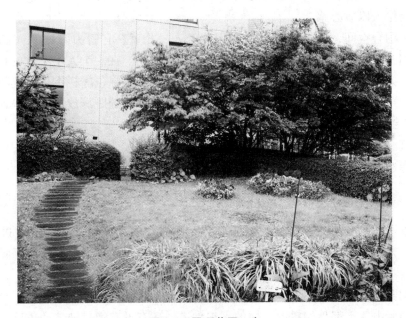

图 7-6　屋顶花园一角

为"绿化设计奖中的建设省大臣奖"。

　　大规模屋顶花园位于第二街区的新医院楼的 6 楼顶（图 7-5，图 7-6）。医院的"绿化具体化规划委员会"认为，应该让患者感觉就像回到家，建造让患者轻松放心的庭院。因此，拓展了庭院的印象，并从营造具有野趣味的角度出发，以"城市中逐渐失去的自然的恢复与交流"为主题。

　　除了新医院楼 6 层楼顶的屋顶花园"家庭庭院"之外，从候诊室可以看到的 3 层楼顶上也营造了屋顶绿化空间。在此主要栽植了箬竹和八仙花类。在阴雨天有雾时，可以形成富有野趣的高山草原的氛围。

因为建筑设计阶段就考虑到要在6层屋顶营造屋顶花园，所以，虽然"家庭庭院"位于北侧，由于设计合理，日照条件充足。考虑到造价的原因和接近自然的目的，土壤选择了田园土，同时田园土还可以混入杂草的种子，有利于自然野趣的形成。排水层使用了珍珠岩。该屋顶花园的最大特点是使用了侧壁通气材料。

楼顶设计的荷载为 $1t/m^2$。田园土的比重为 $1.6t/m^3$，平均土厚为 $50\sim60cm$。没有利用高大乔木来形成树荫，而是利用轻质的木制亭子和攀缘植物形成供人们休息的绿荫环境。

7.2.4.4 与生活、治疗密切相关的实施场所

(1) 放松的休憩空间

在庭园及其周围土地的交界处或入口处用植物围合起来，使庭园内外空间分割开来，产生一个围合起来的大空间，进入之后会使人心情放松。生病后，身体自我保护的感觉减弱，时常会感觉虚弱的心灵和身体直接暴露于外界。此时，一个舒缓且有明显隔离的场所会给人以放心感。

这样的围合空间，也是为了不给痴呆性老人、儿童、有智力障碍的人们带来压迫感，使他们不会因从安全的场所进入危险的场所而迷路。在一个人手不足的托儿所或医疗设施内，如果出入口处被很好地管理起来，再有一个被绿色栅栏围住且比较宽敞的花园，则能让孩子们自主地游戏，老师们也能在稍微远一点的距离放心地守护他们。

(2) 集会场所

设想有一个稍微宽敞的草坪，可以使大家聚在一起，或坐或躺，孩子们可以在来探望的家人旁边玩耍，一起品尝带来的盒饭。有时可以请镇上的音乐爱好者来演奏音乐，举办一场音乐会，或者利用旁边的疗法花园里采来的香草，大家一起做饼干，举办聚会活动。

这可以不是具有某种特定目的的场所，而是多功能的场所。总在室内进行音乐疗法、娱乐、艺术疗法、理学疗法和作业疗法，偶尔也到室外去，也是很有乐趣的，大家的心情也会与平时有些不同。

(3) 娱乐场所

生活场所中并不都是如室内一样的平坦大道，还有没有经过铺装的道路、凹凸不平的道路、砂石路、长满草的路、坡路、弯曲道路、细路、台阶等。虽然园艺庭园多少有必要考虑无障碍设施，但是可以在康复室内自由修建在其他室内无法体验的生活道路。一边赏花一边走在与自己能力相符的小路上，这本身就是一种步行的康复活动。伸手触摸一下花草、护理花草，就成为调节身体平衡的练习。在这类场所里面多设置几张椅子和桌子，对于起居移动的练习也是必不可少的。

屋外的庭园环境比屋内的训练室更加接近日常生活。作为从障碍很少的医院回归生活场所的准备阶段，园艺疗法的设施具有过渡空间的作用。如果在空间营造上听取理学疗法师与作业疗法师的建议，则可以起到恰当的康复的作用。

(4) 农田旁的蔬菜园

建立人与人良好关系的捷径就是一起吃饭。即使是对园艺活动不感兴趣的人，对于吃饭和食物也会感兴趣。医院和医疗设施内的谈话也多是关于食物的。可以说，栽培蔬菜、香草、果树等，大家一起品尝所收获的成果，这只是园艺疗法才有的作用。与烹调买来的材料不同，大家一起食用自己栽种的东西，这个意义更大。

当然也可以带到医疗设施的厨房进行烹调，但还是不如在收获的现场食用更具意义。因此，可以建一个具有简单厨房功能的园艺厨房。里面有清洗蔬菜和餐具的水槽、可以烹调的桌子及煤气灶等，如果还有烤肉等室外烹调设备就更好了。如果有能够收纳调味料、餐具、厨房使用工具的简单亭子等，也可以兼做园艺活动的休息场所。如果这些都很难办到，那么只要有野营用的煤气灶或铁板烧用的铁板就可以做到。

但是，在医院和医疗设施内设置这样的场所，所遇到的问题不仅仅是空间方面，还有卫生方面，要听取营养师和卫生管理员的建议，有时也需要根据活动内容向保健所申请。

(5) 树荫与隐蔽场所

人有时希望静静度过时间，慢慢思考以后的事情，只是需要安静地坐着。在医院和医疗设施内也有必要营建这样的空间。在进行园艺疗法庭园的一个角落，或者林荫深处，或者别人不易看到的地方，有一个能够静静待着的地方。这样的空间不仅对于医院、医疗设施内很难有隐私空间的住院人员，而且对于在这里工作的工作人员来说，也是必要的。

(6) 有水空间

让小河流水漫过自己的脚，只是站在水边看着流水，听流水的声音，疲惫的身心就能得到放松。有水空间能带给人不可思议的安静。通过小溪、泉水、喷水、池塘等各种形式可以将有水空间引进园艺疗法的庭园中。如果这些设备比较困难，可用大的水盆代替池塘，放入水草，养些金鱼等。

7.2.4.5 室内空间

(1) 建筑物中庭

中庭为建筑物内部四周明柱无墙的空间的总称。一般来讲，该类中庭空间上部有天窗，对于采光等可以自由进行调节。其中有的有庭园绿化，有的没有。有庭园绿化的中庭空间是进行园艺疗法的理想场所。

(2) 温室

对于进行园艺疗法实践的人，一提起作业场所首先想到的就是温室。温室不仅是进行植物培育的最好环境，而且对患者来说也是理想的治疗环境。温室因为有玻璃墙壁和屋顶形成开放空间，具有室外环境一样的气氛和安心感。温室中飘浮着湿润的空气，有温暖的阳光透射进来，近似于大地与自然之中的感觉，让人感到舒适和安心。一般来讲，温室内有郁郁葱葱的绿色植物，湿润的空气中飘浮着植物特有的芳香气味。而夜间的温室又与白天不同。

温室入口处多为透明状，从该处访问者、探视者可以眺望温室内患者、工作人员、志愿者等进行园艺疗法实施的状况。温室展示窗处展示着园艺疗法程序所进行的项目及其作为活动成果的手工艺品。手工艺品的一部分可以成为贩卖品。此外，还在该处张贴每月、各季节的活动内容。

温室可与咖啡店相邻，对于来店游客可以起到宣传园艺疗法的作用。

如果了解植物栽培和养护管理的手法，一般的植物都可以在温室内进行栽培。此外，在温室内，可以以最适宜的条件进行植物的管理养护。温室内，即使地面上有土壤和水，也没有必要如室内一样马上进行打扫。有的植物可以栽植在温室地面，有些植物可以栽植在温室内的花台、花盆等容器内。

温室是能够体验到植物所具有的丰富魅力的场所。

温室的利用价值非常高，但是设置费用也较高，还需要日常的灌溉、通风、光照和遮光、冷暖气等维护，因此初期费用会很高。

(3) 办公室

办公室为大多数的城市活动者长时间度过的空间。在该类空间中，多会在身心方面产生源于工作上的压力。因此，该类空间需要有缓和压力的机能。根据有关研究报道，在办公室摆放绿色植物可以起到缓解压力、调节身心状况的作用。

(4) 医院

医院不仅是治疗的场所，也是调养的场所，特别是对于长期住院者更需要调养。所以有必要在病房、走廊、候诊大厅(室)等处进行绿化或者摆放植物。

小　结

本章讨论园艺疗法的构造要素与实施场所两部分内容。

园艺疗法的构造要素包括与植物直接建立关系，与植物生长的自然环境建立关系，以及通过植物和进行园艺活动的场所与人建立关系。园艺疗法的实施场所可以分为园艺疗法园(区)和其他场所，并根据空间的特性分为室外场所与室内场所。本章首先介绍了园艺疗法的构成要素。接着，在讨论园艺疗法实施场所的作用、条件与类型的基础上，重点介绍了园艺疗法园与植物园园艺疗法区(角)。并简单介绍了市民农园、人工基盘绿地等其他类型的园艺疗法实施场所。

思考题

1. 园艺疗法的构造要素包括哪些？这些要素各具怎样的特点？
2. 园艺疗法实施场所应该具备什么条件？
3. 园艺疗法园具有哪些功能分区和设施？
4. 除园艺疗法园之外，可以实施园艺疗法的场所还有哪些？

8

园艺疗法实施程序
设计、实施过程与评价

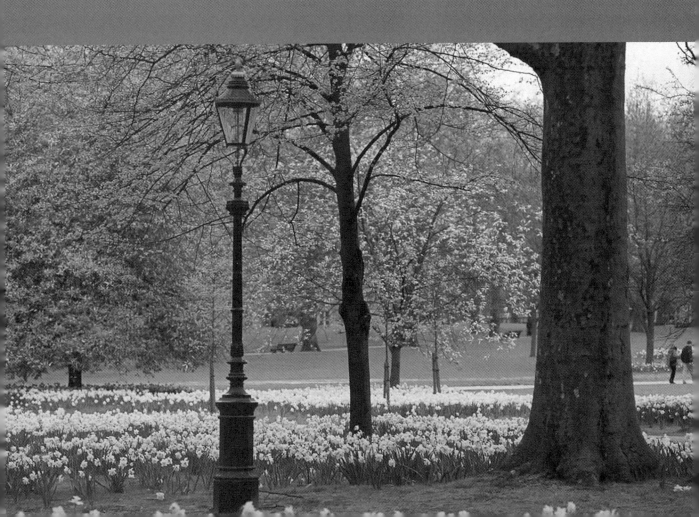

为了充分发挥园艺疗法的效果，必须制订合理、详尽的实施计划。根据设定的治疗目的选择实施内容、场所、植物种类、适当的园艺工具等。

由于园艺疗法对象在学习、吸收、专注性及体力等方面与一般人存在差异，所以程序设计应该更轻松、更有系统性、更易学习与吸收，并且实施过程中往往需要适合的或者特别设计的辅助程序。

园艺植物种类繁多，不同植物有不同的特性。针对不同的园艺疗法对象必须选择不同的植物配合。园艺活动若要达到治疗的效果，前提是让园艺疗法对象种活植物。因此，能够胜任园艺活动教学是件重要而又困难的事情。这要求园艺疗法师必须具备丰富的园艺知识与过硬的操作技术，包括专业知识与常识、丰富的种植经验，出色的口才及技术指导能力，以及对园艺治疗对象的亲和力，并能评估及设计符合不同园艺治疗对象的程序内容。

而另一个设计是可以进行园艺操作活动(learning garden)的设计，即从实际操作的植物栽培活动、植物管理过程中得到疗效。实际操作的园艺疗法活动不同于一般的园艺劳动，园艺疗法师除了具备园艺活动所需的知识之外，还需要用医学、心理学、社会学等知识对病人进行综合指导治疗。同时还要根据病人的病情制订治疗方案，如园艺作业内容、植物种类、使用工具、活动方式(集体、个体)、作业场所(室内、室外)、作业时间等。

8.1 园艺疗法程序设计

无论治疗、教育、娱乐等为何种目的，在进行园艺疗法时，都要事先对园艺操作活动进行设计，这是实施园艺疗法的第一步。进行设计园艺疗法项目时，在制订顺序之前，必须把握整个流程，并将其图示化。特殊情况下，还要根据设施情况与参加者的状况进行相应的调整。

8.1.1 明确园艺疗法实施目的

开展园艺疗法的目的多种多样，有以身体康复、精神病治疗等为主的园艺治疗；有以职业训练、学校等为目的的园艺教育；有以高龄者和残疾人的娱乐目的以及参与者与其他工作人员的交流、设施管理方与其他部门工作人员加深理解等为目的。但是，一般开展的园艺疗法多以治疗为主要目的。

园艺疗法的治疗目可以归纳为以下4种：
①进行职业训练，属于康复范畴，目的是提高就业能力；
②治疗疾病，属于辅助医疗范畴，目的是疾病或伤残康复；
③提高社会价值，适应社会；
④提高生活品质，属于福祉范畴，目的是提高生活福祉。

8.1.2 把握参与者的知识与兴趣

在制订项目内容时，在可能的范围内把握参加者的知识与兴趣，有利于项目程序的顺利进行。调查内容有：
——当前接受园艺疗法治疗的实际顾客群体；
——每个顾客群体接受或利用园艺疗法治疗项目的数量；
——每个顾客群体采用的位于前20位的园艺活动或园艺疗法治疗目的、植物或植物种类，以及最合适的20个园艺活动；
——可采用园艺疗法治疗的场所（如疗养院、高级中心、康复医院、特殊学校等）；
——能进行园艺疗法治疗的场所的数量；
——在一个场所中园艺疗法治疗项目的规模；
——整个项目中园艺活动承担的角色（作为芳香疗法治疗、艺术疗法治疗、职业疗法治疗的一部分，还是作为园艺疗法治疗的全部）。

可以利用调查表对参加者的园艺兴趣进行调查。多次参加园艺疗法。

8.1.3 根据目标与症状选择活动内容

以治疗为目的的园艺疗法，个人的程序肯定会受到全体程序、实施时期、参与者类型、设施状况等的影响，为了使每个人的园艺活动更接近园艺疗法程序目标、发挥更积极的作用，有必要与治疗部门的工作人员进行商谈，针对每个人制订周密的计划。

8.1.4 选择园艺植物种类

园艺植物种类数量众多，原则上没有绝对不能使用的植物。最好能够运用各种植物的特性，展开各种有趣的活动。在进行园艺疗法时，对治疗期限、时间、身心机能等都有要求，因此，必须正确选择植物。

(1) 选择容易培育的植物

容易培育指的是耐病性、耐虫性、耐热性、耐寒性、耐旱性等及生长势较强。这样，当植物长大、开花、结果后，就会增加对植物的关心度，并感受到成就感，产生自信，同时有挑战的欲望。

(2) 根据气候和季节选择植物

不符合当地气候及季节的植物较难栽培。在适宜的时候进行栽培，栽培容易、生长较好、果实味道也好。在自然环境下进行接触植物的作业，会感觉到身边的季节变化。

(3) 选择方便使用的材料

就材料本身来说，球根比种子方便，分株比播种更容易操作。但是，对于治疗对象而言，种子发芽比扦插和幼苗成活带来的惊喜更大，也更有兴趣，这就要求指导者选择较大的种子或容易发芽的种子，或者将小种子包起来使其变得大一些，或者掺入沙子等使播种更加容易。

(4) 使用生长快、变化显著的植物

多数人会被植物的颜色、形状、大小及发芽、生长、开花、结果等变化所吸引，从而产生兴趣。总的来说，最好选择能够明显看到其生长的植物，即发芽、生长、开花、结果在短时间内发生的植物。当然，能够收获并品尝的植物，或者能够摘下来观赏、做成手工艺品的植物更能引起人们的兴趣，加深印象。

(5) 选择珍贵的、可以食用的植物

与常见植物相比，难以见到的珍稀植物等更容易引起治疗对象的兴趣。例如兰花种类繁多，很多人都喜欢。栽培过山药的人很少，因此有很多人感兴趣。普通的蔬菜虽然不珍贵，但可以品尝收获的喜悦，如果自己再做成菜肴品尝，则会进一步增加兴趣。

(6) 选择熟悉的植物

对于治疗对象，尤其是以老年人为对象时，栽培曾经栽培过、品尝过、见过的植物等，可以唤起过去的记忆，有助于提高操作兴趣。例如，一位得了近似失语症的老年人，在看到花、蔬菜，闻到其香味后，竟突然说："我曾经和丈夫栽培过这个植物"，之后其状态便朝着良好的方向发展（Gilman，1992）。

(7) 对于视觉障碍人士选择有香味的植物或者花朵较大、颜色鲜艳的植物

完全没有视力的人通过嗅觉和触觉可以感知植物、确认形状。而视力弱的人能够感知大的物体或颜色较深、形状清晰的物体。因此，最好选择有香味、叶子和花朵等的形状有特点、花形较大的、颜色较重的植物（图8-1）。

(8) 避免可能引起过敏的植物

植物中含有过敏的抗原，能够引起过敏，称为植物性过敏素。它包括食用后引起过敏（食饵性过敏素）、吸入后引起过敏（吸入性过敏素）、接触汁液等引起过敏（接触性过敏素）等。食饵性过敏素和接触性过敏素大多数只要稍加注意便可避免，因此在实践园艺时需要仔细斟酌。像花粉这样的吸入性过敏素，多数情况下不可避免，但从减少过敏素量的考虑，应避免在作业场所或居住地附近栽种，或者尽可能在远离这些植物的场所开展活动。

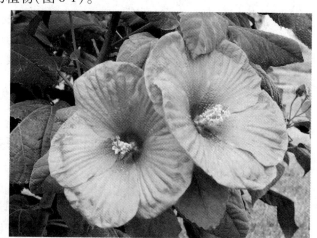

图8-1 木芙蓉花大色艳，适合种植于供弱视患者使用的庭园中

8.1.5 选择园艺活动内容

8.1.5.1 园艺活动形式

园艺疗法活动大致可分为室内、室外、参与性和观赏性等形式。

(1) 室内活动

室内园艺活动包括室内栽种、手工艺品制作（包括标本制作、插花艺术、脱水花卉、花篮花环等工艺品制作，也可参与香袋、调味品、药物等绿色产品的生产）、瓶栽、花卉摆设、干花、压花以及烹调收获的蔬果等（图8-2）。

室内栽种与室外栽种主要是环境上的区别，室内的光线、湿度和温度与室外情况截

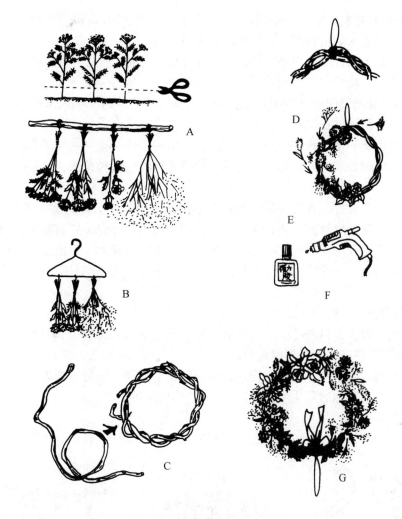

图 8-2 干花花环的制作过程
A. 切取花材；B. 进行干燥；C. 把藤本植物的藤做成环状；D. 制作吊钩处；
E. 把干花固定在藤环上；F. 用强力胶或者钉子固定；G. 完成

然不同，这会影响植物的生长状况。要选择适合室内生长的植物。充足的光线是植物生长的基本条件，应能使植物制造养分。栽种者亦需注意室内湿度和植物的水分，避免土壤过干或过湿、温度过冷或过热。

很多户外栽种活动也可在室内进行，但室内环境需做出相应的调整，如播种、育苗适合室内进行，要求有遮阴的地方。蔬果收获时，栽种者可采收并进行烹调，一起分享。

手工艺制作参加者提供发挥创意的机会，带来满足感和成功感。干花和压花制作在室内进行较为理想，可以避免受到天气的影响。

（2）室外活动

室外环境较适于栽种植物。大部分植物在室外环境都能旺盛生长、开花结果。适宜在室外进行的园艺活动包括播种、育苗、移植、松土、除草、修剪、施肥、浇水、换盆、收获(采集鲜花)、植树、花坛制作、采摘蔬果、生产温室园艺作物、学习使用各种容器制作盆景或盆栽植物等,获得成就感及自信心等。

花卉种植是十分普遍的户外园艺活动。参加者可栽种一些多年生植物,再加种一些一、二年生花卉,使花圃五彩缤纷。在种花过程中,感官受到刺激,包括触觉(用手触泥土,植物)、味觉及嗅觉,以训练感官能力及认知能力。对于老人来说更可以增加自信心,成为一种精神寄托。

蔬果种植也是一项受欢迎的园艺治疗活动,由种子成长至开花结果的整个过程,可以培养栽种者的耐心。为方便长者、行动不便及轮椅人士栽种蔬果,可搭建不同高度的栽植花台。

近年流行香草食疗,香草种植渐渐成为热门园艺活动。如迷迭香、薰衣草、薄荷、鼠尾草等。香草除了可触摸、闻香味之外,其花朵也十分漂亮,具有观赏价值。

户外园艺活动较易受到天气变化的影响,因此,在活动前,需留意天气预报,并采取相应的预防措施。一般而言,进行户外园艺活动需准备防晒用具,饮用水、防蚊液等。

(3) 野外观光

参加花展,或者去野外感受大自然的美景,可达到放松心情、陶冶情操的目的(图8-3,图8-4),重新建立与外界的接触。

参观、观察、野炊等外出时,应该在保护环境的前提下进行细致观察:

——野鸟以及其他野生生物(生息环境、鸣叫声等);

——森林的生态;

——树叶(树叶落下、分解、变为土壤);

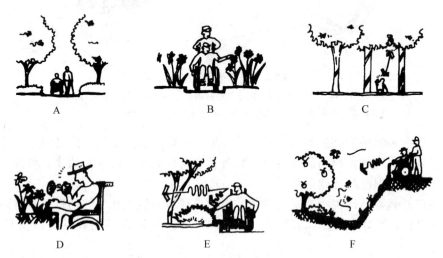

图8-3 残疾人与园艺疗法环境

A. 给残疾人提供舒适的绿色丰富的绿地环境 B. 坐在轮椅上游览花园 C. 对于视觉障碍者可以通过声响感知大树的存在 D. 视觉障碍者虽然看不见,但可以通过香味和触摸来游览花园 E. 植栽高度应该考虑到轮椅利用者 F. 眺望、看对于残疾人来说非常重要

8 园艺疗法实施程序设计、实施过程与评价

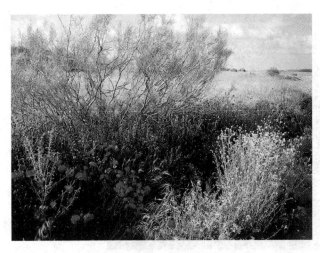

图 8-4 野外观光有利于身心健康

——季节变化（特别是秋季树叶色彩变化、春天的气息）；
——当地植物的种类；
——森林与原野的平静；
——绿荫；
——土的气息；
——已腐朽的树木下的各种各样的生物；
——树木的质感；
——青苔的感觉；
——丰富变化的叶形；
——大自然提供的多种多样令人兴奋的材料。

除此之外，还可以通过阅读有关园艺书刊来获取园艺活动知识。

8.1.5.2 园艺活动的选择依据

(1) 按病人体力不同选择

园艺活动有重体力劳动也有轻体力劳动。像挖土、施肥、种植这类劳作，其强度相当于打乒乓球、打排球，以及玩滑板等运动。Taylor(1990)研究发现，45min 的一般庭园工作和做 30min 的有氧舞蹈所消耗的热量是一样的；剪草和打网球 1h 同样消耗大约 500cal 的热量。

(2) 根据每个人的治疗需要、环境、经济条件等选择

园艺活动不能绝对按病情来选择。因为具有相同病情的人，各人的爱好、经济条件等是不同的，如经济条件好的可选择栽种珍稀花木、特种工具和高级设施等。

8.1.6 准备工具、材料

园艺并不像通常的康复训练那样，到设备、工具都整理好的场所接受训练，而是在不同时间、使用不同的工具和材料进行活动（图 8-5）。在园艺疗法项目结束后，必须对培养土、地板和桌面等进行清扫，还要将使用过的工具和材料放回原处（图 8-6）。

现在，尚没有园艺疗法专用的工具和材料。市面上销售有很多辅助身体机能障碍的自助工具，但是很多残疾人都无法使用。实际上，

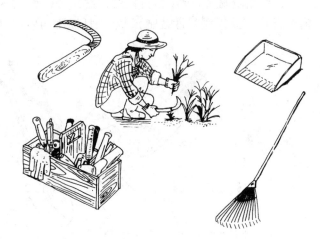

图 8-5 工具箱、除草工具与清扫工具

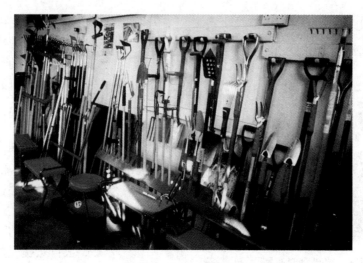

图 8-6　园艺工具仓库

最好能根据每个人的残疾特性，对普通的园艺用品或身边的物品加以改良就是较好的工具。至于应该怎么做，对于自助工具，最好参考一下作业疗法师的意见，或者参考作业疗法相关的书籍。

(1) 一般园艺活动所需工具

①土壤管理器具　铁锹、铲子、耙子、筛子等(图8-7)。

②修剪器具　枝剪、绿篱剪(图8-8)。

③灌溉器具　喷壶、浇水管(图8-9)。

④植保器具　喷雾器。

⑤草坪管理器具　割草机。

⑥其他　小推车、脱穴盘苗的工具以及劳动保护类用品(图8-10)。

(2) 其他资材

①育苗资材　盆器(塑料育苗软盆)、穴盘、土壤、基质(泥炭、珍珠岩、蛭石、发泡炼石)、肥料(缓效性粒肥)、水、扦插用的生根剂。

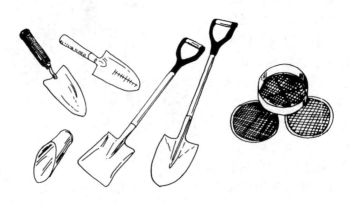

图 8-7　铁锹、铲子与土筛

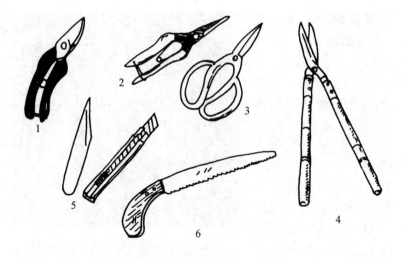

图 8-8　修剪与嫁接类园艺工具
1. 枝剪　2. 摘芽剪　3. 松树枝剪　4. 绿篱整形剪　5. 嫁接刀　6. 手锯

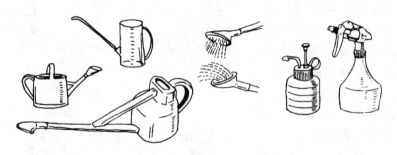

图 8-9　喷壶与喷雾器

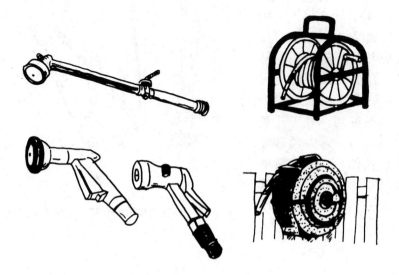

图 8-10　浇水喷头与水管

②瓶花插花资材　花器、花泥、花剪、刀片或裁纸刀、绿色铁丝、绿色胶带等。

③贴画、压花、干花等花艺制作用资材　旧报纸、胶带、包装纸、玻璃纸、缎带、彩纸、乳白胶、贴画等。

(3) 改良工具

根据作业内容配备合适的工具，同时还要考虑特殊人群的生理缺陷，配备一些特殊的辅助用具及改良工具(图8-11)。

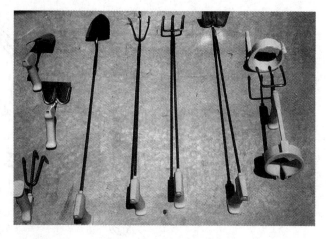

图 8-11　经过改良后可供残疾人使用的园艺工具

对于有腰部伤病不便进行弯腰操作的，或由于上肢活动受限，无法到达操作地点的，可采用调节工具操纵柄的方法帮助治疗对象进行操作，按照治疗对象是坐、站还是弯腰以及种植床是在地面上的还是抬高的调节工具长度(图8-12)。在定植铲上加固C形夹，便于能屈腕而分指困难者进行种植操作；对于手功能不佳的，将操作工具的把手改装成"T"形加粗，或在把手上裹一层橡胶(图8-13，图8-14)。将工具的手柄设计成明快的颜色，帮助视觉障碍的病人进行操作。将不同功能的工具组合在一起，如一头是定植铲，一头是小锄，省去参加者频繁更换工具的麻烦。对于儿童，使用的工具应光滑、无尖锐部分，以免伤害自己及他人。提供简单、方便的座椅、坐垫或跪垫帮助下蹲困难的治疗对象进行活动(图8-15，图8-16)。

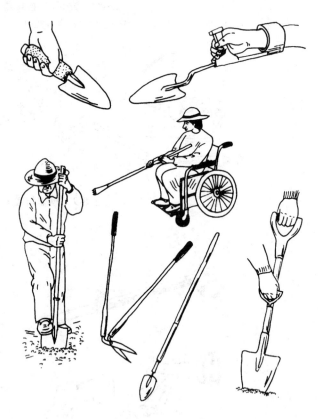

图 8-12　经过改良后的各种供残疾人使用的园艺工具

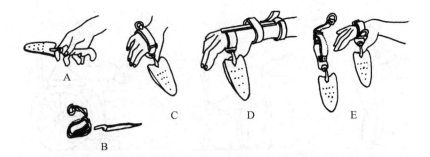

图 8-13　手指无力者使用手腕(腕部)力量利用花铲的方法
（花铲上的小眼是为了供视力障碍者易于掌握挖土深度而开设）

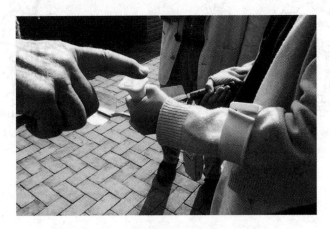

图 8-14　依靠臂力使用的改良花铲

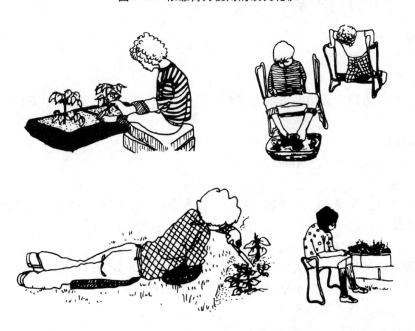

图 8-15　不同身体部位残疾者利用不同的改良后的园艺工具进行各种园艺操作活动
（引自 P. Elliott）

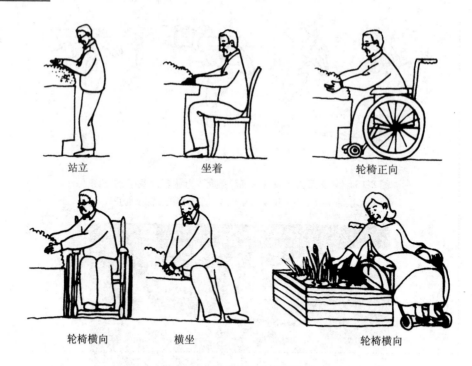

图 8-16 花床种植的各种姿势

8.1.7 园艺疗法实施程序设计实例

8.1.7.1 一次性园艺疗法程序设计实例

(1) 题目

一年生草花播种繁殖

(2) 目标

参加者最终可以完成填装土壤及播种、覆土、浇水等动作。课程中需设计问卷并观察记录。

(3) 时间

正常人 30min，弱势者 50min。

(4) 材料

穴盘或花盆、泥炭土、珍珠岩、蛭石、孔雀草种子、标签、铅笔、移植铲。

(5) 步骤

①混合泥炭土:珍珠岩:蛭石=1:1:1，放于塑料桶中；
②将混合后的培养土放入穴盘并压紧，花盆中加土8分满，然后浇透水；
③将种子播于穴盘每一小格中，用泥炭土覆盖；
④插上标签，放于阴凉通风处；
⑤园艺疗法师填写记录表(表8-1)。

表 8-1　记录表

一般资料								
姓名：		年龄：			性别：男□　女□			
肢体状况：								
精神状况：								
语言：								
听觉：								
项目	训练内容			工作执行评估				
一年生草花播种繁殖	混合泥炭土：珍珠岩：蛭石＝1：1：1 于塑料桶中	5	4	3	2	1	0	
	将土壤放入穴盘，并压紧填满	5	4	3	2	1	0	
	将种子播于穴盘的每一小格中	5	4	3	2	1	0	
	用泥炭覆土	5	4	3	2	1	0	
	浇水至水从底部漏出	5	4	3	2	1	0	
	写上标签	5	4	3	2	1	0	
整体表现		5	4	3	2	1	0	

注：5——可独立工作；4——监督下表现一致；3——些许(25%以下)帮助可表现一致；2——中等(50%以下)帮助可表现一致；1——较多(50%以上)帮助可表现一致；0——完全无法工作(以下各表参照此标准进行评估)。

8.1.7.2　中期性(季节性)园艺疗法程序设计实例

下面以芝加哥植物园园艺疗法秋季课程为例说明中期性(季节性)园艺疗法程序设计(表 8-2)。

表 8-2　中期性(季节性)园艺疗法程序设计

时间	训练内容	执行情况评估					
第 1 周	香草装饰	5	4	3	2	1	0
第 2 周	鸟类食饵植物	5	4	3	2	1	0
第 3 周	虎耳草匍匐茎繁殖	5	4	3	2	1	0
第 4 周	植物茎部扦插	5	4	3	2	1	0
第 5 周	秋季装饰	5	4	3	2	1	0
第 6 周	贺卡制作	5	4	3	2	1	0
第 7 周	培育朱顶红球根	5	4	3	2	1	0
第 8 周	利用松果制作	5	4	3	2	1	0
整体表现		5	4	3	2	1	0

注：5——可独立工作；4——监督下表现一致；3——一定(25%以下)帮助可表现一致；
2——中等帮助(50%以下)可表现一致；1——较多帮助(50%以上)可表现一致；
0——完全无法工作。

8.1.7.3　长期性园艺疗法程序设计实例

下面以芝加哥植物园从春季到夏季为止的园艺疗法课程为例说明长期性园艺疗法程

序设计(表8-3)。

表 8-3 长期性园艺疗法程序设计

时间	训练内容	执行情况评估					
第1周	组合盆栽制作、庭园标签制作	5	4	3	2	1	0
第2周	唐菖蒲球根栽培	5	4	3	2	1	0
第3周	组合盆栽制作、庭园标签制作	5	4	3	2	1	0
第4周	庭园制作	5	4	3	2	1	0
第5周	鸟类食饵庭园制作	5	4	3	2	1	0
第6周	庭园茶	5	4	3	2	1	0
第7周	压花与金属丝矫正	5	4	3	2	1	0
第8周	食用花	5	4	3	2	1	0
第9周	培育管理	5	4	3	2	1	0
第10周	鲜花装饰	5	4	3	2	1	0
第11周	庭园昆虫观察	5	4	3	2	1	0
第12周	花卉干燥	5	4	3	2	1	0
第13周	插花	5	4	3	2	1	0
第14周	花木销售拍卖	5	4	3	2	1	0
第15周	庭园植物繁殖	5	4	3	2	1	0
第16周	利用芳香植物的休憩	5	4	3	2	1	0
第17周	感觉植物	5	4	3	2	1	0
第18周	庭园装饰	5	4	3	2	1	0
第19周	关园方法	5	4	3	2	1	0
第20周	压花书签制作	5	4	3	2	1	0
整体表现		5	4	3	2	1	0

8.2 园艺疗法实施过程

8.2.1 选择指导者

园艺疗法使用的是有生命的植物,需要具有专业知识和技术的人。整理环境是园艺疗法师的一个重要职责,但是考虑到治疗时对此要花费很长时间,因此,由园艺疗法师一人来做是有限的。需要培养志愿者,或者设置专门的负责人,或者考虑其他方法。

(1) 专业数据调查

有必要通过调查,明确园艺治疗在当前、当地的发展状况,然后根据专业发展需求,做项目规划。专业数据调查内容包括:

①负责项目的人员的专业资格(是否具备园艺治疗师、职业治疗师、心理治疗师等资格、教育背景等);

②目前进行职业治疗、动物辅助治疗、艺术治疗的数量,在这些治疗中实际利用到的园艺治疗,以及利用的数量;

③在每一顾客人群或场所中自愿者的数量和充当的角色;

④在进行项目中,所要求的技巧和知识;

⑤用于支持项目的可有效利用的资源或需要的资源(场地、园艺设施、活动器械、

植物资源等）；

⑥现有的训练项目以及为保持信用而采取的高级训练项目；

⑦不同训练阶段治疗师或辅助人员所期待的薪酬。

（2）指导者应具备的素质

指导园艺疗法的人，需要数月到 1 年，甚至 1 年以上的期间里与工作人员和参加者在一起，指导园艺和造园作业，随时筹办必要的工具与材料，考虑室内外作业场所和庭园的布局，进行各种各样的准备。在设施内寻找适合的指导者进行指导时，该指导员在素质兴趣方面必须满足以下条件：

①喜好植物，或者是对植物有兴趣；

②具有园艺和室内植物培育的经验；

③喜欢亲自动手工作；

④喜好户外活动；

⑤喜好适度的运动；

⑥具有把周围的环境进一步绿化、进一步美化的心情；

⑦喜好记住新鲜事物；

⑧喜好教人知识；

⑨在一定时间内，能够优先专心于该工作；

⑩根据需要制订计划、筹划时间；

⑪期待能够实施园艺疗法程序。

（3）雇用专业人员的优缺点

在设施中没有合适人选的情况下，或者由于工作人员调动的原因，为了不使园艺疗法程序中断，可以考虑雇用园艺公司工作人员或者园艺专业的教师，以便作为程序设计以及实施的指导者或者助手。要求相关工作人员不仅具有园艺、造园的知识，而且还应该具有促进园艺疗法的发展能力。

雇用专业人员的优点包括：减轻职员负担；实施中错误少；程序实施可以提早进行；可以尽早得出程序的评价。

雇用专业人员的缺点包括：对于程序、植物没有属于自己的意识；需要花费经费；失去根据状况进行阶段性实施的机会；依靠他人知识等。

所以，应尽量在本设施中选择能够成为指导者的人选，在重要的地方接受园艺专家的指导，促进园艺疗法的持续发展。

8.2.2　制作病历

在医院、康复中心、养老院等，在指导以治疗为目的的园艺疗法程序时，要正确把握各位参加者（患者）的身体、精神状况，明确治疗目的，根据障碍程度、身心状况等设计园艺活动的量与内容。作为基础资料，根据下例进行调查，填写病历（表 8-4）。

表 8-4　病历

姓名			号室
住院／外来		主治医生	
诊断		症状	
介绍人		理由	
开始日期			
年龄	生日	发病	
背景			
性别	已婚／未婚	子女	
步行	拐杖	步行器	
轮椅	单手扶握	护理必要	
要验证（在必要处填上建议）			
相关部位	上肢	下肢	
辅助工具	发声障碍	身体状况	
对于时间的适应性	对于场所的适应性	身体疲劳	
语言障碍	失语症	态度	
日常生活（依靠、自立）		不沉着、异动	
知觉障碍		冲动型	
视觉障碍		自己调整	
左／右侧空间失认		不安／欲求不满	
失行症		自控心	
注意力散漫		学习潜在能力	
耐性		图、地识别	
集中力持续性		视觉扫描	
协调性		与空间的关系	
有无动机		空间判断	
参加小组作业		眼睛、手的协调	
感觉欠损			
运动肌肉非持续性			
指示追踪（语言／视觉、同时）			
身体性制约			
目标			
程序			
病历制作者		指导者	

8.2.3 建立与志愿者的协作关系

(1) 志愿者优点

——可以成为耕作、种植、小型设备建设与设置等重体力劳动的帮手；
——在实施程序时，可以起到精神支柱的作用（喜怒哀乐）；
——提出好的重要的建议；
——提供资材、植物、土等；
——专业领域的指导；
——资金筹措的帮手；
——工作人员的培训。

(2) 雇用志愿者

志愿者、参加者、园艺疗法程序指导者、其他的相关人员组成的团队合作性越好，越有利于程序的效果和持久性。选择和雇用志愿者的方法如下：

——收集志愿者报名信息；
——不是作为旁观者，而是作为指导者的助手让其试着参加具体的园艺疗法程序；
——程序结束之后，对于志愿者的感想、意见、参加者的注意点等进行访谈、记录，作为参考。
——如果该志愿者对于程序实施具有效果，则可以雇用。
——之后，应集合全体志愿者，说明园艺疗法程序的目的、内容等；对于有关程序情报、参加者个性以及各自的目标等进行记录；园艺疗法师或者指导者对于参加者的目标和园艺活动的关系进行说明。

8.2.4 努力使程序具有趣味性和易于理解

程序实施期间，参加者的动机和兴趣也会产生波动，满怀信心地持续下去并不是一件容易的事情。因此，促进、鼓励等感动性场面，应该在实施期间间断性地安排。

(1) 增加趣味性的要素

——庭园对于日常生活的影响；
——引起对其他人的关心；
——享用收获的成果；
——对于自然环境进行观察。

(2) 使程序易于理解（明了化）的方法

灵活运用看、闻、听、品尝、触摸的五感效果进行理解，提高学习效率。最有效的学习方法为：看→问→实践。

可以采用张贴宣传画的方式，利用庭园、风景、菜地、室内植物、盆栽植物、堆肥场所等的照片，对将要进行的活动用图片进行介绍；用能够给人清洁的空气、清洁的水、肥沃的土壤等感觉的照片，引起想在这种环境中生活的兴趣；或通过具有季相变化的照片，欣赏自然之美。也可以用文字和图画描绘有物件和动作的卡片对物件和动作进行简洁的表示，成为与语言障碍者进行交流的工具。

8.2.5 考虑园艺疗法实施过程中不同的年龄与症状

每个参加者都有自己的个性，即使是具有同样症状的参加者（患者），个人的需求也不尽相同。所以，我们应该在考虑个人差别的基础上，尽可能设计、制订能够对应各自个性的园艺疗法程序（图8-17）。

(1) 3~6岁儿童

——每次说明要短，约15min；

——确定从开始到完成的日常流程，如集合→准备→该日作业必要的工具、材料的准备→作业→工具收拾→结束时的讲话；

——有效使用幽默、歌曲、音乐；

——不重视结果，重视实施过程；

——对应已经说明的事情根据需要可以再次说明，并随时回答儿童提出的问题；

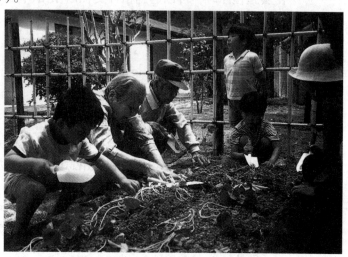

图8-17 老人与儿童一同进行红薯种植

——作业区域不能太宽广，每人平均最大为60cm×90cm的分区；

——对于浇水、播种等当时难于看到结果的作业内容，2~3人分为一组进行说明；

——安排时间，让儿童们说出当日做的事情、看见的事情、听到的事情、发现的事情等；

——材料、工具、场所一定要提前准备，禁止准备期间进行等待。

(2) 7~12岁少儿

——询问儿童的兴趣，据此开展园艺活动；

——考虑与交流相结合的程序内容，如庭园、农场、苗圃、花卉展示等的参观；

——作业区域为每人平均90cm×90cm较为适当；

——栽种大型蔬菜时，设立共同种植空间；

——随着植物的生长、长大，要定期记录所栽植物高度、收获量等；

——参加所有的内容，如庭园建设、播种、栽植、管理、收获、料理制作、堆肥等；

——安排制作赠送给家人、老师、朋友等礼物的机会；

——也可通过摄影对作品进行记录，或利用作品比赛的方式进行刺激；

——对于与环境有关的事项进行学习，如水、蚯蚓、蜜蜂、蝴蝶、杀虫剂对鸟的影响、花盆的循环利用、酸性雨对庭园的影响、节约用水等。

——制订作业标准，对于各自的技能进行评价，如整理整顿、除草、覆盖、浇水、植物的生长状况等。

(3) 残疾人
——在对园艺作业充满自信之前，缓慢进行；
——操作台要适于操作；
——根据必要讨论使用改良工具；
——对于只能够用一只手作业的情况，作业台上的花盆应该固定不动；
——在睡台（担架）上的患者只限于花盆作业；
——用勺子代替移植花铲，剪取插穗时要用塑料刀具，修剪要用轻量剪刀等；
——一次只进行一项作业，尽量不需要别人的帮助一人最终完成作业；
——选择一次可以完成的作业；
——多次安排同一作业，以便熟练掌握作业技巧。

(4) 智力障碍者
——为了引起兴趣，可利用照片进行说明；
——在作业之前一定进行实际示范表演；
——把整个作业分成阶段性作业，对于每个阶段性作业进行评价；
——尽量让每个人单独完成作业内容，如有需要可以进行帮助；
——最初作业时，每个人大概可以选择 2~3 个阶段性作业；
——为了达到即使不进行说明也可以独立完成的熟练程度，对于同一作业内容可以在一周内数次反复进行；
——住宿的情况下，园艺疗法程序活动可与日常生活的一部分进行组合，如把厨房垃圾扔到堆肥场所、给植物浇水、给鸟喂食物、在餐桌上进行花卉装饰等；
——在设计程序时，除了参加者之外，还应该引出与参加者有亲近关系的人对园艺、园艺疗法的关心，制作可以作为礼物的东西或者栽种蔬菜等；
——有效利用刺激知觉的要素。

(5) 老年性痴呆症者或者健忘症者
——利用照片和绘画制作活动内容一览，以诱导其回想起过去的事情；
——利用能够刺激嗅觉、味觉、触觉等知觉的植物种类；
——对于视力弱者使用粗茎、大叶、大花的植物；
——每日即使时间短，也应该增加外出的机会；
——使用生长快的植物；
——加入某些可以引起回忆过去发生事情的活动；
——为了不弯腰也可以进行作业，考虑在庭园中设置升高的花床和高台组合盆栽等；
——在温暖、日照条件好的场所设置植物鉴赏的内容；
——选择可以单纯进行重复作业的内容；
——在室外进行喷壶浇水、花后摘除花瓣、收获蔬菜与果实、覆盖等活动；
——在室内进行给植物喷雾、剪取插穗、上盆、土壤制作、球根栽培等活动；

——明确进行患者可以自立、能够进行自由活动的庭园设计，如设置亭子、花盆架、粗木、鸟的水盘等非常重要的醒目构筑物；

——不使用具有毒性的植物。

(6) 感情上有障碍者（服刑人员和精神病患者等）

——因为智力水平相差很大，即使是相同的作业（特别是装饰制作、给花盆套盆、压花卡片制作等的创作活动），也要进行操作方法的实际表演，以供各自根据特点选择；

——避免夸张性的表现，利用实际并且简单的语言进行说明；

——首先对全体内容进行示范表演，然后对各作业阶段进行一次表演；

——在进行活动之前，为了引起参加者的兴趣，提供开设话题、进行交流的机会；

——对于在智力方面需要刺激的参加者，准备照片、杂志、故事书等；

——制订让参加者参加活动的内容，如哪种植物用作礼物好，尝试制作具有多目的性的卡片等。

8.2.6 记录

关于园艺疗法的记录，最好以园艺疗法处方笺或委托书（接受园艺疗法指示的文件）、各种园艺疗法评价表（记录园艺疗法中的评价事项）、园艺疗法计划表（针对每个人的治疗项目）、经过报告（园艺疗法实施过程报告）、年度项目、业务日志（日期、时间、实施内容、负责人等）的形式固定下来，另外还有每次的活动记录、每个治疗对象的记录（相当于医疗中的个人病历）、会议记录。

作为疗法在康复中进行时，在法律上要求使用这些格式的文件。即使法律上没有要求，在判定作为疗法使用的效果时，最好进行上述记录，简略一些也无妨。虽然不习惯时记录会浪费很多时间，但是如果不记录，就相当于终止了此时的关系。即使内容不多，留下记录也是很重要的，实施状况及治疗对象的变化记录中，有很多照片等有效内容。无法留下文字的，可以拍照片。

以上是治疗师进行的记录，在园艺疗法中，还要求治疗对象自己进行自我评价，可以填写在每天的活动记录中。如果有了很多体验，但是没有充分感觉和认知，则治疗对象会认为这不是很好的体验。园艺疗法的效果是治疗对象自身通过五官感觉感知到的，如果治疗对象认为这是个很好的体验，则园艺疗法的效果也会提高。如果治疗对象能将自己每天的活动用文字记录下来，即使内容很简单，也会很好地感知所感觉到的东西，进而提高认知水平。

8.2.7 检查、评价活动状况

记录参加者的活动状况和进步状况等，进行程序效果的初步推测，如果有必要可以进行程序内容的调整，使其成为程序指导和提高的参考（表 8-5 至表 8-7）。记录内容通常包括以下事项：

① 出席状况；

②活动内容；
③使用的经过改良的工具；
④参加者进步的情况；
⑤对于活动的建议；
⑥作为小组进行程序的乐趣；
⑦指导者的技能。

表 8-5　对人关系

评价项目	4	3	2	1
协调性				
自己主动与别人搭话				
提　问				
说出自己的经验				
与作业同志的关系				
与他人的关系				
用语言表达感情				
教他人做事				

表 8-6　技能评价

参加者姓名：　　　　　　　　　　　作业日期：

技　能	一人独立完成	服从书面指示	服从口头指示	各阶段指示必要	身体辅助必要
上　盆					
浇　水					
繁　殖					
挂(插)标签					
播　种					
实生苗移植					
扦插苗移植					
施　肥					
修　剪					
切　花					
花卉装饰					
盆栽植物包装					
庭园表土覆盖					

表 8-7 参加者对程序内容的评价项目

参加者姓名：　　　　　　　　　　　　　　　　　　　　日期：

评价项目	4	3	2	1	评价项目	4	3	2	1
一般行动					作业态度				
出席状况					守时				
责任感					一贯性				
协调性					对于工作的态度				
坚持性					智力能力				
对于活动的兴趣					记忆力				
身体能力					决断力				
细小运动能力					注意力				
大致运动能力					论理性				
眼睛与手的协调					认识能力				
平衡					谈话				
持久力					感情方面				
力量					开朗				
可动性					稳静				
行动力					放松				
自立度					友好				
服从书面指示					愉快				
服从口头指示					神经质				
各阶段指示必要					深入思考				
身体辅助必要					不稳重				
执行力					灰心				
主动性					易怒				
计划性					易于动摇				
问题解决能力					担心性				
集中力					心不在焉				
完成力									

8.3　园艺疗法实施要点与心得体会

8.3.1　园艺疗法实施要点

只要了解了植物的基本特性，任何人可以在任何地方开始实施园艺疗法。但其功效却因使用方法与建立关系的方法不同而异。下面将介绍几种实际进行园艺疗法时的实施要点。

（1）谁，在何处实施

植物以及培育植物所使用的场所，一般来说只要能让植物有必要的阳光和水分，什么地方都可以。在医院和医疗设施的室内实施时，有时会担心泥土的杂菌及没有庭园和农田，但是可以使用水培或黏土球、无菌的园艺用土等。如果知道了这些材料的特性，可以在室内外、医疗设施、康复设施、疗养院、教育设施、自己家中进行。进行园艺疗法重要的是不要被庭园、农田的固定概念所拘束。

从以改善身心机能为目的的疗法效果来看，有无园艺相关知识和有无残疾对其有很大影响。要想不受季节限制，恰当使用园艺活动作为疗法，则日常的管理等还需要人力。比起由一名专业人员负责全部工作，最好配备医疗及康复的专业人员、既管理园艺又能与残疾者建立关系的园艺疗法治疗师，如果可能的话，再建立与园艺志愿者等进行合作的环境。

恰当设计和管理疗法庭园、具有园艺疗法知识的人不可缺少。

（2）与园艺疗法师建立关系的方法

身心机能有障碍的人或者情绪上有心结和问题的人大多会自我防卫，令不良状态吞噬自己的心灵，闭塞自己的五官感觉，因此，园艺活动中对身心带来的刺激很难被感知和认知。另外，还有很多人因为丧失了身体机能，认为无法进行园艺而对它没有兴趣、不关心。

治疗师要观看治疗对象对刺激的反应；倾听治疗对象的非语言信息；试着感受治疗对象的心情；知道自身的刺激；运用五官感觉的生理共通性；告知治疗对象有什么障碍，能做什么，是否试着做一下；一起享受园艺活动；通过改善不能做的问题，尽可能拓展能力；共同活动；即使需要帮助，也尽可能让治疗对象自己完成。通过这些活动，在具体的共同经历的基础上与治疗对象进行沟通。

在园艺疗法中，以各种事物为媒介建立关系的机会有很多，如交、收工具和材料等，通过对物件的处理传达治疗师的心情，在建立治疗师与治疗对象之间的关系上具有重要作用。

（3）管理方法

园艺疗法相关的管理包括每天的活动记录和个人记录、治疗计划、评价结果、经过报告等文件管理，还有对治疗对象的风险管理，以及确保在最好的状态下提供园艺场所的场所管理。

对于文件格式管理，需要将评价与项目中介绍的内容作为园艺疗法来整理。如时间、引入的经过、目的、做的事情、结果及变化等，每个项目都要十分清晰。文件格式的管理并不仅仅是提供效果判定以及与治疗对象的援助相关的信息，来用于发生某种事故时，进行记录，以把握原因。

对于风险管理，重要的是根据治疗对象的障碍，把握活动过程中治疗对象的身心状态，确定作业时间、作业级别、休息时间，以确保治疗对象能够快乐地进行园艺。由于具有各种不同残疾的人都在使用这个场所，因此场所的环境整治对风险管理也有很大影响。

关于场所管理，虽然不像管理动物场所那样烦琐，而且植物能够独立制造营养，但是植物也是有生命的，因此必须要进行定期管理。尤其是作为疗法使用时，需要事先备齐作为材料的植物，确保能够在不同季节进行各种活动。另外，如果是残疾人来培育，有时像定期浇水这样的工作等，因机能性问题和时间方面的问题而变得比较困难，这就需要代理人的援助。

（4）园艺志愿者的使用

正式将园艺活动作为疗法来使用时，需要有一定专业技术和知识的人员。但是如果全部由专业人员或专职人员来做，则人力费用会相当大。在老龄化的社会环境中，不仅是园艺疗法，今后的医疗与福利领域中，如何培育和运用志愿者将是一个严峻的课题。

园艺疗法中的志愿者并不仅仅是人手，在园艺疗法的场所中，如果没有植物及培育植物的相关知识，会不知道做什么，只能等待别人的指示，结果反而耽误了治疗师的时间。园艺疗法的志愿者至少要求有日常植物相关知识及护理植物的技术。在此基础上，很多有障碍但能够胜任的人也可以。

另外，从志愿者的角度看，仅仅有了知识和技术，在完全熟悉之前，还是不知道按照自己的判断来做是好还是坏。因此，需要事先确定好做什么、怎么做的最低限度，而且过一段时间后，最好在园艺疗法的一期结束后，花 10~15min，大家一起反馈一下意见。这不仅对于志愿者，对于其他使用者和康复工作人员以正确的形式使用园艺疗法的环境也是很重要的。

(5) 本地性与全球性

作为疗法的各种技术多是在常年的经验中学到的，还需要考虑如何统一植物生长的地域性和普遍性、人类生活文化的地域性和普遍性，即本地性与全球性。

观赏盆栽、菊花、庭园、插花，在我国是很平常的事情，但利用植物的颜色、香味、触感，并使用干花制作作品却很少见。

本地的风土文化，在那里生长并熟悉那里环境的植物，在那里生活的人们的生活习惯，人的生命周期与喜好，残疾的状态，这些都是本地性。外国的珍贵植物也有很多有趣的地方，但作为日常生活及疗法手段使用时，需要有效利用该植物生长的环境、与该植物生长在同一环境中的人的生活文化、个人的兴趣与关心等本地性。

当然，欧美生活中非常普遍的香草蔬菜园、用矮树围起来并与室内相连的庭园、花坛的使用，植物的颜色、香味、触感的使用等，到现在为止我们还不习惯，但是接触后可以丰富我们的生活文化。这些空间的利用方式，还没有充分引入我国，但是，结合日本菜园所具有的功能来考虑，可以建造出很有意思的空间。

(6) 自由地进行园艺活动

在园艺活动中无局限性地培育和利用植物、植物生长的环境，可以拓展园艺疗法作为疗法的范围。而园艺相关的专业知识此时却成为阻碍。当园艺专业人士开始从事园艺疗法时，会不知不觉地注意治疗对象的技术，稍不留神就会陷入技术指导及显示自己技术的误区。

对于疗法，如果过多思考，将顺序当做模板来使用，就很容易丧失享受植物和植物生长的环境、与植物相关的各种活动这一特性。

为了避免这个误区，最好以园艺作为一种活动，事先分析园艺活动的特性、园艺活动对人的心灵与身体机能有什么要求和影响，通过园艺活动与人建立关系时，会产生什么反应。

正因为园艺疗法能够让人放心地欣赏，被植物和植物生长的环境所感染，因而不易忘记其效果。作为疗法使用的根本，是在充分放松的同时培育和利用植物，享受和利用植物生长的环境。这就要求思考的灵活性。

8.3.2 园艺疗法实施心得体会

(1) 不重视结果,过程才是疗法

重视怎样做出有个性的东西,考虑如何做出世上只有你才能做出来的东西。也就是说,个头小、不结果、像豆芽一样柔弱,这些都是个性。因为不同才是最好的,这是最基本的。

(2) 失败是重要目的

施肥过多、温度管理不善、忘记浇水、好不容易发了芽最终却枯萎等,这些失败正是园艺疗法中最需要也是最重要的目的。需要失败经验,是因为它能够让人对下次产生期待,激发更好地完成事情的欲望,也能在做得更好时有加倍的成就感。

(3) 不通过指导和代劳剥夺别人"能做的能力"

不要随便评判实施园艺疗法的人的能力,认为应该要帮他一下而伸手帮忙。如果那个人说想要自己试一下,那么你在旁边看着就可以了。无论对方使用的是多么笨拙的方法,都不要前去帮忙。这样就需要事前把握好对方的能力有多大,然后在此基础上提供必要的帮助。只对对方做不了的部分帮忙,这也是康复园艺疗法的基本。

(4) 看着别人学习所有事情,看着学就是疗法

园艺疗法不需要园艺知识,反而越是外行人,治疗效果越好。因为当外行人通过自己的双手漫不经心地种下的种子发芽后,会异常激动,于是对培育就有了兴趣。最近,由于园艺热,书店里关于园艺的书籍多了起来,照着这些书进行尝试,便开始了园艺疗法,要尝试看着别人学习所有事情的能力(理解力和模仿力)。

(5) 从劳作过程开始到最后的整理都是疗法和心得

从感觉"花真美呀",去市场看种子、寻找种子、树苗、泥土、肥料开始,就已经进入疗法了。直到工具的准备、整理和最后的清扫,整个过程含有大量的"MILK"。

(6) 自己明白做了多少运动(劳作),这是自我的再发现

对于园艺来说,活动越多劳作成果越大,如果活动得少,结果也是相对应的。种了多少棵树苗、长成多少棵树、拔了多少棵草、挖了多大面积的土、施了多少肥、袋子里还剩下多少等,自己的努力自己就能确认。这样就能发现自己的"有用感"(发现自己还能做这些事情)和存在感(自己不是多余的),这就是作业疗法。

(7) 无论残疾有多严重,只要努力都有可能

手脚全部麻痹、行动受到限制的四肢麻痹的人可以使用嘴;重度痴呆的人只要翻弄眼前的泥土就是很好的疗法;对于完全不能活动的瘫痪的人,可以在其床上放一面大镜子,每天跟他讨论在床的周围摆放什么植物,让他看到刚刚浇过水的叶子上残留的水滴所反射的阳光,使他的目光能够追随水滴从叶子上滴下;对于手或脚因麻痹而不能活动的单侧麻痹的人,根据个人的身体情况调整所使用工具的大小、长度、重量、高度等,使所有的事情都能用单手完成;让病人站在花坛里或坐在轮椅上种花。

无论残疾程度如何,人肯定还残留一些能力。发现和挖掘这些能力,与病人一起使用这些能力,这就是疗法。在这一点上,花卉园艺中包含了疗法的无限可能性。

(8)劳作内容多种多样,用上所有的东西

园艺活动中要使用生活中所需的所有知识。作为智力要素(需要理解力的),有文字(文章)、物体的量、温度、气候、季节、工具的使用方法等。在身体利用方面,有各种姿势的变化(站、坐、蹲等)、行走、单手动作、双手动作、全身运动、手脚运动、只有手或脚的运动、眼睛(看)运动、耳朵(听)运动、鼻子(闻)运动、嘴巴(品)运动等。由于还要思考很多事情,所以也包含头部运动、感受激动和感激的心理运动。无论如何,这些都是疗法的要素,因此每天都要持续做不同的事情。这些活动只有园艺疗法中才有。

(9)季节与时间的流逝,知道这些变化正是疗法的要素

通过花和季节植物可以感知四季变化,这是四季变化的明显特征,必须有效加以利用。对于老年痴呆来说,看到太阳东升西落,认识花中的虫子,能够激发他们"认识现实"(明白人和事、场所、周围的事情)的能力。

(10)不要放过植物的声音和活动

不会说话的植物有时也会发出声音。有时这是正在烦恼的你自身的声音,有时是来自大自然的天籁之声,而且这些声音中蕴涵着鼓励,告诉我们平等看待植物的生命和自己的生命。为什么花会活动呢?是风在吹还是花自身的蠕动呢?在我们静静凝视时,就不会考虑其他任何事情,这就是忘我的境地吧。

8.4 园艺疗法功效评估

8.4.1 社会功效评估内容

社会功效评估主要评估治疗对象能否通过一系列的园艺课程训练,获得或具备走向社会、独立工作的能力。园艺疗法不仅具有治疗的作用,还是一种职业培训活动,或者说通过改造庭园使之适合残疾人并为他们提供简单的庭园技术,提高残疾人的生活质量。另一方面在治疗和康复上,园艺疗法属于通过作业完成治疗任务的作业疗法,即为恢复肌体或精神残疾人的动作能力和社会适应能力而进行工艺和劳作等作业的活动。

在开始上课前由园艺疗法师先将本周课程的主题、操作理论,园艺治疗的目标、时间、材料以及操作步骤,做 10~15min 的说明,然后各组指导人员带着治疗对象一起操作。操作过程中指导人员必须针对治疗对象对课程中的每一个步骤,进行 6 分法评估(郭毓仁,1999)。按照表 8-8 的格式设计评估表并进行记录,先计算整个步骤的平均值,得到整体表现的数值,再由全程的整体表现得到总平均值,来决定他们在园艺上应该比较适合哪类工作。接受园艺训练的患者出席次数越多,结果越具参考性。

根据治疗对象在园艺训练过程中工作执行状况的评估分数(表 8-8),将其划分为 4 个层面推荐工作。第一个层面,受训者可以不依赖别人的协助进行独立工作,可参与具竞争性的一般社会工作;第二个层面,受训者需要些许帮助,必须在专门收容特殊人士的机构,有专人协助的地方工作;第三个层面,受训者无法离开原训练机构,仍必须接

表 8-8　园艺训练工作状况评估表

一般资料						
姓名：		年龄：			性别：男□　女□	

肢体状况：
精神状况：
语言：
听觉：

时间	训练内容	工作执行评估						
第1周	玻璃翠扦插繁殖	5	4	3	2	1	0	
第2周	百日草播种繁殖	5	4	3	2	1	0	
第3周	一品红扦插繁殖	5	4	3	2	1	0	
第4周	香石竹花包装	5	4	3	2	1	0	
第5周	母亲节简易插花	5	4	3	2	1	0	
第6周	吊兰无性繁殖	5	4	3	2	1	0	
第7周	天竺葵扦插繁殖	5	4	3	2	1	0	
第8周	石莲花移植	5	4	3	2	1	0	
第9周	花卉上盆、换盆	5	4	3	2	1	0	
第10周	萱草分株繁殖	5	4	3	2	1	0	
第11周	简单花篮制作	5	4	3	2	1	0	
第12周	番茄播种繁殖	5	4	3	2	1	0	
第13周	父亲节简易插花	5	4	3	2	1	0	
第14周	大丽花扦插繁殖	5	4	3	2	1	0	
第15周	万寿菊播种繁殖	5	4	3	2	1	0	
平时	田间除草浇水	5	4	3	2	1	0	
平时	果实采收	5	4	3	2	1	0	
整体表现		5	4	3	2	1	0	

适合工作环境（打"√"）	
0	不适合园艺工作
1，2	留在院内福利工厂工作
3	由园艺疗法师带领进行承包工作
4	可在社会上工作但需要人帮助
5	不需监督，可独立工作

受照顾，但可以由老师带领至社会上工作；第四个层面，受训者仍无法离开原训练机构，需要专人看顾，无法到社会上工作。

8.4.2　健康功效评估内容

园艺治疗健康功效包括心理健康功效和身体健康功效两个方面。

身体健康的评价项目包括体重、握力、血压、血糖、血脂、脉搏、关节灵活性等。体重是否保持在合理的范围，目前全世界使用体重指数（BMI）来衡量一个人胖或不胖，

BMI＝体重（kg）除以身高（m）平方，专家认为中国人体重指数的最佳值应该是 20～22，BMI 大于 22.6 为超重，大于 30 为肥胖；一段时间园艺活动后握力是否增加；血压是否恢复到正常范围，性别不同年龄不同，对应的正常值不同；血糖是否正常，正常人清晨空腹血糖浓度为 80～120mg，超过 130mg 为高血糖，低于 70mg 为低血糖；脉搏是否符合标准，正常成年男性的脉搏为 60～80/min，女性 70～90/min，老年人 55～60/min，成年人脉搏超过 100/min 属于心动过速。关节灵活度是否有变化。

心理健康是心理机能良好的综合性体现，涉及个体的心理适应水平以及主观幸福感等广泛内容。心理卫生状况测试采用精神卫生症状自评量表（SCL-90），评定的时间为最近一周，由患者根据自己的实际情况自行评定。

幸福感是衡量个人和社会生活质量的一种重要的综合性心理指标，是评价者根据自定的标准对其生活质量的总体评估。它由情感成分（正向情感和负向情感）和认知成分（一般生活满意感和特殊生活满意感）组成，既可反映心理健康水平，也可衡量生活质量和心理发展的状态。

除心理特征外，紧张及其恢复还有明显的生理反应，例如：心跳速度、脑电波、血压、肌肉紧张度和皮肤电导率等。测取这些生理反应指标可以弥补心理反应不够精确和敏感的缺陷，同时还可以更科学和令人信服地证明园艺活动对控制人类情绪所起的作用。

通过在参加园艺活动前后进行身体评价项目测量、心理卫生状况自评、设计问卷调查、测量与心理反应相关的生理反应指标，评价园艺疗法课程的设置是否恰当，园艺疗效是否显著，园艺疗法师据此做出修改或继续推广使用的决定。

8.5　园艺疗法实施实例

8.5.1　芝加哥康复研究所（The Rehabilitation Institute of Chicago，RIC）的园艺疗法实施实例

在芝加哥园艺协会与芝加哥康复研究所娱乐疗法部门的合作下，1977 年开始实施了先驱性的园艺疗法尝试。RIC 反复进行康复医学的最新技术的试验，并与在该方面进行技术研发的西北伊利诺斯医科大学进行合作研究。为了使以脊髓损伤、头部外伤、头部震颤症、切断、多发性硬化症为主的大部分患者能够自立生活，作为娱乐疗法程序的补充而导入了园艺疗法。

程序首先作为娱乐活动得以开始，在此基础上发展成为其他康复部门也可以利用的园艺疗法程序内容。

RIC 的园艺疗法程序如下：

（1）程序内容

可以分为全年可以作业的室内程序与只限于温暖季节的室外程序。

室内程序：每周 1 次，每次 1～2h，内容有：①繁殖（可以利用带有照明设备的

3.6m² 的扦插床）；②植物管理；③选购植物；④利用植物进行室内装饰；⑤吊篮、餐盘栽培、玻璃器皿栽培、盆栽、自然手工艺品、鲜花与干花的装饰等；⑥阳台、露台的景观营造；⑦组合盆栽制作；⑧香草、蔬菜、花卉技术学习；⑨人工照明庭园。

室外程序：适用于庭园要求的设施有高床花坛、带有滑轮的吊篮、轮椅可以行走的铺装地面等。程序内容有：①浇水；②病虫害防治；③施肥；④地面覆盖；⑤香草栽培、收获、加工、利用；⑥鲜花与干花装饰用的草花栽培；⑦改良工具的制作方法；⑧利用植物进行阳台、露台的景观建造；⑨蔬菜园设计。

(2) 程序效果

程序效果如下：①生活环境的改善；②病房、护士工作室、会客室等因为植物的存在而变得感觉柔和、舒适；③形成了在此处生活的人、工作的人、前来会客的人的共有的舒适环境；④培养对于植物的责任感；⑤得到理学疗法部和作业疗法部很高的评价；⑥学习到了现实生活中有用的知识和技术；⑦有成就感；⑧通过室内、室外程序的实施，患者的身体得以康复或改善，为对于自我评价过低的人开辟了新的道路。

8.5.2 明尼格医院(Menninger Hospital)园艺疗法实施实例

在美国，明尼格医院(Menninger Hospital)作为最早将园艺作为疗法之一的医院而家喻户晓。实践它的是明尼格一家人，尤其是 C. S. Menninger 博士和他的儿子 Cool Menninger 博士对园艺疗法的确立做出了重要贡献。这种背景再加上堪萨斯州立大学对学科间领域研究的进展和合作精神，为堪萨斯州立大学设立园艺疗法课程(1971)提供了可能。

明尼格医院是位于堪萨斯州托皮卡市，有 166 张床位的精神病院。当看到宽广的土地上星星点点的病房后，可能会误以为这是公园，而不是医院。在此以前既有作业疗法师也有理学疗法师，但现在，这里的疗法工作人员只有音乐疗法师、艺术疗法师、园艺疗法师等，都是与活动疗法有关的疗法师。没有作业疗法师和理学疗法师的理由是美国的精神病院没有义务必须设置这些岗位。

现在的明尼格医院是1982年改建的，建筑物的风格在于让患者生活得有情趣，窗户很大，而且是开放的，活动项目也是根据此目的而设置。

园艺疗法的温室是大小约为 7.6m×7.6m、南向的房间，由管理室与作业楼向南突出形成。管理室与作业楼比温室还要宽阔些。在这里工作的园艺疗法师有 2 人是长期雇员，1 人是兼职，有时也有实习生加入。患者的年龄从 4～95 岁不等，其中重症患者较多。园艺是受欢迎的活动之一，现在已有 50 人参加。

园艺活动除周六、周日外每天进行 1 次，1 次 1h。原则上 10 人为一组参加活动。活动内容有管理温室内的植物、温室周围的草坪和花坛。每周一患者可以自由带来自己喜欢的植物。这些是他们与家人、朋友进行交流的媒介。

温室分为热带植物室(靠近管理楼的一侧)和旱生植物室。后者里面除了耐旱植物外，为了让盆栽的一品红在圣诞节开放还进行了日照时间的调控。装置由木框和黑色塑料幕组成，是患者自己做的。另外，K. Menninger 博士还将一块石头挖了个洞，做成创意花盆，种植了多肉植物。

8.5.3 岩手县东和镇老年人保健设施"华之苑"园艺疗法实施实例

东和镇大体位于岩手县的中央位置，总面积 157.51km²，其中 58.5% 为山林原野，基础产业是农业。人口有 11,123 人，65 岁以上的老年人占 25.2%（1996 年版东和统计调查），与城市相比老龄化提前了约 20 年。

该镇在重视丰富自然环境和农村景观的同时，以人人都积极地创造幸福生活的健康和长寿之乡为目标，于 1995 年建设集保健、医疗、福利于一身的老年人保健设施——华之苑。

另外，因在该中心成功地挖出了温泉，所以在康复系统中还使用了温泉水。

东和镇的园艺疗法实践是以老年人保健设施内的温室和西洋式典型庭园为中心进行的。

该中心于 1994 年接受园艺疗法研究者的建议而引入了园艺疗法。

(1) 东和镇对园艺疗法进行研究的体制

东和镇为了明确未来如何推进园艺疗法并把其作为行政的指南，于 1997 年 2 月制定了东和镇园艺疗法的基本方针。分为以治疗和康复为目标的园艺疗法和以老年人对策、青少年健全化对策等为目标的园艺活动，并确定在各自领域进行职责划分的基本方针。

(2) 园艺疗法实施时的注意事项

① 实践中　在实践前检查参加对象的健康状态；要尽可能地让参加对象自己劳动或在旁边注视；劳动中，要多进行表扬；要注意不能使参加对象摔倒受伤。

② 管理温室及植物　使植物接近自然生长的环境；用遮光网调整采光；室内温度，最高 35℃，最低 15℃；为防止飞尘，地板要散水；为防止实践者摔倒，要用刷子等把水清除；不能使用杀虫剂、杀菌剂、除草剂。

③ 选定植物　选择易繁殖易处理的植物，无刺的植物，花粉不乱飞的植物，香气不重的植物，无毒的植物。

④ 使用的植物　主要是以观叶植物为主，经常使用的有石柑子、冷水花属、紫露草、球兰、椒草等。其他还有多肉食性植物、药草类、常春藤、樱桃番茄、山茶、栀子、朱砂根等。

⑤ 劳动内容　疗法进行的时间为每周四、周五的 13：30～16：30，每组 4～5 人，以 1h 为限进行实践。在实践前，护士和护理员要询问患者的健康和心理状态。劳动内容主要是在设施内的温室进行，但也编制了用身体感知季节和配合设施的各种活动的计划。

温室内的劳动　观叶植物的插枝、分株、种植、移植、群植、驱除害虫、清除枯枝、修剪、浇水；压花、制作压花信、吊篮、黏土造型、插花；往盆和播种机里散种子、除草、收获、种植春秋开花的球根花卉；猜药草的香气和植物名称的游戏。

室外的劳动　在含有园艺疗法庭园的西洋式庭园中观察植物、散步；在工作基地劳动(扦插、分株、种植、移植、群植、吊篮、往盆和播种机里散种子、除草、种植春秋开花的球根花卉)。

(3) 园艺疗法所体现的效果

①精神功效　因为园艺劳动是在圆桌上以 4~5 人为一组的形式进行的,大家可以看见相互的劳动。同伴会相互合作,对于劳动落后而心不在焉的人可给予帮助。另外,以前从事过造园业、农业的人,拥有丰富的土壤、病虫害、植物等知识,反倒可以向他们请教,这有助于促进其记忆的觉醒。同时患者的经验还有用使其感觉很自信,这与其在日常生活中的积极性和干劲是紧密相关的。

②康复功效　在进行园艺疗法实践时,按照理疗师的指导,注意桌子及椅子的高度、膝盖和脚的位置及姿势、胳膊和手的位置等使对象能够轻松劳动。可是根据患者的不同,也会出现有的人伸手却离花盆的位置很远的情况。另外,为了患者的自立及重返家庭,在设施内还会进行理疗、娱乐、月例活动及季节活动等。温泉水也被引进了设施内以利于老人康复。

小　结

程序设计与实施是园艺疗法最重要的内容。本章首先论述了园艺疗法实施程序设计与园艺疗法的实施过程,然后总结了园艺疗法的实施要点与心得体会,最后从社会、心理健康与身体健康方面探讨了园艺疗法的功效与评价。

思考题

1. 在进行园艺疗法实施程序设计时要考虑哪些方面因素的影响?
2. 怎样根据目标与症状选择园艺疗法使用的植物种类?
3. 怎样根据目标与症状选择园艺疗法的活动形式?
4. 了解园艺疗法使用的园艺工具,特别是改良工具。
5. 掌握园艺疗法程序实施的过程和步骤。
6. 园艺疗法实施要点和心得体会有哪些?
7. 从哪些方面进行园艺疗法功效评价?

9 园艺疗法教育与科学研究

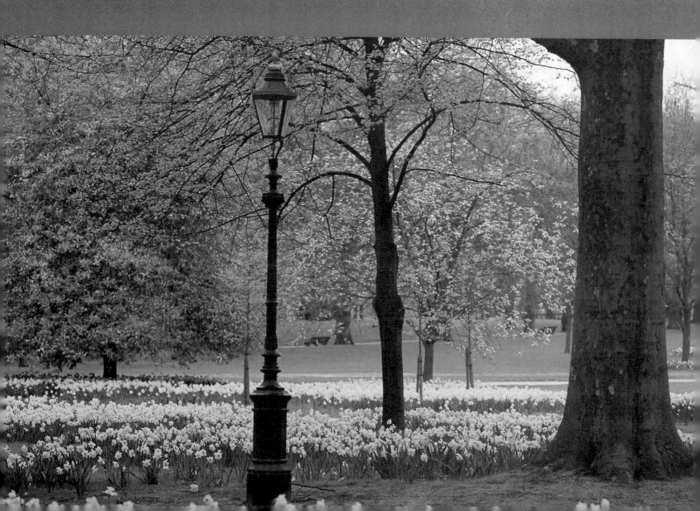

9.1 园艺疗法教育

9.1.1 美国的园艺疗法教育

9.1.1.1 概况

在美国开设园艺专业教育与研究的机构中,有一部分是进行园艺疗法的相关教育工作。

在本科或研究生院设立园艺疗法课程的大学只有堪萨斯州立大学,学位名称为农学士、园艺学硕士。园艺疗法学位这种说法出现在园艺疗法相关资料中,在美国园艺疗法协会的登记认证纲要中也能看到,但并非正式的学位名称。堪萨斯州立大学是唯一一所具有园艺疗法通信教育课程的大学。

作为选修课可以学习园艺疗法相关科目的大学有3所,其中,弗吉尼亚工科州立大学授予园艺学位,德克萨斯A&M大学也可以学习园艺疗法,它包含在城市园艺学课程(Urban Horticulture)中。其学位是园艺学士或园艺学硕士,为了强调专攻,即园艺学士城市园艺学方向。

如上所述,堪萨斯州立大学的园艺疗法课程可以称为园艺疗法方向,而其他大学只是选修课程。从1997年开始,拉特格斯大学烹饪学院也开设了园艺疗法选修课。

此外,还有开设一年制园艺疗法课程的专科学校1所,开设园艺疗法相关选修科目的大学和专科学校7所,开设园艺疗法认证课程的专科大学1所和1个机构。

1997年秋天开始,丹佛植物园(Denver Botanic Gardens)开设了认证科目。据资料记载,在此集中接受2~4d讲课后,可取得1~2学分(原则上每取得1学分需要出席15次50min的课程)。在丹佛植物园,每实习52h就给予0.5分认证单位,这与纽约植物园规定的179h给予0.5分认证单位相比,只需1/3时间即可。

9.1.1.2 堪萨斯州立大学园艺疗法教育

(1) 园艺疗法课程概要

堪萨斯州立大学是美国唯一一所在学部或者研究生院设置园艺疗法课程,能够获取学位(学士、硕士、博士)的大学。现在园艺疗法专业每年招收硕士生15人、本科生35人左右。

堪萨斯州立大学与其他大学开设的课程相比,具有多种园艺疗法专门课程。

①人与园艺(Human Dimensions of Horticulture) 相当于园艺疗法的入门课程,授课重点除了园艺疗法之外,还重视人与植物的相互关系。

②园艺特殊人群(Hort Special Population) 园艺疗法方向初级课程。

③园艺疗法个案管理(Hort Therapy Case Mgt) 园艺疗法专业方向的第二门课程。通过阅读尽量多的关于园艺疗法,包含各种特别事件在内的论文和事例进行学习。但是,关于程序设计与患者的评价在别的课程中学习。

④园艺疗法实地技术(Hort Therapy Field Technique)　园艺疗法专业方向的第三门课程，是实习之前的课程。该课程是把园艺疗法、心理学、教育学、园艺课程中学过的知识综合应用于实践的课程。15周时间在教室中，每周1次进行1h关于作为专业人才的心理状况、集体力学、集体发生事态、交流等的讨论，每周1次在大学曼哈唐附属学校、老人院、特殊学校和职业培训学校等进行2h实习。学生每次可以接触的患者人数，根据设施情况一般在5~30人不等。

⑤园艺疗法实习(Hort Therapy Field Experience)　园艺疗法专业方向的第四门课程，在实地进行实习。以前必须连续6个月进行实习，现在改为每2~3个月1次，分为2~3次，直到暑假或者毕业之前结束即可。

(2)园艺疗法的办学思路

①园艺疗法师　必须具备以下资质：有与他人一起进行活动的愿望；有帮助他人的忍耐力；具有近代园艺技术、实践知识以及把这些知识传授给他人的能力；具有人与植物相关联的创新研究才能；具有自我意识和自信；具有为了消费者和患者共同的利益而与其他专业人才紧密协作的能力。

②园艺疗法　是指使用花卉、果树、蔬菜和观叶植物等，在园艺疗法师指导下，为人们实现社会、心理、理学、智力的利益的过程。

③毕业生去向　园艺疗法专业人才的就职场所有：树木园和植物园、交流庭园、交流精神卫生中心、企业庭园、矫正设施、校外教育服务处、城市公园和娱乐处、延长护理设施、农业市场、园艺业界、医疗医院、和平团体和国际机关、身体康复医疗机关、精神医院、公立学校的庭园项目、退休者交流处、药物中毒防治处、特殊教育学校、大学或者大专、农村军人医疗中心、职业训练中心、动物园园艺科等。

(3)学生与教师

园艺教师应该专心提供良好的教育，专业领域的经验丰富。教师不仅应具有国内经验，还应该具有国际经验。在进行指导与研究时，应该与校外相关单位建立紧密的协作关系。

教师在根据学生的兴趣与要求决定学习课程时，应该因材施教。

美国园艺疗法协会堪萨斯州分会给学生、教师、专业的园艺疗法师提供了合作的机会。

9.1.1.3　弗吉尼亚工科州立大学园艺疗法教育

(1)概况

弗吉尼亚工科州立大学园艺疗法专业设在农学与生命科学学院园艺学系中，授予园艺学学位。

园艺学系课程体系是在最初的2年学习科学、交流、经济学、园艺科学等基础，之后，根据兴趣，向包括园艺疗法在内的各个专业方向化发展。

①园艺农作物　种类多、价值高，重点为能够大量收获的植物与制品的生产管理。

②园林施工　以设计、施工、合同、室内外庭园管理为主的方向，重点为观叶植物利用与管理。

③园艺科学　重点为园艺和生物技术以及其他相关方向的开发研究和科学研究。

④园艺教育　重点为教师资格的考取以及在其他教育领域中的园艺及其相关课程的多种程序。

⑤园艺疗法　重点是为有特殊需求的人们提供治疗服务的园艺应用和社会科学。教学目标在于培养园艺疗法师。

(2)园艺疗法专业课程体系

①必修课程体系

数学、自然科学(20学分)　生物学原理(6学分)、一般化学(6学分)、生物学原理实验(2学分)或者一般化学实验(2学分)、三角法与微积分(6学分)或者微积分(6学分)。

人文、社会科学(22~25学分)　食物与纤维经济学(6学分)或者经济学原理(6学分)、大学1年级英语(6学分)、公共说话(3学分)、从思想、文化、传统课程中选择(3学分)(或+3学分)、从创造美/美表现中选择(1学分)、从全体课程中选择(3学分)。

园艺疗法(11学分以上)　人性资质(3学分)、标准救急处置与心肺苏生技术(2学分)、社会学入门(3学分)、社会中的个人(3学分)、小组(3学分)、死亡社会学(3学分)、自由选择课程(6~9学分)。

园艺与农业(38学分)　学院课程(25学分)、园艺入门(3学分)、园艺环境要因(3学分)、植物繁殖学(3学分)、园艺疗法(3学分)、草花栽培法与实习(4学分)、野外研究(3学分)、室内植物(3学分)或者种苗生产(3学分)。

农业相关科学(最低13学分)　土壤学与实习(4学分)、植物生理学与环境(3学分)、由以下课程中最低选择6学分：害虫管理、树木的害虫与胁迫管理、植物病理学(4学分)、杂草科学(3学分)。

②选修课程体系　从园艺课程与以下的认定课程中选修(最低20学分)：

矫正学　异常行动(3学分)、犯罪学(3学分)、少年非行(3学分)。

心理障碍　人格心理学(3学分)、异常心理学(3学分)、心理障碍儿童(3学分)、精神病社会学(3学分)。

发达障碍　特殊教育(3学分)、学习心理学(3学分)、异常心理学(3学分)、心理障碍儿童(3学分)、行动修正(3学分)、障碍者体育(3学分)。

有障碍的高龄者　大人期人的发达(3学分)、老化问题(3学分)、长期护理中的交流(3学分)、老化社会学(3学分)。

有障碍的青少年　幼少年期人的发达(3学分)、幼儿期人的发达(3学分)、少年期人的发达(3学分)、心理障碍儿童(3学分)。

专业方向课程的补充　小商业经营(3学分)、笔记本电脑适用法(2学分)、福利服务原则(3学分)、心理学入门(3学分)、发达心理学(3学分)、社会心理学(3学分)、心理学研究原则(3学分)、环境心理学(3学分)、保健心理学(3学分)、社会学入门(3学分)、社会组织与问题(3学分)、社会中的个人(3学分)、社会调查手法(3学分)、医疗社会学(3学分)。

9.1.2 英国的园艺疗法教育

在此主要介绍英国园艺疗法协会进行的园艺疗法教育。

(1) 概况

英国尚未确立园艺疗法师资格制度。园艺作为人们生活的重要组成,在相关设施中实施以高龄者和残疾人为对象的园艺操作活动,多位作业疗法师参与其中的园艺疗法。

英国园艺疗法协会不仅在英国,在欧洲也是园艺疗法支援、普及的中心组织,它设立于1978年,现在以植物能够进行繁茂生长的单词"Thrive"作为该协会的代名词,寓意发展、壮大。

Thrive是以园艺疗法协会为主体登录的有限责任公司。现有32名工作人员与60名常驻志愿者。Thrive利用以下3种方法致力于提高障碍者、社会弱势群体、老年人的生活水平。

①为了帮助患者提高生活质量,运营4个庭园项目,支援个人与团体活动的1500个项目。

②为跨越生病、生活的变化而进行园艺活动的人们提供专家的建议。利用互联网为包括老人和行动受限制者在内的所有人提供简单、便利的庭园制作、管理方法。

③进行针对植物的生长与护理活动对人们产生效果的研究和宣传活动。

(2) 园艺疗法专门资格执照培训课程体系

园艺疗法专门资格执照培训课程体系是英国园艺疗法协会与考文垂大学(Coventry University)大学一起实施的面向园艺疗法专门执照培训课程(表9-1),于1992年开设。在大学学习理论,在莱顿庭园中的园艺疗法庭园进行实习。

表9-1　英国园艺疗法专门资格执照培训课程体系

领　域	课程名称	学时
园　艺	基础园艺科学	50
	庭园规划与管理	50
	园艺植物栽培	50
疗法基础	健康与疾病	50
	对人关系与疗法技术	50
	功能性障碍	50
园艺疗法	园艺疗法入门	50
	患者需求与园艺疗法程序	50
	园艺疗法程序计划	50

参加对象可以分为以下3种:不具备园艺经验与知识的作业疗法师(小组1),希望在障碍者相关部门工作的园艺相关者(小组2),以及在园艺和作业疗法方面有高学历者或者其他领域和园艺疗法领域经验丰富者。

小组1需要学习园艺(150学时)、园艺疗法(150学时)两类课程总计300学时;小组2需要学习疗法基础(150学时)、园艺疗法(150学时)两类课程总计300学时,以便在各种工作场所进行园艺疗法项目的计划、实施。

9.1.3 日本的园艺疗法教育

日本在一部分专业学校中已经开设了园艺疗法班，数个有关园艺疗法方面的研修团体从十数年前开始开设了以培养园艺疗法实践人才为目标的1年期园艺疗法培训班。此外，在短期大学中，有些已经开始或准备开设园艺疗法学科或开讲园艺疗法科目。在部分4年制本科大学中，数所已经开设了园艺疗法课程，并以某一大学为据点计划开设可以取得园艺疗法师资格认定的学科。

9.1.3.1 日本兵库县立淡路景观园艺学校园艺疗法学科

(1) 目标

兵库县立淡路景观园艺学校园艺疗法学科于2002年9月设立。该县政府经过长期论证认为，设立园艺疗法学科，并对由植物、园林进行人的身心治疗的科学根据进行研究，进而提供信息是非常重要的。同时，园艺疗法对已处于老龄化社会的日本在福利、医疗等方面能发挥重要作用。

具体目标为：①培养实践型人才。以整合园艺学与疗法学2个领域的专业学科为目标，面向21世纪的老龄化社会，开展培养扎根于日本园艺疗法实用型人才的教育。②发送信息。进行与今后的老龄化社会相对应的、有关园艺疗法的信息以及人才的积极交流、发送。③与当地合作。与当地的相关设施联合，开展扎根于当地的园艺疗法，以淡路地区以及本县的园艺疗法为据点。

(2) 定位

该校园艺疗法学科定位如下：以在身心方面具有残疾、病态等症状和老人为对象，通过园艺活动进行治疗和康复。同时，从广义上，通过园艺维持，促进人们的身心健康，提高生活的质量。

(3) 该校园艺疗法学科特点

①1年期少数精英教育 该学科为日本第一个培养园艺疗法专门技术人才的公立教育单位，以医疗、福利和园艺、园林领域的15名大学本科毕业以上学历学生为对象，集中进行1年的实践性教育。

②重视实践课程体系 9月至翌年3月为前期课程，通过对由园艺疗法，园艺学相关，医疗、福利相关，管理4个领域的讲习，掌握园艺疗法基础知识和技术。4~8月的后期课程中，分别在两个设施内进行2个月的实习，通过与患者一起进行园艺操作活动，掌握实践性的技术。

③结业后授予的资格 在结业审查会上，审查前期由各承担教学任务的教师给予的成绩与后期实习的成绩，决定是否能够合格结业。对于合格并且提交结业书面报告者准予结业。对于合格结业者，授予兵库县认定的园艺疗法师资格证书。

此外，当在园艺疗法领域积累了2000h的带薪工作后，经过申请，可以获取由美国园艺疗法协会授予的"正园艺疗法师"资格。

(4) 课程体系

①园艺疗法领域 主要课程有园艺疗法概论、园艺疗法的手法、园艺疗法特论、后

期实习等。

②园艺学相关领域　主要课程有园艺学基础、植物学基础、植物栽培学实习、庭园设计、花坛制作、植物利用法等。

③医疗、福利相关领域　主要课程有障碍论、康复概论、社会福利学、各类患者园艺疗法、作业疗法与园艺疗法、医学概论、精神疗法与园艺疗法、休憩学等。

④管理领域　主要课程有社交学、管理学等。

9.1.3.2　日市全国大学实务教育协会制订的园艺疗法师教学培养大纲（2002年11月1日制订）

(1) 教育目标

通过园艺，有助于身心具有某种障碍的人的功能恢复和症状改善，缓和人们的不安和紧张情绪，以构筑丰富的人际关系和提高生活质量。

(2) 课程体系（表9-2）

表9-2　开设科目与必要学分

必修、选修	科目名称	学分
必修	园艺论	2
	园艺疗法论	2
	园艺疗法实习	2
	花园制作 I	2
	总　计	8
选修	花园制作 II	2
	护理理论	2
	护理技术	2
	残疾人福利	2
	老龄者福利	2
	残疾人、老龄者康复实技	2
	福利器具实习	2
	身体残疾者心理	2
	心灵障碍者心理	2
	老龄者心理	2
	芳香心理	2
	老龄者医学	2
	残疾者医学	2
	精神医学	2
	精神保健	2
	作业疗法	2
	理学疗法	2

(续)

必修、选修	科目名称	学分
选修	东方医学	2
	护理学	2
	救急方法	2
	总　计	16

9.2　园艺疗法科学研究

居住在城市中的人们大多通过园艺活动来亲近自然。在这个过程中，越来越多的人开始意识到人与植物的密切关系。若勒夫（Relf，2001）从4个方面概括了人和植物的关系：①生理上依赖植物；②生理和心理对植物影响的回应；③保健园林对人的影响；④增加社会交流的程度。

9.2.1　园艺疗法的科学研究方法

植物、绿地、环境等对人体的治疗效果的相关研究，通常分为主观和客观两种研究方法体系，其中，客观研究方法体系常需要借助相关的仪器和装置对人体的心理、生理指标进行测定。

9.2.1.1　主观研究方法

主观研究方法一般是指实验对象自己评价在实验中的感觉，并通过语言、图片等表达出来。主观研究方法科学性不强，虽然大多数时候能够反映出实际的状态，但有时不能反映出实际的状态，甚至还会出现相反的评价结果。

(1) 印象差别法（SD法，Semantic Differential Method）

评价时，首先通过某种刺激选择相关的形容词对。例如，闻到花香时能够想到的形容词对有：明—暗、清新—浓郁、清爽—混浊等，每次使用约20组词对。通常情况下，还在各个形容词中间加上"都不是"，用5个等级或7个等级来评价。然后采用因子分析法进行解析，分成几个因子，采用因子中所包含的形容词对这个因子进行命名，如舒适感、镇静感等，最后对各个刺激的印象进行打分。

(2) 感情经历检查法

感情经历检查的问卷方法是由美国的马奈尔（D. M. Manair）等人首次使用。由诸如"人际交往很有趣"、"处处担心"、"被严重击垮"等65个问题组成，每个问题都用5个等级进行评定。这种感情经历检查的目的是将实验者根据所处条件的变化而改变的临时心情及感情状态分为"紧张—不安"、"抑郁—低沉"、"愤怒—敌意"、"混乱"、"疲劳"、"精神"6种，然后进行量化评价。

(3) 心情卡法

利用绘制表示心情由好向坏逐渐变化的面部表情卡片来评价实验者心情的变化情

况。由实验者分别标出自己实验前后的心情图,再根据事先规定的得分标准进行量化评价。

9.2.1.2 客观研究方法

(1)压力实验法(测定血压、脉搏数、瞳孔大小)

一般来说,压力状态是指斗争、逃跑的反应,在战斗或准备逃走时,心跳加速,血液被输送到重要的肌肉中,血管收缩,血压上升,末梢血流量降低,进而引起精神性出汗。由于经常环顾四周,瞳孔的直径变大。可以通过给实验者施加身体等方面的压力,根据实验前后收缩压、脉搏数的变化来评价植物、绿地与环境给予人们的影响。

例如,实验者在接受森林香味、森林风景等的刺激后,身体变得放松,收缩压下降。而吸入甲醛后,则产生一连串的压力反应,包括指尖的末梢血流量减少了72%,瞳孔直径增加了13%。

(2)大脑活动测量法

使用近红外线分光法测量脑活动,作为评价舒适性的一种有效方法而备受关注。简单地说,就是用接近红色的近红外光从额头照射进脑部,通过测量血液中血红蛋白对光的吸收程度来测量脑血流量。如果脑血流量增加,表示大脑处于活跃状态。

(3)脑波测量法

脑波是人体大脑皮层对外界刺激的感应,是情绪变化的内在指标。利用脑波测定装置可以测出6种波形,通过分析测试者脑波值来衡量大脑皮层的活动,分析脑电图等来衡量前额部肌肉的紧张状态,利用相关软件进行数据统计分析,对人体心理反应进行综合评定。

(4)内分泌系统与免疫系统活动测定

内分泌及免疫系统的活动也是对人的状态评价的有用信息。十余年前出现了一种唾液采集方法,逐渐开始应用于园艺疗法相关实验中。作为内分泌系统的指标,一般使用被称为压力荷尔蒙的皮质醇;作为免疫系统的指标,经常测量分泌型免疫球蛋白A。

(5)基因型法

基因型法也有可能用来解释人与环境之间的相互作用。例如,在拥挤的电车窗户中看到外面的树木时,人们的肩膀会自然地松弛下来,这是由于基因型的作用。随着基因解析技术的快速发展,将来还有可能破解与之相关的基因。

9.2.2 园艺疗法研究进展

9.2.2.1 通过五感作用促进身心健康的效果研究

(1)通过视觉促进身心健康的效果研究

人们看到花草时,紧张和不安会缓解,心情放松。这是通过五官与植物等建立联系时,无意识产生的本能。而视觉占环境对人体五感作用的75%~87%,是人体五感中最主要的部分。

①视觉效果的园艺疗法功效　对于观赏植物对人心理和生理的影响,加柯勒(Jakle)认为颜色对人们感知周围事物有很大的作用。此外，在许多重要的观赏植物(包括香石竹、菊花和月季)中稀有的蓝色种类和品种用于装饰室内，可以使人们精力集中。

马达弛(Madachi)等(2000)试验证明观叶植物和观花植物对人感情的影响是有差别的，观花植物对人的感情(如气质和自信等)有更加积极的影响。此外，通过在饭店的桌子上分别摆放切花、人造花以及无装饰对照进行对比研究发现，切花、人造花都能够促进饭店环境的提高，而切花则更易让人产生愉悦感。

日本对于植物和绿地视觉特性对人的心理评价方面研究较为深入，通过测定人体眼球运动及脑波变化，进行观赏植物色彩、形态(树形、树干形态)及绿地视觉特性对人心理影响的研究，发现在绿色植物环境中男性α波/β波的比值最高，对应身心最适状态，而女性在红色环境中比值最高，在黄、紫色环境中男女差别不明显。此外自然植物形态比人工形态更具有减少压力和促进放松的作用。

②植物对视觉和情绪的影响　关于花、绿色植物对视觉和情绪的影响，堪萨斯大学园艺系的金(E. H. Kim)和马特松(R. H. Mattson)让150名大学生分别观看10min的冲击性图像，诱发其产生压力。恢复5min后，将试验对象随意分为观看开红花的天竺葵、观看只有绿叶的天竺葵和什么也不看3组。结果发现，女学生看到开红花的天竺葵后，压力明显恢复，而且与其他两组相比非常明显；而男学生没有明显反应。因此，视觉方面感受性越强的人，越容易感受到花卉对压力的缓解作用，而且开花期植物比无花的植物作用更大。

③观赏植物有助于缓解压力和消除焦躁情绪　乌勒李弛(Ulrich)对宾夕法尼亚某郊区医院的病人胆囊切除手术后的恢复情况做了一个调查研究，他长期观察得出：窗外可以看见树木的病人以及窗外只能看到砖墙的病人的住院天数，结果显示，胆囊切除手术的病人中，窗外可以看见树木的病人住院天数少于窗外只能看见砖墙的病人，而且相比之下，窗外可以看见树木的病人来自于护士的负面状况评估较少，使用较少的强度和中度止痛剂，而且手术后轻微并发症发病率也较低。他还以自然和都市景观作为自变项，观察受测者心理反应与自然环境的关系。结果显示，以绿色植物为主、具有水体的自然景观，对心理状态有较好的影响。

日本的山根(K. Yamane)等通过测量脑波、血压和脉搏以及进行焦虑情况的问卷来调查切花对人们压力的影响。结果表明，干花和鲜花均不影响脉搏、血压和焦虑感，切花能减少压力和促进放松。

宫崎(Miyazaki)通过大型显示器让试验者观看各种森林风景。当看到茂密的大森林时，几乎所有的试验者主观评价都是舒服、自然、镇静，尽管程度稍有差别，但脑活动结果显示，13个人几乎都是镇静的。自律神经活动的收缩压及扩张压也得到了大致相同的结果。另外，感觉非常镇静的一组主观评价基本上都是非常舒服。

④植物的观赏有助于培养忍耐力　美国堪萨斯州立大学的帕克(Park)和马特松(R. H. Mattson)等(2004)在模拟医院病房里随机将90位女大学生安排在无植物、无花植物和有花植物3个环境中，通过将手浸入0℃±0.5℃水里诱发疼痛，测定收缩压、疼痛持续时间、疼痛强度、脑波、皮电、指尖皮肤温度等，研究观赏植物对人的疼痛忍耐力的影响。结果表明，有观赏植物的处理较没有观赏植物的处理能显著增强女大学生

忍耐疼痛的能力，而且有花植物处理比无花植物的处理的忍耐疼痛时间更长、强度更大。

(2) 通过听觉促进身心健康的效果研究

森林浴是通过各种感觉综合享受的活动。当听觉接受到森林浴中小河的潺潺流水声和小鸟叽叽喳喳的鸣叫声时，舒适性会大大增强。宫崎为了解在人工气候室内听到来自森林的声音后，身体会产生何种程度的放松效果而进行了试验。

第一次试验以12名男大学生为试验对象，让他们在闭眼状态下倾听2min森林的声音。森林的声音是用市面上销售的CD录制而成的：①小河流水声；②带有杜鹃鸣叫的森林声音；③带有黄莺鸣叫声的森林声音；④在西表岛录制的带有青蛙叫声的夜晚田园声音；⑤不舒服的"哔哔"声。评价采用主观评价和近红外线分光法测量前额部位的脑活动的方法。

试验结果表明，主观评价和舒适感与预想的一样，与没有听声音的对比试验相比，听到前3种来自森林的声音时，感觉舒服，而听到"哔哔"声则不舒服。

脑活动情况显示，听第2种声音时最镇静，其次是第1种、第3种、第4种。从中可以看出，通过倾听主观上认为舒服的各种森林的声音，脑活动镇静下来，身体也处于放松状态。

(3) 通过嗅觉促进身心健康的效果研究

宫崎在多摩森林科学园中请专业调香师对园中的250种樱花进行评价，选出33种有香味的樱花品种。这33种樱花品种的香味大致可分为3种：第1种是绿色品种，有水果香味和清新感觉；第2种有香甜和滋润感；第3种是兼具上述两种，具有复杂感觉的。让人产生上述各种感觉的香味成分分别是：第1种是苯乙醛，清新感是芫荽醇的作用；第2种是茴香醛和香豆素的作用；而第3种是骏河台香。

春黄菊是典型的菊科香草，开美丽的白花。宫崎从花朵中提取精油进行试验。他以13名20余岁女性为试验对象，以血压作为指标，观察其对身体的影响。结果收缩期血压的整体平均值偏低。

9.2.2.2 联想景物对身心健康的影响效果研究

关于园林绿地与人身心健康之间的关系，勒维斯(Lewis)认为，一想到庭园和园艺，就能清楚地意识到两种景象：一种是物质庭园，由熟悉的花、树和丛林组成的三维世界；另一种是精神庭园，即非物质的，不经意地发生在无限的意识范围内的庭园，两者通过相互作用而联系在一起。

宫崎(Miyazaki)以12名男大学生为试验对象，让他们先后进行想象：森林浴、花田中、平静的场所、交通繁杂的交叉路口、大海、湖泊、富士山。然后让他们表现出愤怒、抑郁、紧张、积极的情绪，最后进行心算(1+2+3+……)。在每个想象之后进行60s脉搏数的测量。结果发现，想象"紧张"、"计算"、"交叉路口"、"抑郁"时，脉搏数增加；想象"森林浴"、"湖泊"、"平静的场所"时，部分试验对象的脉搏数减少了。可见，经常在大脑中想象森林浴，田园风光等也会对身心健康有益处。

9.2.2.3 园艺操作活动对身心健康的效果研究

(1) 园艺操作活动能促进心理放松

山根(K. Yamane)等(2003)研究了园艺活动对老年人生活质量的影响，发现每天进行园艺操作活动的时间长短与老年人的活力及心理健康呈正相关。2004 年，他们又研究了盆栽制作活动对人身心的影响，将 119 人随机分为 3 组，分别向盆中装土、移栽未开花的紫罗兰、移栽开花的紫罗兰，然后在活动进行前后测定脑波、肌电（前额）、瞳孔光反射和心情变化状况调查。结果表明，园艺操作活动能促进心理放松，用有花植物进行园艺操作活动对人的感情有积极的影响。

(2) 园艺操作活动有助于提高社交能力

萨诺(Sarno M. T.)和查巴斯(Chambers N.)对 19 位 49～90 岁（平均年龄 73.9 岁）的失语症患者进行园艺疗法，结果发现，通过管理植物和在温室中做志愿者，他们的口头表达能力和社会交流能力都有明显的增强，并且他们的家人反映病人的满足感显著增加。

皮勒蒂尼(Predny)和 Relf 调查了老人和学龄前儿童共同进行园艺活动时的相互影响。他们进行了 3 个阶段的试验，每个阶段进行 1 周，将单独的老人组、学龄前儿童组的活动表现与这两代人组合后的活动表现进行对比，结果表明，园艺操作活动对于增加两代人互动和交流，是一种很好的方法。

(3) 园艺操作活动具有增加身体机能与生理机能的效果

塔勒尔(Taylor)曾经做过关注运动机能方面的报告。报告指出，除草 1h 能消耗大约 300 Cal 能量，这相当于用中等速度走路或骑自行车；用手扶式割草机割 1h 的草，可以消耗 500 Cal 能量，这相当于打网球消耗的能量。

松尾(Matsuo, 1988)研究证明，平均每天用铁锹挖几分钟的土，坚持 1 个月，则背部肌肉会增加大约 50%。但是，握力没有太大变化。之后，松尾等人(1997)又以心跳数为指标，测量了各种园艺作业的运动强度。

9.2.3 我国园艺疗法研究展望

园艺疗法及其相关研究在我国处于起步阶段，尚有诸多方面有待进一步探索、研究。在医学领域，班瑞益研究了园艺疗法对慢性精神分裂症病人的康复效果，在试验中，将慢性精神分裂症病人随机分成对照组和试验组，两组均维持药物治疗，试验组辅以园艺疗法，即进行园艺植物种植等栽培活动，研究结果发现，试验组在生活自理能力和社会适应能力等方面优于对照组。园艺疗法有利于改善病人精神状况、生活自理能力和社会适应能力，对慢性精神分裂症病人的康复也有较好的疗效。

在园林领域，李树华研究小组在园艺疗法方面进行了基础性的研究工作（图 9-1）。

我国园艺疗法科学研究应该着重从以下几方面展开：

(1) 城市绿地对人身心健康的影响

城市绿地不仅具有改善小气候、净化空气、降低噪声等改善城市生态环境的功效，而且植物本身具有很多对人体健康有益的元素。一方面，植物能产生空气负离子，空气

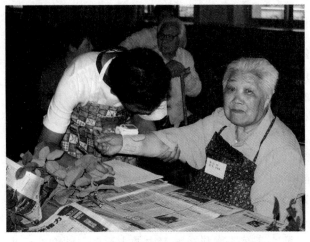

图 9-1 园艺操作活动前后要分别对参加者进行相关指标测定

负离子被称为"空气维生素和生长素"。医学研究证明，空气负离子具有调节中枢神经，刺激骨髓造血功能，降低血压，杀灭细菌，降低血液中的 5-羟色胺，改善肺换气功能，提高机体免疫功能，促进内分泌功能等作用，从而达到保健和预防疾病的作用。另一方面，植物能释放挥发性物质（植物精气），对人体起到降血压、镇定等功效。目前，以日本为主的国外流行的"森林浴"、"森林疗法"等都是利用植物释放的挥发性物质进行的保健活动。该方面的研究将为我国森林保健与园林绿地保健提供科学支撑。

(2) 植物与绿地五感刺激对人身心健康的影响

植物与绿地的五感刺激（视觉、听觉、嗅觉、触觉、味觉）是园艺疗法作用于人体的重要途径之一。什么样的植物色彩、形态、声音、芳香、质地、味道等对人的身心健康产生积极的作用，是如何产生作用等都需要展开科学的研究，以指导园林规划设计和园林绿地建设工作。

(3) 园艺操作活动对人身心健康的影响

园艺操作活动对人身心健康的促进作用是园艺疗法最基本的内涵，其中很多问题都亟待进行科学研究。园艺疗法对不同疾病的治疗效果，对不同疾病应采取的园艺疗法措施等都需要进一步地研究才能推动园艺疗法的更进一步发展。

总而言之，园艺疗法的科学研究不仅能够探索园艺治疗的方法与程序，而且能够给园艺疗法的普及与发展提供科学依据。

小　结

专业教育是培养人才最重要的环节，科学研究是学科发展的保障措施。本章首先介绍了美国、英国以及日本的园艺疗法教育概况与学科发展。其次，介绍了园艺疗法科学研究方法和国外园艺疗法研究进展。

思考题

1. 美国园艺疗法教育的概况如何？在园艺疗法教育方面代表美国的大学有哪两所？了解其课程设置情况。
2. 分别了解英国、日本的园艺疗法教育情况。
3. 在了解园艺疗法科学研究主、客观研究方法的基础上，了解国际园艺疗法研究进展。

10

园艺疗法师资格认证制度与就业

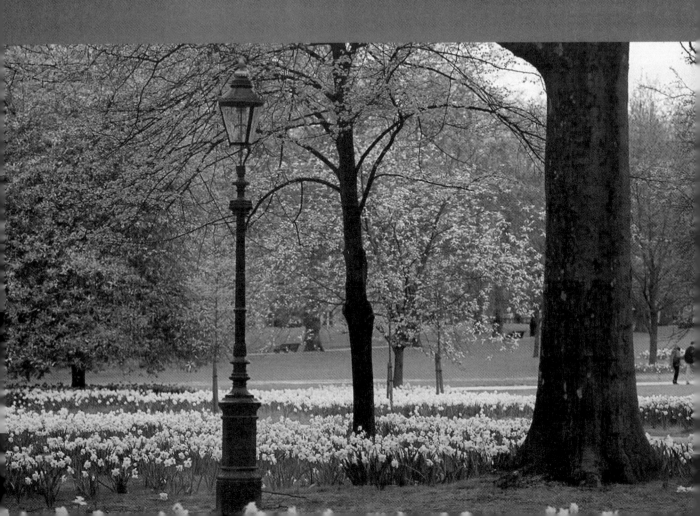

10.1 美国园艺疗法师资格认证制度与就业

10.1.1 园艺疗法师及其他相关的疗法师资格认证现状

园艺疗法在美国并没有获得与其他相关疗法相同的地位，从园艺疗法师的发展历史来看，与艺术疗法师、音乐疗法师、娱乐疗法师、作业疗法师相比较，协会登录人数少，这主要是因为协会认定资格和国家认定资格之间存在差异。

(1) 园艺疗法师

由美国园艺疗法协会(AHTH)进行的专家审查登录始自1975年。入门水平资格要求高中毕业，其他疗法师水平资格则要求本科毕业的学士学位。虽然AHTH发放证明书，但它并不是医疗关系资格的证明。AHTH制定的园艺疗法的核心课程并非普遍认可的系统。

与其他的相关疗法协会相比，AHTH只有非常少的会员。现在会员数只有701名，其中252名具有园艺疗法师资格。活动场所有职业训练中心、康复医院、养老院、植物园、退役军人设施、医院、酒精治疗中心、癌症治疗中心等。

(2) 艺术疗法师

艺术疗法资格认定委员会始自1992年，可登录，并进行资格认定。在多数州艺术疗法作为生活顾问和精神卫生的疗法被认可。1969年设立的美国艺术疗法协会(AATA)具有4750名会员，制定了专职从业人员的教育必要条件是取得硕士学位。现在，AATA认定了29个硕士课程，这些得到了州与美联邦在司法方面的支持。

工作场所有康复医院和精神医院等医疗设施、法医学研究所、保健中心、学校、养老院、交流中心、企业等。

(3) 音乐疗法师

音乐疗法资格认定委员会始自1983年，经过委员会认定的音乐疗法师已达3600名。1950年设立的音乐疗法全国协会(AMTA)与1971年设立的音乐疗法美国协会于1998年统合成的美国音乐疗法协会具有3800名会员，明确说明了取得学士学位成为必要条件，确立了课程体系与认定过程，现在有70%的学士课程被认证。

工作场所有精神医院、康复设施、医疗医院、外来诊所、昼间治疗中心、重度残废者机构、地域精神卫生中心、药物酒精矫正程序、老人中心、养老院、癌症晚期疗养院、儿童设施等。

(4) 娱乐疗法师

作为专门职业就职的最低资格为学士学位，并且资格取得越来越难。根据美国劳动部的资料，1998年，美国就有38 000名以上的娱乐疗法师。其中的17 000名以上是由始自1981年的全国疗法娱乐资格委员会(NCTRC)认定的。娱乐疗法师(CTRS)的证明书成为就业不可缺少的材料。

工作场所有公园、康复医院、福利服务设施以及地方政府的社会服务部门等。

(5) 作业疗法师

20 世纪初期开始的作业疗法，于 1917 年为了宣传设立了全国协会，1921 年改名为美国作业疗法协会。与其他疗法作业疗法相比，很早就成为了专门职业，20 世纪二三十年代，随着会员的增加、服务扩大，作业疗法师的医疗护理作用得到更加明确的认识。协会于 1922 年开始举行全国年会和对外出版发行协会杂志。1923 年开始了作业疗法师的全国登录。同年，认定教育课程成为美国作业疗法协会（AOTA）的功能之一，奠定了教育标准的基础。

通过 AOTA 和美国医疗协会医疗教育委员会的协力，1935 年开始了认定教育课程。现在，开设经过 AOTA 作业疗法教育委员会认定课程的大学已达 100 所以上。AOTA 现有 5 万人以上的作业疗法师和作业疗法助理会员。通过 AOTA 和作业疗法资格全国委员会（NBCOT），美联邦和州医疗、保健机关等相关部门，公布了作业疗法师资格取得方法和证件发行的必要标准。

活动场所有康复医院和精神医院等的医疗设施、法医学研究所、康复中心、学校、养老院、依赖者自宅（访问）、地区的精神卫生中心、诊所等。

10.1.2 园艺疗法师资格认证的发展变化

(1) 资格设置的变化

在资格至上的美国，确立资格制度在提高专业人员的地位、给予较高待遇方面不可缺少。因此，通过园艺进行治疗和康复的全国协会在 1973 年 9 月成立了委员会，以确立资格制度为目标，即将从事园艺疗法的专家作为专业职位来定位，不断地进行讨论、尝试。

例如，1974 年提出了设置五级资格的提案，但没有提出具体名称（NCTRH，1974）。1976 年 7 月公布了接受登记申请（NCTRH，1976），在经过慎重审查后，于 1977 年 11 月公布了 21 名园艺疗法师，其中园艺疗法技师（H. T. Tech.）6 名、一级园艺疗法师（H. T. Ⅰ）12 名、二级园艺疗法师（H. T. Ⅱ）3 名。提出了在此以前设置的五级园艺疗法师的名称，同时还引入了同等分数制度。这五级园艺疗法师的名称如下：

①园艺疗法助理（Horticultural Therapy Assistant，HTA）；
②园艺疗法技师（Horticultural Therapy Technician，HTT）；
③一级园艺疗法师（Horticultural Therapist-Grade Ⅰ，HT-Ⅰ）；
④二级园艺疗法师（Horticultural Therapist-Grade Ⅱ，HT-Ⅱ）；
⑤三级园艺疗法师（Horticultural Therapist-Grade Ⅲ，HT-Ⅲ）。

之后名称得以修订，1978 年 9 月开始分为现在的 3 个等级，即：

①园艺疗法技师（Horticultural Therapist Technician，HTT）；
②正园艺疗法师（Horticultural Therapist Registered，HTR）；
③高级园艺疗法师（Master Horticultural Therapist，HTM）。

学完园艺疗法课程、结束了 6 个月的实习，但带薪工作经验不满一年的专业人员可以登录为准园艺疗法师（Horticultural Therapist Registered-Provisional，HT-Prow），在满足工作经验要求后登记为正园艺疗法师（NCTRH，1978）。

之后又对分数评价标准等进行了数次修改，但名称一直沿用至今。

(2) 认证登记资格存在的问题

美国园艺疗法协会的资格是认证登记，即会员向协会申请认证，认证通过后，登记为园艺疗法师（高级园艺疗法师、正园艺疗法师、园艺疗法技师）。这种资格与由协会进行测试，然后对合格人员进行认证的资格（Certified）或国家进行的许可资格（Licensed）评比，社会评价较低，因此正在摸索更改为通过测试进行协会认证。如1981年引进了认证考试制度，进行预备性试验（Mattson，1982），内容分为园艺、园艺疗法、技术三部分。

10.1.3 园艺疗法师的种类

美国园艺疗法协会登记审查委员会（Registration Review Board）对园艺疗法相关登记申请者的专业能力程度进行认证，根据申请者对园艺疗法相关知识与专业训练、职业经历以及其他专业活动和成绩进行判定。

园艺疗法师的种类与认证登记条件概括如下：

(1) 园艺疗法技师

园艺疗法技师以在相关领域内工作、为了更高一级的园艺疗法师而接受培训并积累实践经验的人为对象。用同等分数制度进行审查，但除了要达到2学分外，还要有带薪2000h的园艺疗法经验，或者园艺疗法相关的带薪工作和园艺疗法志愿者合计4000h的工作经验。

(2) 正园艺疗法师

正园艺疗法师是作为中心资格而设置的。最低标准是完成园艺疗法课程，具有学位，其中包含1000h的实习。而且必须在园艺疗法领域有1年（2000h）的带薪工作经验。在同等分数制度中，必须达到包括1年（2000h，0.5学分）工作经验在内的4学分后才能申请。

(3) 高级园艺疗法师

高级园艺疗法师以接受更广泛的教育并具有专业成绩的人为对象，因此必须具有更高层次的学习经历和比园艺疗法师更长的工作经验。基本标准是学完园艺疗法课程，取得硕士学位，在园艺疗法领域具有4年带薪工作经验或4000h的工作经验。使用同等分数制度时，需要达到6学分，还要在园艺疗法领域至少有4年（8000h）的工作经验。

10.1.4 园艺疗法师的资格认证

园艺疗法师的资格认证是根据会员的申请（首次登记费60美元），然后由协会的登记审查委员会进行审查，审查时将园艺疗法相关的学习、工作经验、相关活动换算为认证所需的分数。另外，认证登记的会员必须每年更新一次登记（个人会费50美元＋更新登记费25美元）。否则，需再支付初次登记费60美元，或重新申请登记。

10.1.4.1 学习经历、工作经验、相关专业活动的分数计算

(1) 学习经历

①有学位的教育课程分数 以主要课程为基础规定必要条件,各等级中学习经历的最多换算分数如表 10-1 所示。其中,相关领域指的是在主要课程中取得 40 学分以上(其中管理领域科目最多 12 学分)时的情况,其他领域指的是在主要科目中取得学分不足 40 学分时的情况。

表 10-1 专业领域的学位与资格认证分数

学位种类	根据园艺疗法相关主要课程的学分情况进行判定		
	园艺疗法课程专业	相关领域	其他领域
准学士①	2.0	1.0	0.5
学士	4.0	2.0	1.5
硕士②	1.0	1.0	0.5
博士②	1.5	1.5	0.0

注:①设置园艺疗法课程的专科大学;
②硕士学位和博士学位的分数加到学士等级的学分中。

②无学位时的教育课程分数 所学的、所规定的主要课程之外的课程(职业教育等)、研究会、设置项目、高级园艺师研修等可以根据各自的规定进行分数换算。

③园艺疗法设置项目 根据开设项目的设施不同,换算的分数也不同,因此在学习、借鉴时有必要向美国园艺疗法协会或组织进行确认。

④园艺疗法实习(与学位无关) 必须在认证登记的正园艺疗法师或高级园艺疗法师的指导下进行,申请时最多可以得 0.5 学分(1000h),高于 1000h 的实习认为是带薪工作经验,每 1000h 换算为 0.25 学分。

(2) 工作经验

这是园艺疗法师认证登记时必需的,申请园艺疗法技师和正园艺疗法师时最多为 1.5 学分,申请高级园艺疗法师时最多为 3.0 学分;

①带薪工作每 2000h 为 0.5 学分,正园艺疗法师最低需要 0.5 学分,高级园艺疗法师最低需要 2.0 学分;

②参加园艺疗法志愿者活动时,每 2000h 换算为 0.25 学分;

③在园艺疗法师的认证中,园艺疗法相关领域内的带薪工作经验每 2000h 换算为 0.25 学分,且只认可 0.25 学分。

(3) 专业活动

园艺疗法师的等级中对该领域的认可分数上限分别是:园艺疗法技师 1.0 学分、正园艺疗法师 1.5 学分、高级园艺疗法师 2.0 学分,终身教育、研究会内的演讲、研究会的顾问、实习指导、协会工作、出版物等活动最多认可 1.0 学分。

10.1.4.2 园艺疗法师的主要课程

具体的课程内容如表 10-2 所示。

表 10-2　园艺疗法课程的主要内容

编号	课程类别	主要课程
1	园艺疗法相关课程（8 学分以上+实习）	园艺疗法学入门
		园艺疗法技术（包含残疾人也可使用的庭园、工具等）
		制定园艺疗法项目（评价、目标设置、作业分析、园艺作业计划、汇总小论文等）
		园艺疗法相关的特别研究课题（资金筹措、与志愿者的作业、研究补助金申请书的写法）
		实习（1000h）
2	园艺科学与相关课程（40 学分以上）	园艺学入门
		植物繁殖学
		温室与种苗园内的生产、管理
		景致设计、施工
		植物学入门
		基础土壤学
		昆虫学
		植物病理学
		植物生理学
		果树园艺与蔬菜园艺
		花卉设计的基础、使用园艺植物的工艺
		特殊植物（香草、草坪、室内植物、假山花园、蕨类植物等）
3	治疗/人类科学课程（24 学分以上）	心理学入门
		异常心理学
		以下列领域之一为专业：身体残疾、发育障碍、情绪障碍、老人医学、矫正学、精神医学、社区相关项目等
		相关课程：重复障碍、集体力学/集体使用、咨询/治疗技术与服务、教育心理学、解剖学/生理学、身体语言、急救处理/心肺复苏、危机管理
4	管理课程（6 学分以上）	交流/公开场所的讲话方式、研究方法/统计学、计算机、业务管理/经济学

10.1.5　进行园艺疗法认证实习的机构

园艺疗法师认证所需的实习（internships）必须在比实习者更高级的认证疗法师所在的机构进行。不同的机构实习对象的种类不同，有的随时接受申请，有的设置了期限。在待遇方面，从带薪、只包食宿到无任何报酬等。

园艺疗法相关的教育一般包括推广与启蒙、疗法师的培养。前文已述，培养疗法师的主要机构是大学，但是在没有接受园艺疗法课程而申请资格认证，或修得同等分数的学分时，植物园、树木园等进行推广和启蒙的机构也发挥着重要作用。这些机构的园艺师与植物一起生活，并以自然与人类等的学习、启蒙、实践和推广为主，在具有丰富的园艺相关知识和技术后，可以更容易接受园艺疗法。

在这些机构中，服务的种类多种多样，从信息提供到设施开放、学习会、参观、实习、项目咨询，并不是特别困难的服务。这是因为园艺疗法本身多是以具有某种残疾的人为对象的，因此人们都希望其简单化，尽可能引起更多市民的关注和兴趣。其中，很多机构都进行参观旅游、学习会、讲习会等活动。

10.1.6 园艺疗法师的职业实态、治疗对象与工作项目种类

10.1.6.1 园艺疗法师的工作场所

堪萨斯州立大学的园艺疗法相关手册中介绍了园艺疗法师的工作场所（表10-3）。

表10-3 园艺疗法课程的毕业生工作的场所

相关部门	具体部门
医疗、护理相关	医院、精神病院、药物滥用者治疗计划、各种康复设施、地区精神保健中心、各种护理设施、乡军人医疗中心、退休者社区
园艺、植物相关	树木园、植物园、非公立植物园、市民农园、市内公园课、娱乐课、公立学校庭园、动物园的园艺部门、农业与生活改善普及所、与园艺相关的公司、农产品市场
教育与培训相关	大学、专科学校、特殊教育学校、身体残疾人士康复中心、职业训练中心
其他	和平部队及其他国际机构

10.1.6.2 园艺疗法师的职业实态

2002年，堪萨斯大学以美国园艺疗法协会注册的178位园艺疗法师为对象进行了调查。95位进行了回答，回答率为54%。统计结果如下：

(1) 从事园艺疗法工作的比例

调查对象中从事园艺疗法专职工作的人有50名，其中的31名（62%）是以园艺疗法师的名义被雇用的。此外，有10人在相关部门（康复职业、娱乐疗法、作业疗法）工作。主要雇用单位按照雇用比例排列为：职业训练设施、康复医院、养老院、植物园、退役军人设施、医院等（图10-1）。为了就业，除了AHTA的园艺疗法师资格之外，部分人员还取得了特殊教育教员资格和作业疗法师资格。此外，虽然毕业生多数并没有注册园艺疗法师资格，但他们多作为作业疗法师、康复专家、特殊学校的教师进行相关工作。

(2) 园艺疗法师的收入

园艺疗法相关领域工作的工资待遇在3万~6万美元之间（20世纪90年代时的情况，下同），其中3万美元以下者为29.5%，3万~6万美元之间者为56.8%，6万美元以上者为14.7%。

(3) 发展园艺疗法的必要条件

调查对象为了今后园艺疗法的发展或者扩大园艺疗法就职领域，应该具备的必要条件为：①在医疗现场作为治疗效果的正当评价；②保险公司的认知（提高保险点数）；

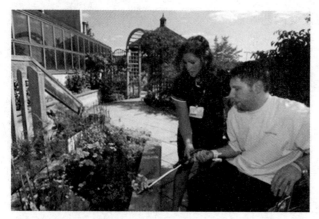

图 10-1 美国园艺疗法师指导残疾人使用改良园艺工具进行花床管理

③雇用的一般标准和工资的安定；④作为补助医疗的评价（作为职业的确立）；⑤增加园艺疗法领域的知识积累；⑥园艺疗法师关系网络的建立等。

（4）调查结论

AHTA 注册的园艺疗法师是现在园艺疗法专门职业获得的最高的专家资格。调查对象不管现在是否从事园艺疗法工作，他们强烈支持并相信园艺疗法的可能性、发展性。但是，园艺疗法对于专门职业的培养还远远不够。园艺疗法医疗效果试验的研究、有效的交流、有力的领导、教育的扩大，对于专门职业的培养、市场的开拓和园艺疗法的成长都具有重要的意义。

10.1.6.3 园艺疗法的治疗对象

表 10-4 列举的是 AHTA 会员对不同对象进行治疗的情况。

表 10-4 园艺疗法治疗对象以及提供治疗会员数

治疗对象	会员数	比例(%)	治疗对象	会员数	比例(%)
身体残疾人士	252	29.1	药物依赖者	85	9.8
老年人	247	28.6	头部障碍者	76	8.8
精神残疾人士	209	24.2	重度残疾人士	72	8.3
青少年(12~18 岁)	169	19.5	浪费人士	63	7.3
发育障碍者	161	18.6	在各种康复设施中的人们	46	5.3
12 岁以下儿童	129	14.9	退伍军人	41	4.7
早期老年痴呆症患者	112	12.9	艾滋病患者	41	4.7
视觉障碍者	85	9.8	其 他	12	1.4

作为疗法进行的治疗既有身体方面的，也有精神方面的，有的治疗对象需两者兼顾。从表中无法判断哪一个所占比重较多。

10.1.6.4 项目种类

对各种各样的治疗对象，根据不同目的划分不同项目对治疗效果的达成非常重要。表 10-5 是从事不同项目的会员数。

表 10-5 从事不同园艺疗法项目的会员数

内　容	会员数	比例(%)
治　疗	337	39.0
教　育	198	22.9
职业训练	171	19.8
社会方面	143	16.5
生　产	82	9.5
管理与经营	58	6.7
其　他	22	2.5

10.2 英国园艺疗法师资格认证制度与就业

英国虽然没有正式的园艺疗法师资格认证制度，但英国园艺疗法协会、脑性麻痹协会等团体在培养会员时，以从事本领域人员、掌握园艺知识的医生、护士为对象，开设短期课程讲座及学习会。

10.2.1 英国园艺疗法主要组织和项目

(1) 学习会计划组织(Study Day Programme)

英国园艺疗法协会组织的学习会，以医院、特殊学校、日间护理中心、疗养院、复健中心的障碍者，以及从事这方面的工作人员为对象，开设园艺活动或适当的项目，让障碍者掌握园艺知识技能，促进疾病治疗；工作人员学习与病人相处的知识，提高自身园艺水平。

本组织以"治疗项目的发展与实行(Developing and Running a Therapy)"为主题，对想发展已有项目的人员提供意见和建议，对想开设新项目的人员提供信息。

学习会每年活动数次，每次 2~3d。

(2) 盲人园艺师咨询委员会(The Advisory Committee for Blind Gardeners)

英国园艺疗法协会开设了盲人园艺师咨询委员会，为指导员或视觉障碍者开设 1d 或 1 周的课程教学。

(3) 城堡修道院学院(Castle Priory College)

在脑性麻痹协会开设的周年项目中，有 1~2 个项目中包括园艺疗法。

(4) 园艺疗法特别小组(SPRIG)

专门进行劳动疗法的伦敦学院(London School)，组建了园艺疗法特别小组——SPRIG，以下面三点为目的，召开地方性、全国性的园艺疗法学习会：①利用园艺进行治疗；②提供实践性的工作机会；③促进园艺疗法相关人士的信息传递、意见交流，促进福利机关、医疗机构之间的研究与园艺疗法事业发展。

另外，随着要求建立健全园艺疗法师正式资格认证制度的呼声越来越强，1992 年，英国园艺疗法协会、英国植物研究协会、摩尔顿专科大学、亨利双日(Hemry Doubledday)调查研究协会共同合作,开设短期课程讲座与实习机会,培训园艺疗法师,合格人员被授予园艺疗法专业资格认证书(Professional Development Diploma In Therapeutic Horticulture)。

授课内容为园艺、劳动疗法和相关领域知识,培养各个水平的专家。主要分成3种模式:①劳动疗法师的园艺课程;②园艺师的疗法课程;③二者均具备的园艺疗法课程。

首先,在英国植物研究协会,开设每周1d,共30周的试点课程。其次,在园艺领域取得了相关资格,或有相关经验的19岁以上成年人,可加入前面所提的LUVs作为志愿者,积累经验,再继续学习成为英国园艺疗法协会的园艺疗法师——这对于立志从事园艺疗法的人来说,是最简便有效的途径。

10.2.2 英国园艺疗法师工作的设施类型

在英国,园艺疗法师的活跃场所涉及范围很广,按照设施类型将主要工作场所概括见表10-6。

表10-6 英国园艺疗法师工作的设施类型

相关部门	具体部门
分析疗法中心、成人职业训练所、社会教育中心	未设置住宿的设施,主要以身体障碍者为对象。大部分是利用园艺进行与工作相关的实践性、社会性的能力训练。其中也有将园艺作为休闲活动而进行实践的
医院	以所有精神性、身体性障碍者为对象,可分为由专职园艺疗法师全面实施园艺疗法和园艺疗法只限于治疗组或时间上允许而加以实施的2种类型
雇用障碍者的养护园艺设施	雇用障碍者进行营利性栽培的设施。对于障碍者付给与健康常人同样的薪水。由行政或志愿团体运营,有园艺管理者进行监督或指导
特殊学校	为身体障碍者或学习障碍者及听觉障碍者而设置的园艺训练学校,由园艺指导员进行指导。根据情况,有时也有由园艺疗法师进行指导实施的园艺工程项目学校
家庭、护理中心	在很多家庭、村镇及其他护理中心,为了提供休闲、工作、社会性技能训练,而利用园艺,拥有疗法用园艺单元或构架,并配有园艺指导员。管理主体主要是行政社会福利科、志愿者机关或民间团体
示范花园、公共花园、示范城市	与上述设施稍有不同,是园艺疗法正在普及的新领域之一。示范花园或公共花园一般是公开的,旨在促进园艺活动与障碍者之间的关联。由示范者或工程技术人员对团体进行园艺工作指导。多半是在行政支持下,由志愿者机关进行管理和运营。示范城市是向障碍者提供特别设备和工作车间的场所,正作为新概念加以渗透

小 结

园艺疗法是一个比较新的领域,对其定位因国家不同而异。除了美国、英国之外,其他国家关于园艺疗法师的资格认证制度等尚处于未确立状态或探索阶段。该章主要介绍美国、英国的园艺疗法师资格认证制度，旨在为我国园艺疗法发展提供经验与借鉴。

思考题

1. 认识园艺疗法师资格认证的意义。
2. 了解美国园艺疗法师资格认证的发展历程、种类以及就业概况。

11 园艺疗法专类园规划设计

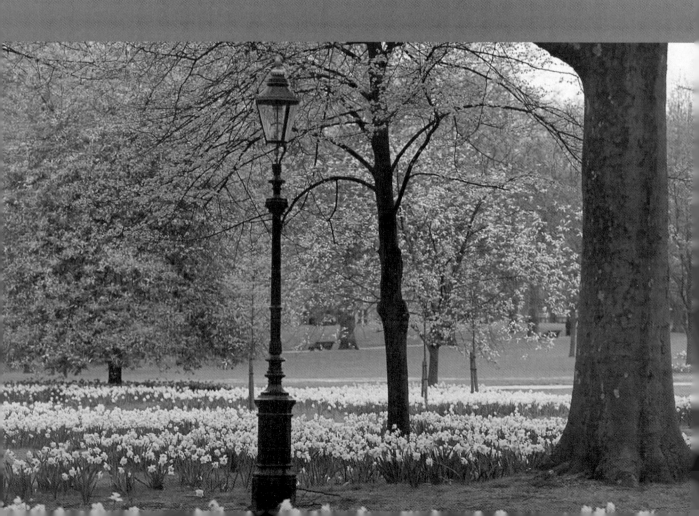

11.1 园艺疗法专类园类型

11.1.1 一般分类

园艺疗法专类园由于使用对象较为复杂,园艺疗法专类园主要是依据其对象自身的不同情况来进行分类,主要有以下几种分类方式:

①按照可在其中实施园艺疗法的城市园林类型 分为城市开放绿地、附属绿地、城郊结合部绿地(表11-1)。

②按使用人群的年龄不同 分为儿童专类园、成人专类园、老年人专类园。

③按使用人群的健康状况 分为休闲型专类园、疗养型专类园、康复型专类园。

④按人群活动方式的不同 分为静态休疗养专类园、动态休疗养专类园、体力休疗养专类园、精神休疗养专类园。

表11-1 园艺疗法城市绿地分类

类 型	内 容	重 点
城市开放绿地	公园、广场、道路绿地、滨水绿地、防护绿地等	公园(特别是植物园)、保健专类园(芳香植物专类园、残疾人服务绿地等)、水面及周围环境
附属绿地	居住区附属绿地、单位附属绿地、庭院附属绿地等	精神病院、医院、监狱、福利院、残疾人中心、疗养院、学校、家庭庭院
城郊结合部绿地	风景区、森林公园、农林生态园等	风景区、森林公园、疗养院

11.1.2 综合分类

根据对象及功能特性的不同,园艺疗法专类园可以分为专科医疗类、综合医疗类以及其他类。

11.1.2.1 专科医疗类专类园

专科医疗类专类园,根据专科病症患者的不同类型,主要分为精神病患者花园、儿童患者花园、记忆(失忆、痴呆症患者花园)、视力受损患者花园等。

(1) 精神病患者花园

精神病患者花园主要用于治疗和改善精神病患者症状的园艺疗法专类园。

(2) 儿童患者花园

作为帮助儿童恢复健康的儿童患者花园具备特殊性。儿童是通过玩耍和对大自然的好奇来与周围世界接触的,儿童与物质环境的接触是非常紧密而直接的,因此儿童患者花园应注意室外游憩活动的安排、室外环境特色设计和室内外空间关系等(图11-1,图11-2)。

(3) 记忆花园

记忆花园是一处非常特殊的场所,要求设计既可以令人产生新的记忆,又可以帮助

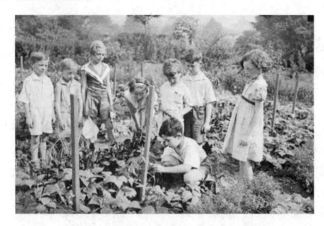

图11-1　布鲁克林植物园中的儿童花园

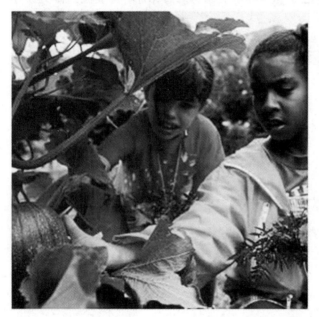

图11-2　儿童们在布鲁克林植物园儿童花园进行园艺活动

人们恢复失去的记忆。

记忆治疗是基于美国景观设计师 Hoover Robert 的设计模型而提出来的，该理论认为早期老年性痴呆症患者的3个阶段（初期、中期和晚期）与正常人成长的3个阶段（晚期、中期、早期）相对应，公园设计要满足患者不同阶段的需要。例如，对于初期患者而言，相当于正常人成长的后期阶段，喜欢独立、冒险和自由，记忆花园应提供活动区，如球场、游乐园、种植池等以供锻炼，或设置铺有细碎鹅卵石、较为陡峭的石路作为"挑战路"，满足他们冒险的欲望，唤起他们对往事的回忆。

（4）视力受损患者花园

视力受损患者中有很多人对于光线有感觉，或具有部分视力。视力受损者花园多采用鲜艳的颜色、粗糙的质感、对比强烈的材料等，让患者容易触摸分辨。花园的平面设计多以直线和直角转弯为主，不应使用复杂的曲线和图案，从而方便患者辨认方向。

11.1.2.2　综合医疗类专类园

综合医疗类专类园针对综合病症患者，包括供急性病症患者使用的综合医院花园，供一般慢性病患者使用的疗养院花园，以及供无力支付医疗费用患者使用的救济院收容所花园。

（1）医疗花园（Healing Gardens）

花园为病人提供各式各样的恢复身体功能的机会，重点强调的是从生理、心理和精神3方面或其中一方面，重视病人整体的健康。

（2）体验花园（Enabling Gardens）

花园强调病人（残障人士或老年人）生理上的需求以维持和提高他们的身体状况。通过积极的活动，循序渐进地保持和提高他们的身体状况，强调生命特定的阶段，借助有意义的反思和认知活动来改善精神面貌。

(3) 康复花园(Rehabilitative Gardens)

花园的设计与患者的治疗方案相结合，目的是达到期望的治疗效果。主要关注身体上的康复，其次才是心理和情感的恢复。如美国俄勒冈州波特兰烧伤中心治疗花园，结合病人病情，在为病人营造安全舒适的休憩空间的同时，结合保健植物的搭配，对病人的康复也有一定的治疗效果(图11-3)。

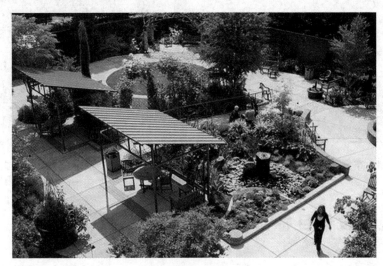

图11-3　某园艺疗法园俯瞰

(4) 疗养花园(Restorative Gardens)

花园设计的目的是缓解压力，使病人重获动态平衡，关注病人的心理和情感健康，使他们在缓解压力后重新达到身心平衡。

11.1.2.3　其他类专类园

医疗花园还包括一些其他特殊的类型，如冥想花园、激励花园、感觉花园和园艺治疗花园等。

(1) 冥想花园(meditative gardens)

冥想花园是要帮助人们放松心情，提供集中精神的焦点，如日本的禅宗式花园、迷宫式花园或复杂的迷宫式步道设计等都属于冥想花园。花园特别的设计在于能使病患个人或群体放松心情静静思考，提供精神集中的焦点，在思考过程中转向内观。在这里，精神和心理的恢复就身体状况来说更为重要。

(2) 激励花园

激励花园的使用者是不分年龄和身体条件的，目的是要减轻人们消极自卑的心态，化解压力，唤起人们对于生活的兴趣，激发人们战胜困难的勇气。

(3) 感觉花园

感觉花园是能够体验人类视觉、触觉、嗅觉、味觉和听觉五感的花园，很多植物园里设计了体现植物气味、色彩和纹理的花园，如布鲁克林植物园中的香草园(图11-4)、美国克利夫兰市植物园内的伊丽莎白和诺娜埃文斯康复花园中的感官区(图11-5)。

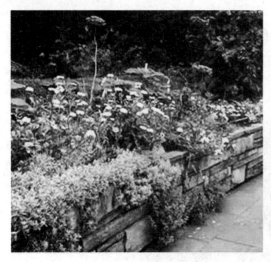
图11-4　布鲁克林植物园香草园

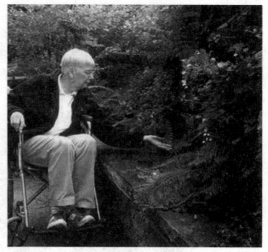
图11-5　伊丽莎白和诺娜埃文斯康复花园中的感官区

11.2　规划设计目标与原则

11.2.1　规划设计目标

Roger Ulrich教授指出，一个好的园艺疗法园在规划设计阶段和建成之后应该达到以下4个目标：提升控制意识、鼓励社会支持、增加身体运动机会和亲近自然。

(1) 提升控制意识

患者或居民必须知道存在这样一个花园，容易找到、容易进入，并主动或被动地应用这个空间。

(2) 鼓励社会支持

提供可以徘徊、停留、思考的安全环境，或提供个人与家人的隐秘性、增进亲密感的地方。例如，花园有私密空间遮挡来自窗口的视线；有各种类型的空间给使用者选择，为小团体或临时大团体如由医院发起的活动或大家族成员来访设计的空间也是非常重要的；满足庭园内不定时举行的活动，如一块平坦的场地。然而所有为社会支持的考虑都不应该拒绝给予私密使用权，否则会削弱患者的使用效果。

(3) 增加身体运动机会

采用刺激身体运动的场所，如有健身器材的活动场所；治疗生理疾病或是诊断生理疾病程度，以及降低压力提升身心健康及舒适的场所，如进行职业治疗、芳香治疗的专门场地等，可进行适度的锻炼。对于儿童，提供减压的身体运动，当然也包括玩耍在内。

(4) 亲近自然

尽量选择使用有治疗作用、可食用以及能够带来感官刺激的植物，避免选择使用有毒及引来大量讨厌的昆虫的植物，尤其是面向儿童和有心理疾病者的治疗花园。在这里,能够让病人产生自己对他人而言是有用的和有劳动能力的感觉。达到亲近自然的目标要采取不同植物的应用、水景设计、保健生态群落等,使环境对身心产生刺激,提升个人感官的全面健康(视觉、知觉、触觉、听觉、嗅觉等)。这样通过分阶段、分步骤的目标构建的庭院既可以满足大众群体对景观的需要,也可满足各类疾病和特殊人群辅助治疗的需要。

11.2.2 规划设计原则

园艺疗法专类园的对象多数较为特殊,因此,其规划理念与一般的园林设计理念也有所差别。相对而言,园艺疗法专类园的规划理念要更为细致与复杂,除了一般园林的自然、经济、美观适用等规划设计理念外,更应特别注重以下原则:

(1) 充分开发利用原有场地保健资源原则

场地中有些原有的自然元素如溪流、山川、具有保健作用的树木花卉、岩洞等是可以不加改造直接作用于某些治疗对象的,设计时应充分挖掘场地中这些已有的保健资源并将其充分利用与开发,或通过合理巧妙的改造,使其与整个专类园的风格相协调,实现经济与疗效的双重效果。

(2) 创造游人熟悉的环境原则(亲和性)

环境心理学研究证明:一个混乱陌生的环境常常使人感到相当大的精神压力,熟悉的环境使人感到有行为的自由,从而对环境产生一种控制感,增强自信心。而园艺疗法专类园的主要功效是通过作用于人的心理来实现的,因此,专类园应通过了解对象的背景、心理、病情等各个方面的情况,为其营造一个熟悉的环境,通过逐步与环境接触,引起对往事的回忆,调动兴趣,从而建立乐观积极的态度,最终达到治愈疾病的目的。

(3) 空间多样性原则

专类园中由于对象情况较为复杂,如有的对象由于疾病等原因会产生自卑心理,而喜欢相对私密的空间,而有的对象则希望与别人交流、相互倾诉,喜欢较为开敞的空间

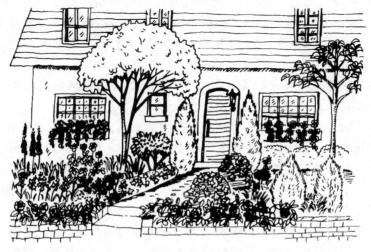

图 11-6 成为家庭脸面、迎接客人的宅前花园

等，对于空间的要求也就较高。应注意各种不同类型空间的营造，以满足不同人群对于不同空间的需求，如私密空间、半私密空间和开放空间等，以便为人们提供人性化的疗养场所、吸引更多的人来到园中（图11-6）。此外，应注意空间多样性并非指使专类园的布局复杂多变，而是通过简洁的空间分隔方式（如地形、植物等）达到空间多样性的目的。

（4）提供社会活动机会原则

社会交往可以促进人们情感的交流以及内心情绪的宣泄，专类园应根据对象的不同特点，提供各种适合对象的社会活动，使其在各种交流活动的过程中在精神上、情绪上得以释放，达到充实生活、增进交流的目的，从而更加利于疾病的康复。庭园中具有遮阴的设施，设置座椅（包括固定的、半固定的和可移动的），使庭园中有休息的空间；设置活动体验区，以便亲戚和朋友团聚；设计花坛、操作间和温室，以便进行实践操作；结合不同治疗对象的实际情况，既提供向阳的空间，又提供庇荫环境；也可设野外烧烤区、野营区等，通过患者的参与，达到充实生活、增进交流的目的。

（5）舒适安全原则

舒适安全的环境是营造园艺疗法专类园的基本条件，可以减少环境压力对人的负面影响，只有在这样的环境中人们才能更好地融入自然和参与到相关活动中去。舒适安全原则包括安全性、可接近性（便捷性）、安静性、简洁性、导向清晰性、环境质量优良性等。

①安全性　安全在马斯洛需求层次金字塔中被视为仅次于生理需求的人类的第二需求，不仅仅是专类园而且是各个领域中最基本最重要的一项，只有在保证安全的基础上，人们才可能安心地接受园艺疗法，因此应针对不同对象的特点，从各个细节进行安全性考虑。根据"以人为本"的思想，在满足舒适优美环境的同时，庭园内应具有紧急应变措施。庭园设计减少运用大面积的硬质铺装，庭园里的动线具有串联性及方向性，有明确的指示。

②可接近性（便捷性）　专类园应充分考虑游人的参与性，以增强人们与园中的各种设施及景观的互动性，使人们更加接近自然，因此，各种设施的设置应根据不同对象（如坐轮椅者、盲人、儿童等）进行不同的人体工程学设计，而非像一般的公园按照日常标准进行设计。

③安静性　安静的环境在心理上会给人以平和、舒适的感觉，容易引起人们的沉思，这对于记忆花园及冥想花园尤为重要。

④简洁性　对于某些对象，专类园应保持空间简洁，复杂、晦涩的空间环境会给对象带来较大的压力，不利于疾病的康复，因此花园空间不应太复杂，以减少额外压力。

⑤导向清晰性　清晰明确的导向标志，可以引导专类园中的对象更快捷地到达目的地，该过程的完成对于某些对象也是一种激励，对于疾病的恢复有一定的帮助。此外，还可以方便疏导人群及营造良好秩序，也为营造安静环境奠定基础。

⑥环境质量的优良性　专类园中的病人由于抵抗力相对较差，因此需要较为优良的环境质量，专类园应保持整洁以及空气质量的清新，设计时应注意专类园中的卫生服务设施要满足人们需求，方便人们使用。

（6）合理配置植物原则

许多植物具有保健、杀菌的作用，还有些植物具有一定的人文精神及象征意义，应根据专类园中的对象选择对病症及精神状态有益的植物，在此基础上通过合理配置，从色彩、质感、季相变化、群落搭配等各个方面进行考虑，创造出一个回归自然、贴近自然的理疗环境，让人真正体验大自然之魅力，帮助人们放松，减小压力，摆脱精神上的疲劳。庭院内配置引蝶诱鸟功能的花木，引来鸟叫虫鸣，可以改变沉闷不悦的心情。

还应该重视养生保健型生态群落的建立。目前较为流行的"森林浴"、保健生态社区等，都是基于该理论提出来的。为此，可以建立松柏类休疗养小区、银杏林小区以及其他有保健功能的植物小区，以树阵式和自然式种植为主，形成具有一定规模的植物群落。

（7）增强自然的吸引力原则

研究显示，有水的区域其空气中负离子含量要明显高于其他区域。无论是潺潺的溪流，还是叠瀑飞溅都可以起到净化心灵、陶冶情操的效果。水景形态有静水、流水、落水、喷水等几种，不同的景观形式适合不同的场景。如将溪流设计成环绕式，可以体现一种静谧悠然的氛围，营造宜人的生活休息空间，使人获得平缓、松弛的视觉享受。在美国的亚利桑那州有一理疗公园，就安排了一个象征"生命循环"的水系，它从一个较低的清泉池开始，流入一个人造的岩石小溪，而后在一个连续而曲折的座墙后蜿蜒穿过公园，最后流入一个平静的水池，象征生命结束。此外，应注重增强自然生机，鲜艳的花朵、翠绿的树木、悦耳的鸟鸣、跳跃的松鼠等，可以给环境带来生机，增强自然氛围，使人宛若置身自然之中，同时通过与小动物的接触也可缓解疾病带来的困扰。

（8）积极向上的艺术性原则

专类园中的雕塑小品等人造艺术品所传达给患者的信息必须是积极向上的，健康人看来复杂有趣的抽象艺术对于处于焦虑不安状态下的病人也许会是一种惊吓和恐吓，这是因为处于压力之下的人容易将内心的恐慌向周围的环境发泄，以至于产生负面感觉。

（9）教育引导原则

专类园中应设置对患者疾病康复具有良好效果的宣传或展示的园林小品或建筑，同时注意对这些建筑及小品在专类园中的强调，为人们营造良好的治疗及保健环境。

（10）创造更多锻炼和运动机会原则

运动能减缓压力，带来生理和心理上的诸多益处，改善心血管循环状况，减轻成人和儿童抑郁现象。专类园应根据不同对象设置适合他们的运动项目，并注重园艺活动的开放，让所有人"动"起来。

（11）科学性、发展性原则

园艺疗法专类园设置的科学性，是实现其效果的重要保障。园艺疗法专类园的科学性需要有专业保健人员参与设计与管理。

另外随着社会的不断发展与健康观念、健康状况的不断改变，园艺疗法专类园也要不断发展、适时调整，以便为人们营造更好的环境。

（12）注重与我国传统医学相结合原则

中国的传统医学源远流长，将传统医学中的相关理论与园艺疗法结合，可以营造出更高效合理的园艺疗法专类园。如园艺疗法与中医中的五行理论相结合的方式，已经得到了较为广泛的应用。

上述原则并非是针对某一个或是某一类专类园的，而是对所有的园艺疗法专类园设计理念的总括，因此，设计者在设计时应根据所设计专类园的具体情况以及场地的实际条件进行综合考虑，灵活变通。

11.3 场地选择

场地不是一个单纯的空间概念，而是空间与人的行为交互作用所产生的。王刚宏（2001）提出场所的创造有3个基本要素：符合医疗条件的自然养病场所；空间体验是空间创造的目的（要具有多元化的吸引力和强烈的驻足感受，达到身心与自然的互动）；希望通过场所设计给每一个人参与、体验、治愈的机会。

不同的自然环境元素与地理特征具有不同的保健效果，而专类园中有些具有保健作用的自然元素是可以不加改造直接用于某些对象的，专类园的构建应充分挖掘已有的保健资源并将其充分开发与利用，从而达到经济与高效的目的。

自然景观比人造景观更柔和、更怡人。观赏自然景观可以提高精神健康如精神机敏、注意力、认知能力。绿色的环境中人们更容易从要求注意力的工作中恢复。Tennessen和Cimprich（1995）发现自然景观可以提高大学生学习时的认知能力、专心程度和注意力。自然景观特征包括湖、塘、小溪、河流、山、沙丘、平原、沼泽、丘陵、山谷、森林等。在场所营造的过程中应保护外围自然景观特征的完整性，不应为了人类自身的利益过度开发、浪费大自然资源，同时极力结合自然疗养特色，塑造自然疗养的场所性，使这些自然景观特征更加突出。另外，场地外部空间形式宜结合地域文化进行，可汲取和沿用传统建筑形式，或把握其形式特征而进一步提炼简化，反映地方生活、历史和追求的文化因素，使使用者增加认同感和亲切感。景观特征应明确，不能过于抽象的艺术，过于抽象和不可理解的艺术品，或是过于硬化和突兀的景色，常常会刺激病人，让病人产生厌恶感和恐惧感，从而排斥户外活动。

可采取能唤起美好记忆的景色或温馨积极的柔和景物来点景。老年痴呆康复中心需要室外空间有明显的辨识性；癌症康复中心、精神病院和戒毒所需要分散注意力的劳作空间等。可设计特色治愈功能设施说明，如药草园的植物功能说明，健身设备的针对性说明，特色雕塑、水景、浮雕说明等以增加艺术共鸣。

在场所的选择上还应考虑声环境的因素，场地应远离街区、繁华道路、噪声污染严重的工厂场区等。在规划时要对环境噪声进行预测，对噪声干扰进行预评价。在园艺治疗场所昼间噪声标准为50dB，给人一种安静的感觉，使人能听到鸟叫声、风铃声或喷泉的声音。如果不能满足该条件，可以考虑采用人工降噪措施（如建造人工草坪或种植树木等），生态工程绿化带对噪声的消减作用取决于声源的形式、植物和气候条件，如声源的强度、风向、风速、湿度和温度等都会对噪声的消减产生一定的影响，绿化植物的种类、植物的分枝高度、密度、搭配方式、常绿还是落叶也对噪声防护有影响。将乔木、灌木和绿篱结合，既可形成良好的景观，又可有效降低噪声。

在周围环境允许的情况下，外部空间的选址应尽可能多地接受阳光。室外活动场所能接受更多的阳光和日照，可使在此从事活动的人有更多的时间暴露在阳光中，可强化骨质密度及维生素 D 的吸收。同时应考虑在炎热的夏季，建设必要的遮阴设施，可以通过种植或临近的建筑遮蔽实现。

在选址时应考虑周围建筑物情况。高层建筑会使风向下反折，风力会增强，从而使向风一侧的步行、闲坐或园艺操作出现问题，在景观设计中应考虑防风带或植物的配置方式。场地在夜晚时应有灯光照明。为了缓冲光线的突然变化，在建筑物和庭院之间设立棚架等可防止眩光事故的发生，由于园艺治疗参加者身体虚弱，在不同空间的过渡地段（包括室内与室外空间）往往会因眩光现象引起眩晕、头昏等不适感。

此外，应注重专类园中某些潜在保健资源的挖掘与利用，有些自然资源的保健功效尚未被确定或认知，应注意对这些资源的保留，以便以后利用与开发。

在专类园的构建过程中，现有的自然资源对于专类园的构建虽然提供了很好的条件但同时也给以后的设计带来了一些限制。因此，如何协调现有的资源与专类园中其他人工元素的构建，即如何将现有资源很好地融入专类园中便成为专类园设计的重点。

11.4 园艺疗法园分区构建

现在国际上流行的园艺疗法园主要包括三大功能分区，即五感区、园艺活动区和采收加工区等。此外，还包括人性化空间的构建与中医理论在园艺疗法中的应用等方面。

11.4.1 五感区构建

五感区构建的目的在于通过人的感觉器官给人以良好的生理、心理刺激。

11.4.1.1 五感区概述

"五感"的用语最初见于佛教中的"五根"，包括视觉、触觉、嗅觉、味觉和听觉。通过植物艳丽缤纷的色彩，丰富多样的造型，植物的各种挥发性物质，风吹产生的声响，水声，虫鸣，让盲人、弱视者、残疾人、老人等更加贴近大自然。由于园艺疗法专类园中的患者多数有生理缺陷，不可能像正常人一样去体会公园中的所有景物。因此，五感区的构建主要针对各种不同的人群，使得他们能够较为方便地接触园中各类景色，从而在心理上形成一种激励感，激发他们的游园兴趣，利于疾病的康复和心情的好转（表11-2）。

一般意义上的园林景观其主要功能是服务于视觉的，因为人的信息来源约80%源自视觉。由于医疗花园的特殊作用，园艺疗法中五感刺激的环境设计，将障碍人群融入一般人群考虑，充分开发除视觉以外的对景观的感知能力，让他们能在同一区域共同体验环境。因此，"五感"专类园的设计将关注重心转向"有特殊需求"的人群，一些景观元素和设施具有一定的限用范围和特殊功能。这使得专类园不仅能为人们呈现丰富优美的景致，还能引导人们更多地通过感受细节乐在其中，逐渐达到康复性治疗的目的。不仅供"有特殊需求"人群享用，同时健全人也能在公园中体会多方位的愉悦。

表 11-2　不同能力人群的景观需求

不同能力人群	行为活动方式	感官需求（视觉、听觉、触觉、味觉、嗅觉）
健全人	可以很顺利自然到达目的，正常使用各种景观设施	可满足各种类型的景观，所有感官上不受任何限制
儿童	随意地行动、跑、跳、钻等，不停歇，充满了解世界的好奇心	造型和色彩具有强烈视觉冲击力是吸引儿童的重要手段，但除了视觉刺激外，还可提供足够的听觉（自然或人为的音效）、触觉（可触摸的玩具、小品、雕塑、沙坑、水池、植物、铺地等）或各种运动刺激
老年人	生理机能衰退，行动较为迟缓，需要休息，思维活动缓慢，常存在各种实质性感觉障碍	加强各种感觉刺激，如明暗对比、质感变化、声响或符号提示
轮椅使用者	熟练的话，可以行动较迅速，但是不能拐小弯，如遇到高差，则通行困难	感官功能基本正常，但存在可到达性和促进身体机能恢复的可能性
视觉残疾者	视觉能力缺失或不足，只能用手去触及、感受，可到达到盲杖可及的范围	环境中的声音，景观设施的外形、质感、气味等感觉刺激尤为重要
听觉残疾者	听觉和表达障碍的人群需边观察周围情况边行动	依靠视觉、触觉、味觉、嗅觉来感受环境

11.4.1.2　五感分区构建

（1）视觉区

视觉刺激中，最为重要的感受即是色彩的表现。国内外专家对绿化计量指标提出"绿视率"的概念，绿视率指绿色植物在人的视野内所占的比例。如果绿色在人视野中占25%则能消除眼睛与心理疲劳，对人的精神和心理最适宜。植物选择可考虑弱视人群的感受，配置全年异色叶植物；以恰当的背景色来强调花、果、叶的颜色、形状和大小（图11-7）；适当运用丰富的有针对性的彩色路面，营造有特色的视觉效果环境。

（2）听觉区

听觉刺激中，最重要的是反映自然声响的效果。丹麦一所为增进残疾儿童和正常儿童进行交流和教育为目的的康复中心，采取自然声和人造声相结合，根据树种的不同，树叶的大小、硬度不同，从而在风中发出的声音有着微妙变化的

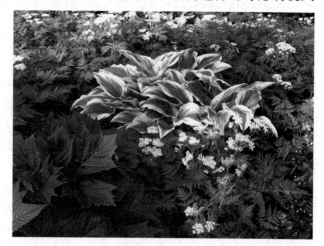

图 11-7　栽植于视觉区的植物要富有色彩变化

特性，使对听觉相对敏感的视觉残疾的人能够自我定位，对环境产生特定的认知。可选择种植树叶在风中能发出悦耳声音的植物、鸟类喜好的花果植物、招引鸣叫昆虫的植物等。园路材质使用具声响的材料（木板、石子等），引入喷泉、壁泉、跌水、小溪、池塘等水景设计；设置吸引鸟类、昆虫停留的设施和趣味性的风铃、风车等装置。

（3）嗅觉区

研究发现，香气能影响人的精神和情绪，改善人的生理和心理反应。嗅觉刺激就是通过植物的配置形成一定的生态结构，从而利用其分泌挥发物质，增强人体健康。可选择种植有花香、果香或叶香的植物，根据风向确定植物方位；将植物分层分离设计，以防止多种芳香植物混合后产生杂乱的气味；植物的种植高度须方便人们有效鉴赏其芳香。

（4）触觉区

触觉感受是人们最基本、最直观的感受，通过手、足、皮肤等触觉器官可得到物体确实的感受。自然景物通过人的触觉传递至心理引起共鸣，某种意义上实现人类与生物同质性上的心理认同。对于触觉感知，尽可能创造充分接触的氛围和空间，让需要者与植物、水体等自然元素亲密接触；在患者有可能触摸到的部位使用触感温暖舒适的材料。可考虑种植枝叶具有特殊手感或柔软下垂、形态有趣、频繁触摸不会受伤的品种等。园路尽量使用平坦防滑、富有弹性及方便轮椅活动的铺装材料，采用触感不同的铺装材质提示道路或区域的不同等。

（5）味觉区

园林中的味觉刺激感受一般通过景观环境的体验行为和饮食活动共同实现，饮食行为需要特定的环境氛围，因此这种场所不宜离人多的交通空间过近。植物选择上可考虑能供人食用、具有食物意向、作为食品原料的品种等，同时提供采摘区域或开辟味觉花园。

11.4.1.3 案例

（1）新加坡感官公园

大巴窑区是新加坡老龄人口最密集地区之一，老年人福利团体"新加坡乐龄活动联会"就在附近，"新加坡盲人联合会"也相距不远，公园以建筑界所谓"全方位设计"（即为所有人而设计）的理念为指导，以特殊设计刺激人体视觉、听觉、嗅觉、味觉和触觉5种感官。

公园占地1.1hm^2，按照人的5个感官分成五大区块，从视觉、听觉、嗅觉、味觉和触觉体验大自然的魅力，无论老人还是孩童，健全人还是残障人士，都能体验非同寻常的感觉，并得到色香味俱全的感官体验。

①触觉区　游客可通过触摸感受植物花、茎、叶的质感，感觉毛、刺、光滑或粗糙的植物以及感受触摸后植物的变化；景观墙的立体浮雕也可增强触感。

②听觉区　水景设施和特殊地面材质相互结合，能发出悦耳的音乐，此外，潺潺流水配合风吹竹林形成的自然交响乐，使人的听觉敏感。

③视觉区　四周色彩对比强烈、高矮形状各异的植被能使游人得到视觉上的刺激。

④嗅觉区　栽种果树和芬芳植物，包括常见的香料班兰叶、罗勒和白姜等，游客可以尽情嗅吸植物的香味，置身于芬芳的氛围中。

⑤味觉区　公园里种植各种可食用的蔬菜瓜果，即使不品尝，味觉也会得到开发。同时种植具有药用价值的保健植物，对人体的健康起到积极作用。

(2) 英国埃弗顿公园感官园

英国利物浦的埃弗顿公园内有一座感官园，按人体的5种感官分区。从视觉区开始，游客会因四周色彩对比强烈、高矮形状各异的植被而眼前一亮；随后来到嗅觉区，漫步在布满藤本植物的回廊中，游客能闻到植物发出的浓烈气息；接着，进入"水世界"，流水倾盆而下或冲刷地面的声响给人听觉以震撼；触觉区中，各种长毛、带刺、光滑或粗糙的植物应有尽有；最后是味觉区，种植着各种可食用的蔬菜瓜果和草木。

11.4.2　园艺活动区构建

园艺活动就是我们通常所说的利用植物栽培和园艺操作活动，使患者从社会、教育、心理和身体诸方面进行调整更新。作业劳动是园艺疗法中最重要的一项，如采用简单的除草、植栽换盆、播种、插花等一系列的作业来增加活力、树立信心、培养忍耐力与注意力，让肢体得到活动与舒展，从而强化运动机能，同时感受到生命的律动。在治疗方法上，首先活动量必须适于患者的精神和身体状况，才能最大限度发挥园艺疗法效果；其次，场所上要求有美的环境和园艺操作活动设施，植物需要园艺疗法师的精心挑选，更多地考虑选择的植物能提高患者的感知和社交、协作能力，使他们从中受益。

园艺活动区构建的目的在于通过参与某些适合的游园或园艺活动强健人的体格，达到身体的康复。

11.4.2.1　创造更多锻炼和运动的机会

运动能减缓压力，带来生理和心理上的诸多益处，改善心血管循环状况，减轻成人和儿童抑郁现象。以治疗为目的的康复花园，在设计中应包括以下几点：

——环形游步道系统，自己选择游线长短；

——方便园艺疗法师户外治疗用的场地和设施；

——健康儿童的运动设施，让他们能跑能跳，尽情发泄；

——智力游戏场地（如迷宫）（图11-8）；

——医院工作人员工间休息散步或慢跑的场地；

——观景走廊，引导外科手术后恢复期病人欣赏自然景色。

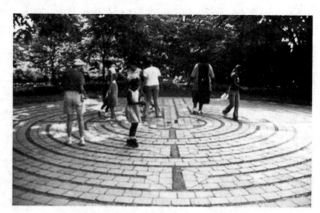

图11-8　汉密尔顿公园中的迷宫

11.4.2.2 园艺保健活动开发与设计

园艺保健活动是园艺疗法中非常重要的一部分,开发设计丰富多样的保健活动,营造科学的保健活动氛围对于园艺疗法专类园的对象有着积极意义。

(1)保健活动开发

①养生运动开发 传统养生功种包括动功、静功、动静结合功。动功包括太极拳、八段锦、易筋经、五禽戏、保健功等,静功包括放松功、内养功、强壮功、意气功、真气运行功等,动静结合功有空劲功、形神功等,这些都是很好的养生运动。另外国外的养生运动如瑜伽等对放松精神、强身健体都有很大的作用。

不同的养生运动对人健康的作用是不同的,在养生活动开发过程中应区别利用。如偏静的运动主要锻炼人的心智,偏动的运动主要锻炼人的身体机能。养生运动的保健功能还可以继续细分,如舒心平血功、和胃健脾功、醒脑宁神功等分别针对人体的不同部位,对人的身体产生影响。

另外,不同的运动器械与娱乐活动,对人健康的影响也是不一样的。应该加以区别,使之得到更有效的利用。

②自然疗法活动开发 自然疗法中通过自然要素包括阳光、空气、岩洞、高山环境、泥沙、森林、水等对人进行保健。园林正是通过自然元素的组织、设计来形成园林景观,因此园林为自然疗法提供了很好的实践空间。园林中可以营造日暖广场、岩洞体验、泥沙浴、温泉浴、旋流温水浴、保健体操、关节活动等场所,对人们进行保健。

③接触自然的活动开发 通过活动设置,增强人与自然的联系,如设计插秧、收割活动,植物认养活动,采集晨露及采摘药材、榆钱、香椿等活动,园艺活动,亲水活动等。

④其他保健活动开发 其他保健方法,如营养保健、心理保健等内容,也可以设置到专类园活动中,如营养餐自制、健康咨询等活动。"五分钟笑"疗法,不仅能放松精神,更能拉近人与人的距离,对于成年人而言,笑更是心理减压的好办法。在园林中可以设置促使人开心大笑的园林景观。

(2)保健活动设计

①以保健产品为中心的扩展设计 围绕保健产品,进行活动扩展设计,既可以深化人们对保健产品的认识,同时又提供人们了解自然、利用自然的活动机会,提供人们不同的生活方式体验。以茶为例,茶对人体有多种保健功能,可以以茶为中心,周围种植可以用来泡茶的植物,设计识茶、采茶、制茶、饮茶等活动。

② 以地理条件为中心的开拓设计 根据地理条件进行保健活动设计。如在河边,可以设置泥疗、沙疗活动,而且可以介绍多种鱼的保健功能。

如美国科罗拉多州威斯敏斯特的沃尔纳特克里克露天公园,表面上这个公园与当地其他公园没什么两样,但病人、残障人士和儿童在其中的感受尤为特别。公园内,道路坑坑洼洼,让轮椅使用者在安全无忧的前提下体验到驾驶的快感;砂石地特别松软,小孩要用很大劲才能通过,游戏的同时也锻炼了肌肉;园内还为游客设计了可以调整座椅高度的秋千和皮肤过敏人士蔽日的乘凉处。

③ 以保健植物为中心进行活动项目设计　以保健植物为中心，可以设计植物识别、保健餐饮、洗浴等活动。如可以围绕芳香植物的文化寓意、保健性和可饮可食性，进行活动设计。

④以保健文化为中心进行引申设计　围绕保健文化可以设计多种保健活动，营造不同活动的保健空间。

(3) 活动空间设置

养生活动类型多种多样，应根据园林环境特点，设置不同的保健活动空间。保健活动空间可以进行动、静分区。另外，可根据保健活动功能的不同进行分区设计，如益心区、益肾区等。在不同大小的区域，适宜的项目也是不同的。

(4) 环境与活动促进设计

由于保健活动的特殊性，人们对如何进行保健活动，如何利用保健活动空间缺乏认识，因此保健活动氛围的营造是很重要的。良好的保健活动氛围，易于人们参与到保健活动中去。保健活动氛围的营造可以从两方面进行考虑：一是教育引导，包括对活动来源、功效与活动方式的介绍；二是要营造有利于保健活动进行的环境氛围。例如，营造太极拳练习区，教育引导方面需要增强对太极拳历史、功效与锻炼方式的介绍；在环境氛围方面，可以设置张三丰的塑像。另外，由于太极拳的锻炼需要凝神静气，尽量营造利于静心的环境，如采取可使人停留的铺装样式，采用柔和的冷色调紫色、蓝色等作为主色调。

11.4.3　人性化空间构建

人性化空间构建的目的在于通过合理人性化的空间给人以精神上的激励和鼓舞。

(1) 熟悉的环境

设计前要针对不同类型的游客，研究其社会文化背景及心理特点，以便创造一个熟悉的环境。植物选择上尽量使用游客熟悉的乡土树种，通过逐步与现实接触，引起游客对往事的追忆，调动他们的兴趣，从而建立乐观积极的情趣。

Ulrich(1984)在对宾夕法尼亚某郊区医院手术后的病人的恢复情况进行调查后发现，观看自然景色会减轻病人手术后的焦虑程度，而看抽象图案则会使病人出现强烈的负面情绪，也就是说，抽象艺术或设计是病人或高压人群无法承受的。

(2) 空间多样性

设计时要避免单调，尽可能地进行多种功能区划分，要有意识地利用景观元素的巧妙组合引导空间开合的变化，创造更加人性化的植物景观空间，形成私密空间、半私密空间和开放空间等不同的空间尺度以适应不同类型的人群。

在小空间的处理上，为了适应人的空间活动，最好一面敞开，以便与更大的空间取得联系，设有门洞、橱窗以使人感到精神的自由。

令人感到舒适的空间，各个面的高度应为相应的视距即空间的长度或宽度的 1/2 ~ 1/3，当这一比值小于 1/4 时，空间就不够封闭；大于 2 时，使人产生禁锢感。令人舒适的空间封闭程度取决于空间的高度与各面之间距离的比值，而与空间实际大小无关。当视距为观察对象高度的 2 倍时，可以观察到整个对象；为 3 倍时可观察到整个对象及其周围环境；大于 3 倍时，对象就成为全景的一部分。

各空间之间应能平滑、自然地从一个空间过渡到另一个空间，建立空间转换的序列。

(3) 提供社会活动机会

园内道路路线的安排应以简单、方便及实用为主，并设置座椅、垃圾桶和照明设施等，方便患者在院内聊天散步或赏花、运动沟通情感，使患者在精神上、情绪上得以放松，利于康复。

(4) 舒适安全

①安全性　设计时，应倡导"以人为本"的思想，在满足舒适优美环境的同时，安全感应放到非常重要的位置。如植物选择要注意选择非毒性的，在儿童活动区不能选带刺植物；有些园路要设扶手，夜晚时应有灯光照明；注意防止眩光，为了缓冲光线的突然变化，可以在建筑物和庭院之间设立棚架等以防止意外事故发生；对于行走不便的人，要设置便于轮椅通行的斜坡道等。

②可接近性　花园设计要适合特殊使用者，如步道要考虑宽度、坡度，铺装要坚实平坦，铺装接缝小于 0.3cm，以免手杖、车轮或拐杖陷入。沿途设置牵引装置，供使用轮椅、医用推架和支架的人进行一些简易的运动。花床和花台要设置得高一些，病人不必弯腰即可触及。

③静谧性　干扰噪声要控制到最低，医疗花园最好避开吵闹的街道和有机械噪声的地方，如果噪声不能避免，可以考虑用水声或风铃等声音弥补。

④导向清晰性　利用地标性的标志物或孤植的、成组的或大片的植物搭配造景，在空间中建立重点，帮助人们引导方向。

空间构建时，还要充分考虑形状（表 11-3）、色彩（表 11-4）、声音（表 11-5）与自然环境等对人身体状况或情绪的影响，根据具体的保健功能进行设计，以加强空间功能。

表 11-3　形状情调表

形　状	心理感觉
直长形	给人向上的速度感，烘托进步、蓬勃发展的气氛
正方形或横长方形	给人安定稳重的感觉，营造平稳踏实的气氛
圆形或拱形	给人凝聚力，营造团结和睦的氛围
三角形	给人以动态和富有变化的心理感受，营造活跃多变的氛围

表 11-4　色彩功效表

色　彩	作　用
蓝　色	给人以宁静深邃之感，具有明显的镇定作用，治疗肝炎、关节炎，对高烧的病人具有良好的镇静作用
深蓝色	缓解疼痛
红　色	提高血液循环，增进食欲
橙　色	一种极易感染人的暖色调，能消除人的抑郁沉闷，治疗贫血、支气管炎、便秘

(续)

色 彩	作 用
绿色	皮肤温度可降低1~2.2℃，脉搏平均每分钟减少4~8次，血液流速减缓，心脏负担减轻，呼吸平缓而均匀，是视觉调节和休息最为理想的颜色
白色	纯洁无瑕的象征；能促使高血压患者血压下降
紫色	可使孕妇得到安慰
黄色	促进血液循环，增加唾液腺的分泌
赭石色	刺激食欲，并能激发忧郁病患者的欲望和活动意志
粉红色	有助于低血压升高
琥珀色	影响大脑，减少肾上腺素的分泌，使人肌肉放松，并有平息雷霆之怒的奇妙功效，是精神病患者理想的医疗环境色
棕色	能促进细胞的增长，使手术后的病人更快地康复
赤赭色	对高血压患者大有裨益

表11-5 声音对人的作用

音乐类型	治疗作用
自然的声音（流动着的河水声、瀑布声以及树上的鸟鸣声）	缓解精神压力，减轻各种各样的抑郁与烦恼
宫调式乐曲	风格悠扬沉静、淳厚庄重，有如"土"般宽厚结实，可入脾
商调式乐曲	风格高亢悲壮、铿锵雄伟，具有"金"之特性，可入肺
角调式乐曲	构成了大地回春、万物萌生、生机盎然的旋律，曲调亲切爽朗，具有"木"之特性，可入肝
徵调式乐曲	旋律热烈欢快、活泼轻松，构成层次分明、情绪欢畅的感染气氛，具有"火"之特性，可入心
羽调式乐曲	风格清纯，凄切哀怨，苍凉柔润，如天垂晶幕、行云流水，具有"水"之特性，可入肾

11.4.4 中医理论在园艺疗法中的应用

"阴阳五行"是我国独有的传统文化，具有深远的哲学思想。我国医、药学就是以阴阳五行学为基础。在剔除封建迷信的前提下，根据阴阳五行理论来搭配植物将起到较好的理疗效果。

人们逐渐熟悉利用膳食进行养生与保健，中医学将食物、药物分为阴性、阳性和金性、水性、木性、火性、土性，根据阴阳和谐、五行相生相克关系，以中药和食物对人们进行身体的调理。而事实上景观也有着相似的作用，同样可以利用景观元素进行保健养生。膳食在内部对人们的身体进行调节，景观则在外部对人的健康进行调节。通过将景观与阴阳五行进行对应，利用景观元素进行保健养生（表11-6，表11-7）。

表 11-6　园林景观特征与阴阳对应关系表

园林	阴	阳
景观特征	柔和的、弯曲的形状，散漫的布局隐藏的细部，舒适和使人放松的装饰	清晰和精确的样式，光滑和复合的表面，密实的材料，鲜明的形状和颜色，易受空间的影响，如长而直的走廊、方便的出口
外围环境	阳光少、树荫多、较隐蔽	阳光充足、树荫少、较开放
颜色	冷色调	暖色调
气味	薰衣草、紫罗兰等使人镇定	茉莉、百合等使人兴奋
空间特征	相对闭合	相对开敞

表 11-7　园林景观特征与五行对应关系表

元素	活动	颜色范围	形态	景观的选择与布置
金	命令、结构、休闲和愉悦、创造力	白色、银色、金色	圆形	在园林里面增加圆形的要素；可以使用白色或银色作为主要色调，景观布置要尽量整齐，增加边界
木	生长、发展、新的理念、计划	绿色	上升	引进高耸与外部的景观；留有足够可以发展新景观与活动项目的空间
水	期待、宁静、深层的能量、性感	蓝色、海军蓝、黑色	流动	景观布置要流畅，增加随意感与出人意料的氛围
火	活动、启迪、自尊、公众地位	红色、火焰的颜色	尖形	需要留有足够的活动空间，活动草坪、门球场地等都可以给园林景观增添活跃的火花
土	关系、滋养、成为核心的能力、丰富的资源	黄色、自然的泥土色	方形	在园林的设计和种植过程要尊重生与死的圆满轮回，留给生物足够的生活空间
金		白色、银色、金色	圆形	肺属金，对应银杏、朴树、雪松等对肺有益的植物；使用白色或银色作为主要色调；使用有圆形叶片的植物，或者采用修剪整齐的植物
木		绿色	上升	肝属木，对应乌桕、杨树、栀子花等对肝有益的植物；引进高耸的植物，保证树木和灌木丛获得光线
水		蓝色、海军蓝、黑色	流动	肾属水，对应女贞、杜仲、桂花等对肾有益的植物；草木的种植要流畅，可采用混合的颜色与色调，鲜花和植物应散漫布置而不是成片种植或修剪成直线形；自行撒籽的植物会增加一种出人意料的气氛
火		红色、火焰的颜色	尖形	心属火，对应柿树、罗汉松、山茶等对心有益的植物；植物的配置需要留有足够的活动空间，或者植物配置与活动相结合
土		黄色、自然的泥土色	方形	脾属土，对应女贞、枣、火棘等对脾有益的植物；春天为昆虫和鸟儿提供作巢的空间，秋天留下几堆枯枝落叶度过寒冬，某些残花也可以留下来以便继续播种，还可以允许一些青苔生长

上海市陆家嘴地区居民小区根据中医的"五行"理论，依照人体脏器所对应的不同保健功能植物，将植被分别栽种到"金、木、水、火、土"5组不同的区域和方位。如肺属金，对应银杏、朴树、雪松等；肾属水，对应女贞、杜仲、桂花等；肝属木，对应乌

柏、杨树、栀子花等；心属火，对应柿树、罗汉松等；脾属土，对应枣树、火棘等。这是上海市首个依照"中医五行"的理论划分植物种植区域的小区。

徐汇区爱建园住区的环境绿化运用生态学理论建设人工自然生态环境，使其与总体布局、建筑造型互相渗透，融为一整体。以业主的生活、游憩、交往、健身、养心等行为方式为根本，以保健植物为基调树，按照中医五行学说与现代功能、技术相结合，使植物挥发有益健康的气体，形成有规律、有功能的系统，提高保健效能。为居民提供与自然和谐共生共荣的环境，人人具有享受健康、舒适、安宁的权利。

园艺疗法专类园的营建更加突出了园林植物与人类、人类健康的紧密联系，必将增强人们的环境意识和生态意识。中国有着悠久的历史文化，尤其是中医药文化为园艺疗法专类园的营建提供了理论基础，而极为丰富的园林植物资源，为其提供了充足的植物材料；人们对于生存环境越来越关心和重视，许多植物资源的保健功效也将随着科学技术的发展而被研究和发现，保健园的设计和营建具有广阔的前景。

11.5 植物选择与种植设计

植物在园林中无论是对于空气的清洁还是对于人体健康的调节都有着重要作用，而园艺疗法专类园作为一个为人们提供保健和医疗的场所，植物的地位就更加重要，不同种类的植物通过合理的配置，在达到理想的保健效果的同时还应能营造出良好的景观效果(表11-8)。

表11-8 花卉的保健功能

花卉名称	保健功能
萱草、紫罗兰、柠檬花、郁金香、牡丹、芍药、茉莉、桃花、梅花、栀子花、兰花、桂花、迎春花	舒缓情绪，振奋精神，缓解压抑
合欢花、水仙、百合、菊花、荷花、兰花、茉莉花	安定宁静心神，缓解烦躁，对头痛、失眠患者有益
丁香花、茉莉花、梅花	驱寒
凌霄、红花、凤仙花、赤芍、杜鹃花、石榴、柚等	活血化淤，对跌打损伤者有益
紫薇、瑞香、兰花、玉簪、木槿	病后康复
荷花、菊花、茉莉	使思想清晰、思维敏捷，具有醒脑益智之功效
鸡冠花、山茶、石榴、紫薇、木槿	止血
桂花	花香可消除疲劳，花具有抗菌消炎、止咳化痰的功用
丁香	对牙痛有止痛作用
香叶天竺葵	可舒张支气管平滑肌，具有平喘作用
玫瑰	花香使人镇静
迷迭香	花香使气喘病人感到舒适
薰衣草	花香控制神经性心跳
晚香玉、紫罗兰、美女樱、万年青、吊兰、月季、百合、棕榈、天竺葵等绿色植物	提神醒目，疲劳顿消

（续）

花卉名称	保健功能
波斯菊、紫丁香、八仙花	花香具有显著的杀菌功能
茉莉花、米兰、吊兰和杜鹃花科的花木	杀灭流感、麻疹的病毒，驱除蚊蝇，防止疟疾的传播，具有吸附放射性物质的功效

园艺疗法专类园在进行植物配置时，应根据场地的性质、场地的功能特点、服务的人群选择乔、灌、草的搭配类型。同时，还要注意保健效果与景观效果相兼顾的原则，达到生态上的科学性、配置上的艺术性和保健功能的显著性。

11.5.1 园艺疗法园植物选择

(1) 材料选择

应重点选择改善环境作用强和具有防病、治病、保健等功能的植物。同时，植物选材应以乡土植物为主，多应用抗性强、生长健壮、管理粗放的植物，不选用妨碍人们进行活动和对人身体有害的植物，如引起过敏症和种子飞扬的植物，有毒、促癌作用的植物等。如服务于老年人的休息场地，宜将具有调节血压、脑血管疾病的乔木、灌木、地被结合形成良好的活动休息环境。

视力受损患者专类园中的植物选择除了注意安全性（如不能选择带刺植物）外，更应注意植物本身的质感以及花香等应能带给患者触觉和嗅觉等方面的感受。

此外，还应考虑植物对花园服务对象的年龄和文化所具有的特殊意义或激发作用，如松的永恒、兰的情操、玫瑰的灼热等，还可以考虑采用一些有药用价值的植物。

(2) 美观性设计

专类园中所选用的植物，应注重植物本身的美感以及季相变化等，还应注意植物本身与周边植物或环境的融合，如通过夹景、障景等造园手法使其与专类园中的其他景观元素相融合，所选植物材料的质感和色彩搭配要轻松，质感不宜特别厚重，尤其是针叶树种不宜过密，常绿与落叶树种可以间植；色彩对比不宜过于强烈，而是应该注重调和，体现柔和、平静、舒适的气氛。

(3) 种植结构设计

保健园内要合理安排植物种植结构，保持一定的通风条件，避免相对阴湿的死角出现。虽然此区域内要求相对安静的环境，但是挥发性物质长时间集聚或种植过密导致浓度太高，会使人产生不适。而且相对阴湿的环境有利于细菌滋生繁殖，这与保健园的设计主旨背道而驰。

11.5.2 针对不同对象的植物选择

在设计园艺疗法花园时，植物选择要因人而异。

(1) 老人

很多老人或病人视力不佳，其嗅觉和味觉则较少受到衰老或疾病的影响，因此应特别增加有芬芳气味或甜美果实的植物。老人院园艺设计要便于老人活动，让老人自己种些容易栽培的药草，园艺劳动可以增加了老人间的友谊，使老人不再感到孤独。

针对不同阶段的老年痴呆症患者，美国的阿兹海默中心（Alois Alzheimer Centre）设有3个庭园。根据不同阶段安排不同疗效的园艺治疗活动。

早期的患者 可实际参与园艺治疗活动，植物材料可选择不同质地、色彩，增加感官刺激。与早期或中期患者一起采摘凤仙花成熟的种子，放在手掌上，不消一会儿，种子便弹了出来，撒播在土地上，正如它的英文名称"急性子"（Impatiens）一样。栽种落叶树木和时花，花园可随不同季节而转变景观，产生不同视觉效果。落叶发出的沙沙声，植物随风发出的声音，能刺激患者听觉。选择富东方文化色彩的香味植物，如白兰花、含笑、桂花、米兰等，可以勾起长者一些往事回忆，缅怀一番。

中期患者 较喜欢游走，可栽种有触觉刺激的植物于高架式花槽边，薄荷等香草也十分合适，让患者搓揉叶片，闻闻香味。除了地面和平面摆设外，吊篮能提供全方位的视觉效果，如牵牛花、猪笼草等。鉴于患者往往容易走失，视觉又特别容易受到强光的影响，因此花园需要有高大的树篱，花园小径要能回到出发的地方，而植物之间的安排要能避免强烈的光线反差。

晚期患者 活动能力减退，可参与被动性的园艺治疗活动，注重感官刺激。患者可以悠闲地坐在庭园，闻闻花香、摸摸不同质地的感官植物、感受不同的感官刺激。老年痴呆症患者可能会将植物放入口中，选择植物时需要留意是否有毒，以免患者误食。另外避免选择有危险的植物，如有刺植物。另外，栽种数量合适的感官植物也是很重要的，以避免感官刺激过多或过少。

（2）抑郁症患者

对精神忧郁的人若选用来年开花的宿根草花效果很差，要选用发芽和成长快的植物，通过植物生长的不断变化来恢复病人的自信心、满足感、存在感等。

（3）残疾人

对残疾人仅选用一年生草木是不够的，为了树立长期与残疾斗争的决心，生长期快慢的植物都应选用。还要与社会活动相结合，使病人认识到自己存在的价值。

（4）儿童

美国儿童医院根据儿童心理来选种花草。孩子从柔软光滑的叶子和口香糖的香气得知植物是薄荷，这教会他们辨认自然界常见的药草。在病房中将花碾成粉末使病房充满花香，用花草制成礼品送人等能消除儿童住院的寂寞孤独感。

（5）普通人

当普通人对家庭的庭院、阳台、天台一类空间进行设计时，每种植物的数量不一定多，但品种可以多一些，以给人带来丰富的感受。在考虑颜色搭配时，如果希望花园活跃，可以选择有强烈颜色对比的品种；如果希望花园让人平和，则需要有柔和的过渡。如果空间有限，可以在上、中、下的不同层次进行立体的绿化，并在不同层次选择不同特点的植物，如上层选择下垂的吊兰，中间选择颜色丰富的牵牛花，下层种植喜阴又可口的生菜。

11.5.3 建立养生保健型植物群落

建立养生保健型植物群落也十分重要（表11-9）。如果面对某些特定的植物（如松柏类具有杀菌作用）进行呼吸，可以杀灭病原体、疏通经络、增强器官的生化功能，起到辅助治疗的作用；哮喘病、高血压、动脉硬化等患者，如果在银杏林中呼吸，有助于益气敛肺、化湿止泻，对胸闷、咳嗽等效果较好。为此，可以建立松柏类休疗养小区（图11-9）、银杏林小区以及其他有保健功能的植物小区，以树阵式和自然式种植为主，形成具有一定规模的植物群落。

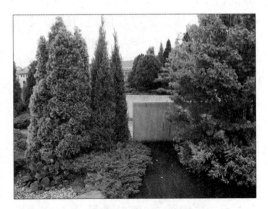

图11-9　松柏类疗养小区植物景观

表11-9　保健型植物群落

功　能	植物群落
治疗哮喘病、心脏病	松柏类植物群落
治疗动脉硬化性心脏病、胸闷心痛、心悸怔忡、痰喘咳嗽等	上木可选用雪松、油松、樟子松、湿地松、黑松、侧柏、日本花柏、圆柏、竹柏等；中木可选择青杆、千头柏、凤尾柏、绒柏、翠柏、中国粗榧、红豆杉等小乔木或灌木；下木用砂地柏、小龙柏、金叶女贞、紫叶小檗等
安神凉血、舒筋活络、消肿、温中行气等功效	以一定数量的银杏自然丛植成片，形成一定规模。林下地被选择麦冬和红花酢浆草，路侧点缀萱草、玉簪、百合、葱兰等

11.6　园路与设施

11.6.1　园路

园内道路路线的安排应简单、方便、实用。铺面平整且不可太滑，硬化的路面面积不超过花园面积的1/3。在道路的铺装上保证接缝处平滑无缝，以防车轮、手杖嵌入发生危险。可运用丰富的有针对性的彩色路面，例如，老年人喜欢暖色系，宜采用橘红、黄色、土黄色、橙色等；儿童喜欢明艳的色彩，并且图案新颖（图11-10）。

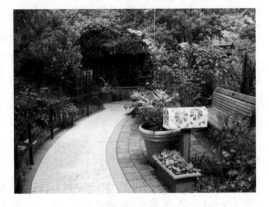

图11-10　色彩鲜艳的园路与庭园小品有利于弱视者识别

路两侧应砌路牙避免轮椅滑入土中翻倒(图 11-11)。有些园路要设扶手。设计系列环形路既可提供短的路线又可提供长的路线，可作为慢跑路线。

对于行走不便的人们，要设置便于轮椅通行的斜坡道等(图 11-12)。在坡道的设计上可以根据长短和坡度来设定分，从而为病人的日常步行锻炼设立标准，增强病人的自信心，并养成日常定时锻炼的习惯。成人轮椅通行宽度是1.5m，儿童轮椅的最小通行宽度是1.12m，双向通行的宽度是 2.24m。坡度大小关系到轮椅能否在坡道上安全行使，坡道的坡度不应大于 1/12 的国际规定，既能使一部分乘轮椅的儿童独立通过坡道，也可使病弱的乘轮椅者在有人协助的情况下通过坡道。在选用 1/12 坡度时，每段坡道的最大高度的限定为0.75m，坡道的水平长度是 9m。当地面高差超过 0.75m 时，须在坡道中间设宽度为 1.50mm 的休息平台。当坡度小于 1/12 时，允许增加坡道高度和水平长度。反之，在有困难的地段，当坡度大于 1/12 时，必须限定坡道的高度和水平长度。有条件的地方，将坡度做成 1/16 或 1/20 更为理想、安全和舒适。轮椅坡

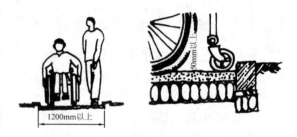

图 11-11　园路的宽度与路牙的高度

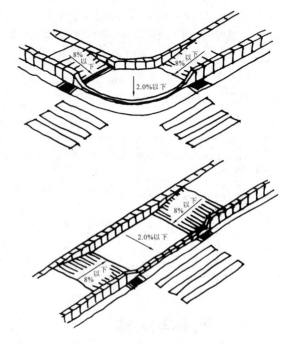

图 11-12　园路斜坡处尺寸

道形式的设计，应根据地面高差和空地面积大小及周围环境等因素，设计成直线形、"L"形和"U"形。为了避免轮椅在坡面上因重心倾斜而摔倒，坡道不应设计成圆形或弧形，在坡道两端和转向处的水平段，要设有宽度不小于 1.5m 的停留和缓冲地段。

总之，园路的设计应能满足所有年龄及身体状况的人到达并在园内自由移动。

11.6.2　园艺活动设施

(1)抬高花床

花床可以依墙或篱笆建，一侧可供操作；也可建独立的种植床，四面可供操作。需要注意安全，避免由于内部土壤的重力使种植床坍塌。土层的深度大约 40cm。最简单快速的建造方法是将种植床高度的 1/3 埋在土中。

花卉种植床一般有 2 种高度，分别为 60cm 和 90cm。这些抬升的花床主要是为老年人、腰背不好以及关节炎患者准备的，他们可以在轮椅上轻松地触摸到这些植物，清楚

地看到植物介绍牌,令他们参与园艺活动、亲近自然的愿望得以实现,享受和普通人一样的生活质量(图11-13)。

抬高花床的尺寸要求如表11-10,图11-14和图11-15所示,同时对抬高花床的设计、制作材料、使用方式等方面也有所要求(图11-16至图11-18)。

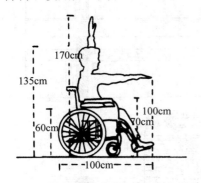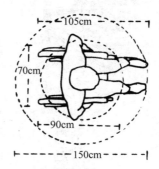

图11-13 轮椅使用者进行园艺操作所必需的空间尺寸

表11-10 适用于轮椅使用者、高龄者的花床

设施名称	尺寸
花床高度	轮椅使用者:50~60cm(一般的升高花床) 坐在椅子上作业:70~75cm(园艺桌、操作台) 站立作业:90cm(超高的升高花床) 坐地作业:25~40cm
花床作业宽度	轮椅使用者一侧:60cm以下 轮椅用者两侧:120cm以下
(用于固定的)脚穴	轮椅使用的升高花床:在花床地面基础之上横向开设深15cm以上、高度30cm的侧槽 站立作业的升高花床:在花床地面基础之上横向开设深15cm以上,高度20cm的侧槽 园艺桌:桌下要有62cm左右的空间
花床边缘	宽度小于15cm。如果边缘太宽,不容易接触到植物材料,作业困难,应该考虑设置把手和支撑身体的支柱 坐在花床边缘进行作业:花床边缘宽度15~20cm 在地面上栽植:固定车用的缘石高度约10cm
园路宽度	轮椅使用者:宽度大于90cm 轮椅的回转空间:直径大于160cm

(2)抬升的水池和水墙

考虑到人的亲水性,设计师将水池抬升到一定的高度,人们可以更加方便地观察和触摸多种水生植物,也可以将手放入干净、缓慢流动的水中,感受水的柔和与动感。水墙是用一面墙作为背景,水像瀑布一样从墙的上端流入下方的水池,潺潺的流水声可以刺激人的听觉,感受自然气息,起到净化心灵、陶冶情操的效果。

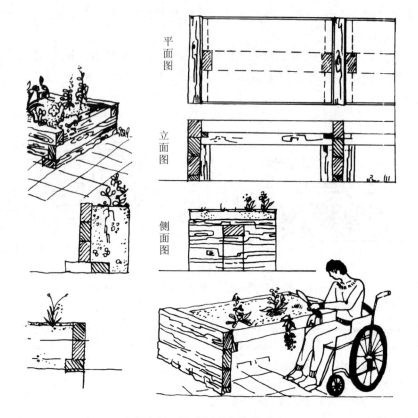

图 11-14　改良型花坛、作业台
（桌式作业台正面作业的土壤深度为 15~25cm，高度最小为 68cm，最大为 90cm）

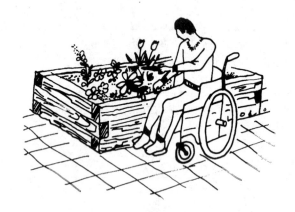

图 11-15　轮椅使用者的作业
（从一侧可以够到 60cm 的地方，因此，花床最大宽度以 120cm 为宜）

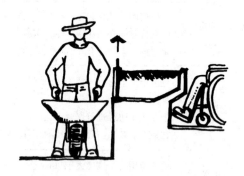

图 11-16　升高花坛（床）的设计既要考虑到园艺作业的要求，又要考虑到坐轮椅者易于靠近

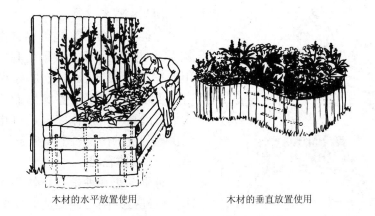

木材的水平放置使用　　　　木材的垂直放置使用

图 11-17　利用木材制作升高花床（高床）

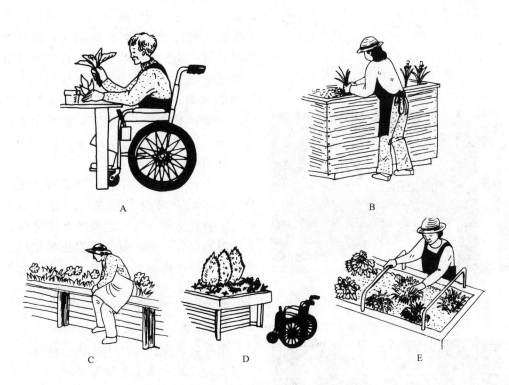

图 11-18　适于残疾人与高龄者使用的各种花床

A. 桌式操作台适于轮椅使用者利用　B. 脚尖放入花床底部凹槽，有利于稳定作业
C. 能够坐着操作的花床　D. 轮椅可以进入花床下边　　E. 带有扶手的花床

(3) 浅盘种植床

专类园中的浅盘式种植床设计有 3 种不同的高度，以满足不同身体状况的人参与园艺活动。浅盘的下部是空的，为乘坐轮椅的人提供空间，使其接近种植床的可能性大大增加（图 11-19，图 11-20）。

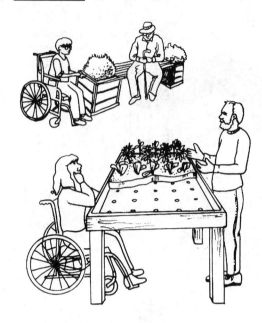

图 11-19　桌型浅盘种植床

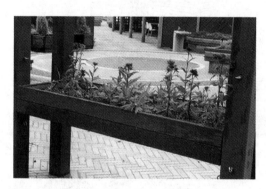

图 11-20　浅盘种植床

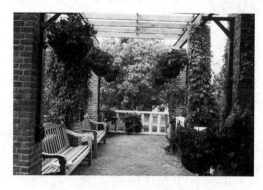

图 11-21　可以调节高度的花卉吊篮

(4) 吊篮

专类园中的吊篮是可以自由升降的，这就为不同的使用者提供了便利。当不同的使用者在进行园艺操作或更换吊篮中的植物时，可以通过升降装置将吊篮调到使用者最为舒适的高度，操作完成后再将吊篮升至可以供人观赏的高度（图 11-21）。

(5) 立体花墙

将草本花卉种植在立体的花墙上，中间用木格进行分隔与固定。立体的形式利于人们从不同的角度观察并触摸植物。此外，在植物的选择上也颇有讲究：天竺葵具有亮丽的花朵，叶片宽阔粗糙并具有芳香；红苋叶片紫红，细长而有韧性；凤仙花具有鲜艳的色彩且观赏期长；花叶薄荷叶片柔软并散发出清新的味道……这面花墙不仅形成了一道亮丽的风景，还可以有效地刺激人们的视觉、触觉和嗅觉等多种感官，使人全方位地感受细节所带来的趣味（图 11-22）。

(6) 浇水设施

为了满足植物在不同时间获得充足的水分，浇水设备必须考虑在内。对于小型花园，配备浇水管即可；大型的花园要建造永久的灌溉设备。水源要尽量靠近种植床，避免水管拖拽在路面引起危险。还应备有各式操作工具，如定植铲、手锄、枝剪、喷壶、花盆等。

(7) 水景

水在景观设计中代表生命的源泉。人在看到水时，第一个念头就是想触碰它，但这对于行动不便的人来说是很困难的。设计师通过设计各种高度的水池，形成瀑布以及大理石浮雕喷泉，让患者不用弯腰就可以碰触到，从而达到治疗的效果。提高沙池和水池的高度可便于坐轮椅的儿童活动。水池和园艺治疗台的高度 60~80cm，以鼓励儿童离开轮椅游戏。水池和园艺治疗台的扶手及抓握工具能够帮助患者回到轮椅上。

11.6.3 园林小品

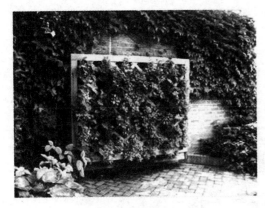

图 11-22 立体花墙

园艺疗法专类园中的小品在常规园林设计理念的基础上，更加注重对保健文化、保健知识的宣传和对园艺活动的引导，注重小品本身的保健性。园艺疗法专类园中的小品主要有：栏杆与拱门、坐凳（图 11-23，图 11-24）、花盆、种植槽与台架（图 11-25）以及各种装饰性的庭园小品。

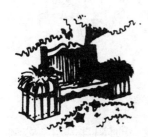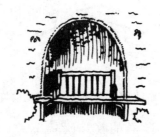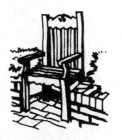

图 11-23 通过设置各种坐凳，庭园空间变得更加丰富

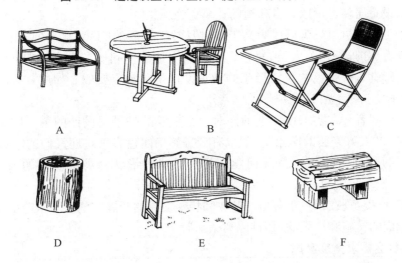

图 11-24 各种桌子与椅子

A 金属制座凳　B. 木制桌椅　C. 折叠桌椅　D. 原木　E. 木制座凳　F. 原木制座凳

11.6.4 园路与设施的设计要点

(1) 从使用对象角度

①对于居住者　必须提供可以积极参加体验和交流的，或使心情平静的景观项目。

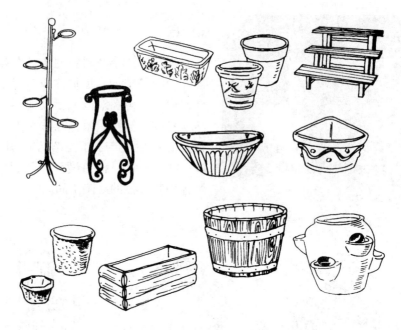

图 11-25　各种花盆、种植槽与台架

例如，一年生草本花坛、充满芳香的散步小路、凉亭（很小的休息区域）、蔓棚（由藤本植物装饰的绿荫空间和小路）、康复用庭园单元或庭园商品制作工作室等。在设施正面的黄金地段设置居住者可以亲自移植的花草更为理想。

②对于工作人员　景观可以为义工提供日常工作后的"只有自己的安心空间"。对于设施管理者（如外部相关人员）来说，在强调土地的便利性和安全性的同时，可以放心地享受、感觉宽敞绿色的生活形态的景观设计是非常重要的。如用具有凉感功能的"绿色的停车场"替代无机质混凝土停车场。

③对于访问者　在要求便利性的同时，更重要的是景观设计的第一印象要表现出"欢迎之意"和"友好亲密的印象"。如以有芳香和艳丽色彩来欢迎人们的"欢迎庭园"和促进亲密感的"雕塑（把树木按几何学图样和动物的形状修剪成雕像的人工树形）庭园"等。

④对于社区　现在，由于各地的开放和相互交流的开展，消除了从前由于各种偏见和差别而形成的设施和社区的"精神隔离壁垒"。

（2）从社会需求角度考虑

提供社会援助的自立环境；强化对室外区域和室外活动的可接近性（使用的容易度）；促进面向日常业务的专属感；强化安全性、保安性；设置从室内区域到室外区域的移动空间；为了与朋友们一起生活或改变而创造另一个空间；进行容易确认自己的所在不易迷路的配置设计；对享受室外环境的感觉信息进行全方位的考虑；设定促进社会交流的空间；设定运动、活动专用区域；设定享受与自然接触的室外空间；在室内享受室外环境的可行性设计；共用屋顶庭园的设定；个人专用屋顶庭园和阳台的设定；草地区域的设定；园艺（园艺疗法）区域的设定；访问时供儿童玩耍的娱乐区域的设定；庭园小路、路面材料、长椅、桌子、坡道和台阶、扶手、室外照明、屋外显示的无障碍设计。

11.7 各类园艺疗法园设计要点

11.7.1 园艺疗法示范园设计要点

(1) 目的

园艺疗法示范园的目的在于：提高对进行园艺疗法治疗障碍者的关心；根据障碍者实际情况，对园林进行设计、设备、工具、植物设置的示范行动；为大家示范根据每个障碍者的实际情况，设计符合障碍者的园林劳动工具；示范周年活动时的园艺活动；示范障碍者与健全人员通过园艺和园林，可互相交流。

(2) 特征

园艺疗法示范园的特征表现在：使用者可以在指导员的示范和指导下，进行实践工作；在示范园学习到的园艺知识，可以用于实际生活中，在家照顾自家花园；通过与他人交流，有利于提高职业技能、社会交往能力。

(3) 一般设备设施

轮椅可自由出入的园林道路；温室；工具放置场所；增高水池；大小高低不同的花坛；特别制作的劳动工具；主要的植物蔬菜设施配置（对于轮椅病人，高度为 0.75 ~ 1.5m；不能弯腰的病人，高度为 1.5 ~ 2m）；为了方便管理，注意植物的大小及柔软度，尽量避免必须搭建支架的过于柔软的植物；用绳子捆枝或墙角栽种、呈扇形栽种矮型果树，使轮椅病人和不能弯腰病人可以管理；道路两旁避免栽种树木和灌木，落叶被雨打湿易路滑；在离四周距离近、固定的位置设置增高花坛，避免在通道设置花坛；排水方便；在培育幼苗时，选择积肥丰富的土壤；在需统一管理的植物种植台上，植物的生长高度不要超过 25 ~ 30cm；种植草地时，将草地设计成便于劳动的形状，高出地板铺装和周围的花坛约 2.5cm；可使用其他铺地植物代替铺装；阳台或露台，作成垂直花园，用特制的容器作成花架，或将花盆固定在墙壁等。

(4) 器具类

选用原则为必须实用轻便，尽量适应各种障碍者的实际情况：必须有适于手工操作的握柄；手柄可调节，以便于操作；设计应适合每个人的假肢；带柄的锄头、铲子；视觉障碍者需专用插枝花盆，其边缘为锯齿形，附带同样平滑锯齿形的柄，可移动；播种用的自动浇水式迷你树脂透明温室、专用发芽容器等。应在住处、园林等较近的位置设置放置场所，以便随时取用，不需远距离移动。放置场所开口需宽大，配置滑动门，以便轮椅进出。

(5) 其他设施

其他设施包括恶劣天气临时躲避所；在花园设置休息处（如有可能，尽量在能一览花园的位置设置），以方便劳动者欣赏园林风景、感受园林乐趣。

11.7.2 视力障碍者花园设计要点

视觉障碍者花园有四大不可缺少的要素,即在达到进出自由的基础上,力求听觉、触觉、嗅觉景观的营造。以下为设计上的注意事项。

(1) 入口

入口处应该配有语音解说或盲文的介绍牌,指示牌内容详细说明本花园的参观要点、重点景观,以及休息座椅、洗手间等设施,并介绍园内的标注方法。

(2) 园路

园路要求表面平整,无坑洼;分界线明显;园林道路尽量用直线,利于患者行走;交叉处或需要转向的地方,采用一定方法标明指示(如大道与小路分别用不同材质铺装);不要设置台阶,应建造成较缓的斜坡,并设置扶手;下坡时,即使是短距离也最好在两边设置栏杆;用特殊材质铺装坡道,以提示患者注意斜坡。

(3) 标注

在花坛旁,应树立所栽植的树木花草介绍牌。介绍牌采用较大字体,将每种植物编号并制作成牌,立在对应的植物旁边;文字格式为白底黑字,以方便识别;视觉障碍者自己很难找到介绍牌,且认识盲文的视觉障碍者人数不是很多,所以可暂时不用设置盲文标志。

(4) 花坛与植物

巧妙搭配各种植物,让刺激嗅觉的芳香性植物,刺激触觉的特殊形态植物、特殊触感的植物融为整体,综合利用;花坛最好高 50cm,宽 90~120cm;栅栏等阻隔性设置让人们难以直接接触植物,应尽量避免;避免支柱、柱子的尖端伤人;通过与植物的直接接触,可快速了解植物特性和形态,所以尽量将园林设置成易接近的状态,让人们有更多机会接触;尽量选择能承受频繁接触和抚摸的植物;尽量不要栽植有荆棘的植物(如果有需要,尽量栽种至园林深处)、叶子尖锐的植物、易引起过敏和有毒的植物;在将各种芳香花草组合在一起时,应避免香气混合带来的不舒服或奇怪的气味;考虑主风向,让香气随风飘散,大家都能感受芳香带来的美好感觉;芳香植物应栽种在休息、休闲场所,在大厅、广场、中心、主通道旁,或分区域栽种,让人们闻香识途;栽种的前提是让人们一年四季都可享受自然、感受愉悦的心情;要注意植物的颜色、高度配置,避免出现"一成不变"、视觉障碍者无法够及植物等现象。

(5) 其他设施

有人喜欢将手伸进水池戏玩,所以水池应较浅,池面增高,避免落水危险,并且在多处设置水池。根据声音判别位置和远近,对视觉障碍者来说非常重要。如同一落水声,在距离 100m 和在水池旁的听到的声音是明显不同的;即使在同一地方,不同质地的物品掉入水中声音也不一样。在不同地点利用不同材质(黏土、混凝土、沙子、瓷砖等)铺装地面,可让人们根据材质了解所在位置。用鸟叫声、喷泉水声、泉水流动声等可体现自然空间感。所以,必须考虑使用能吸引鸟类的树种(西洋山楂、柳树、山梨、西洋李树、荚蒾等)。还可迷你博物馆,让视觉障碍者触摸陈列在博物馆的各种树皮、叶子、枝条,识别纹理质地和形态;也可以摆放其他植物、石头等。

11.7.3 残疾者、高龄者花园设计要点

(1) 距离

距离包括乘坐公交车和汽车到达公园的距离；从公共汽车站至公园的路质状况，如路面及人行道的平坦状态；从停车场到公园附近为障碍者提供的停车场的距离。

(2) 进出自由

进出自由包括园内所有门窗都易开关，有门把手抓处、钥匙等；门的大小能让轮椅患者自由出入，禁止设立门槛。

(3) 设备

①园路　道路宽度能容纳一个障碍者、扶助人员和其他人并排行走；轮椅患者可互相迎面擦身而过，可90°调整轮椅方向。

道路铺装　实用安全，并且在交叉处用不同材质做好标志。草地，踩踏舒适（视觉障碍者）；木地板，因为下雨变滑，所以只在露台或屋檐下使用。铺装材料以便于轮椅通行为前提，并考虑耐用性；其次，注意材质不要反光，不刺激眼睛，通过不同材料铺装提示视觉障碍者，让他们感知自己从一个区域移向另一区域。不可使用的材质有大理石、沙子、轮椅会陷入的细小铺装材料或沙地。

区域过渡　设计可通行的坡度，长斜坡的坡度不超过5%，扶手坡度不超过8%。长斜坡还应在中间的一定距离处设立若干平地，以缓解坡度。

安全台阶　踏脚面30cm，两级台阶之间最高不超过15cm，并设置扶手。

②介绍牌　清晰明快，与目视水平线同高。

③植物选择　利用增高花坛，将植物种植在参观者可用手接触的位置；如果比人高，则应面朝人的前方种植。种植的时候，应考虑人群的身高差别；如果枝条过于下垂或垂落在地，有刮伤的危险，所以，要特别注意园林的树木管理；禁止使用易使人过敏或有毒的植物。

④休息场所　比普通的休息场地大，留出周转空间；座椅的选择要特别考虑老年人的情况；座椅的高度为50cm，并且固定好，避免危险状况发生；座椅应附有靠背和扶手；座椅应摆放在可晒到太阳、但不被风吹的位置；有对抗意外大风的设施。

⑤避雨设施　障碍者大多数对天气变化很敏感，不喜欢太冷或太热；不要设置于阳光直射处，应在向阴处多设立几个休息点。

⑥特殊道路　为视觉障碍者和轮椅患者规划设立专门的标志、设施。

(4) 安全性

对易受伤摔倒的病人，应采取万无一失的措施保证他们的安全；保护他们不受外界的干扰和侵犯；最重要的是，无论何时，都不要让患者觉得困难、持有恐惧之心。

11.7.4 儿童残疾者花园设计要点

(1) 协调

要保持花园的协调性，将花园的各种刺激要素配合使用：如主色调为黄、蓝、白；设备大部分为木制。

(2) 铺装及芳香

利用有治疗效果的颜色和不易滑倒的材质铺装地面;不使用台阶,让轮椅儿童也能自由出入;为了让弱视儿童也享受园林的乐趣,在花廊架下或其他地方栽种鲜艳颜色和特别花香的植物(如百里香等);种植可刺激嗅觉的植物,如铃兰、鹿药属、忍冬及其他种植在吊篮里的芳香植物;利用抬高花坛栽种的植物,更便于轮椅儿童接近触摸植物。

(3) 形状

选用富于变化的叶片和植物,如藤蔓植物、鸢尾、羊齿植物、倒挂金钟花等。

(4) 植物与动物

选择花木的标准为:能吸引蜜蜂蝴蝶,观赏期长,果实可食用;发芽早。还应选择可以与孩子们玩耍的小动物。

(5) 管理注意事项

保持园林干净整洁;在游乐器具的旁边种植坚固结实的树木;其他地方种植能激发孩子好奇心的植物。

(6) 安全性

保证园林无危险隐患,不让孩子受伤,并保护孩子不受外界干扰和侵犯。

11.7.5 康复花园设计要点

康复是为使残疾人和长期修养者恢复正常生活或工作能力的医疗指导、心理指导、职业训练。康复除了运动功能的恢复之外,也力求对于精神功能的恢复。

康复花园是进行以促进健康、预防疾病、步行实用为重点的步行训练和在实际生活日常动作(activities of daily living, ADL)的增强训练等康复活动的室外疗养设施。

(1) 配置

设置散步园路、步行训练园路、健康游具、草坪、升高花床等设施;栽植花木和芳香植物等,形成不仅可以作为康复空间而且可以作为治愈空间的环境;在建筑前配置康复空间。

(2) 散步道路

设置利用设施周围的外构步行康复空间、回游园路;设置能够标明步行距离的标志,使患者具有成就感;在步行的同时,还可以欣赏花木、芳香植物、草花、雕塑、水池等;设置在步行时可以刺激足底穴位的园路;设置坐凳和树荫等休憩空间。

(3) 步行训练园路

设置沥青铺装、石板铺装、粒石铺装等多种铺装;设置能够在实际生活中碰到的康复体验的台阶、斜坡、路石、侧沟、诱导砖等各种的外构资材,能够根据难易度选择不同路线;设置具有缓坡的园路和直角弯曲的园路等多种路线;设置坐凳和树荫等休憩空间;为了能够形成如在园林环境中散步一样的步行训练环境,栽植花木、芳香植物与草花。

(4) 健康游具

根据对象设置能够进行轻度训练和肌肉训练的健康游具。

(5) 草坪

设置体操、气功、娱乐等可以利用的草坪；设置轮椅使用者也可以利用的高床草坪。

(6) 抬高花床

设置不同高度的抬高花床，栽植刺激五感的植物。

11.7.6 疗养花园设计要点

疗养花园是刺激五感的参加型庭园，是在种植有花、果、叶等具有观赏价值的植物的花床上，通过栽培植物、观赏、采摘等园艺作业，使身心放松，提高或者恢复人们所具有的自然治愈能力的参加型庭园。

疗养花园可以是一个人可以娱乐的小庭院，也可以是大家娱乐的大型庭园，还包括医院、养老院等多种场所。

疗养庭园的营造需把握利用者的喜好如是想栽培蔬菜还是栽植草花，想营造有水庭园还是香花庭园等。

疗养庭园应以无农药栽培为原则，尽量进行有机栽培；不要使用除草剂，对杂草进行有效利用，力求与杂草共生；尽量栽植既没有毒性，又能够刺激五感的植物；进行无障碍设计；选择不打滑、不反光的铺装材料；设置高床花坛；树木栽植后的支柱，有时会引起摔伤，应当注意；考虑到轮椅使用者的修剪作业和果实采收，绿篱或果树的高度不应超过1.5m；水池周边要设置扶手。并增加水池周边高度，这样不仅有利于使用安全，而且还可以作为坐凳使用；设置紫藤花架之类的具有遮阴功能的休息设施；对于高龄者，应栽植色泽明亮的草花和具有亲和性的植物；庭园应具有亲和性、可利用性、快适性；维护管理工作不应成为负担，尽量采取低维护管理设计。

11.7.7 自然风景（区）疗养院设计要点

自然风景疗养区及疗养院是以疗养因子为基础，专门为增强体质、疾病疗养、康复疗养和健康疗养而设立在疗养地（区）的医疗机构。一般设在具有某种天然疗养因子、自然环境比较清静优美的疗养地（区）。疗养院收治的对象为疗养员，他们大多是患有某些慢性病或职业病的具有疾病疗养、康复疗养适应征者，或为某些特殊职业的人员。疗养院以疗养因子（包括自然疗养因子和人工理化因子）作为主要手段，采用把疗养因子与医疗技术、心理卫生、生活服务融为一体的整体综合性疗养方法。疗养院对疗养员除要进行一定诊疗或预防保健性的医疗检查外，主要是组织他们进行各种文娱活动和体育锻炼。疗养院既不同于以治疗为主的医院，也不同于以康复医疗为主的康复医院。

目前我国对于疗养的关注在逐渐升温，各种特色疗养空间纷纷出现，如温泉疗养、海水疗养、生态疗养等。景观是现代疗养学的重要组成部分，不仅决定了疗养院的选址，也是重要疗养因子。疗养区都是以自然风景或人工风景为重要条件的，从这个意义来说，所有疗养院都具有一个共同的疗养功能，就是"景观疗养"。疗养院具有优美的景观条件，但作为疗养院内部建筑设计来说，除了要选择理想的自然景观外，还必须根据地区地形、院址大小、气候环境和各类建筑群布局进行设计，进行人工的绿化、美化。

疗养院景观设计的基本原则是：①根据气候环境条件种植适应本地区的树木花草，其中常绿树种要达到40%以上；②种植的树木花草要有利于疗养员的健康疗养；③要保证疗养院庭院内四季花香，注意花期搭配；④要将各种树木花草合理布局成行、成片、成景状、成图形，可适当划分成若干有特色的小区，配以喷泉、池塘、假山、小桥、亭台等，切忌杂乱无章；⑤避免过密的植物、死角和暗淡的光线，这些都会对疗养员的心理产生影响。

11.7.8 无障碍设计要点

一般的无障碍设计就是对于所有人，能够最大限度地使用制品、建筑物和空间的设计。

①铺装　设置不易打滑的铺装，尽量使用不反光的颜色（如土色等）。

②高差　高差在2cm以下，棱角呈弧形；在配色和材料方面注意变化；在有高差处前后应该设置1.5m以上的水平面。

③斜坡　坡度尽量控制在5%（1/20）以下；当倾斜路的高差在75cm以下时，坡度应控制在8%（1/12）以下；当高差在16cm以下时，坡度应控制在12%（1/8）以下。斜坡有效宽度应保持在1.2m以上，尽量达到1.5m以上。务必设置扶手，尽量在两侧都要设置。在斜坡路的起点与终点，分别设置1.5m宽的回转场所。在高差超过75cm的情况下，必须在每升高75cm以内设置回转场所。为了防止轮椅前轮下滑，有必要设置5cm高的突起线。在斜坡的上下两端分别设置提醒用的标志字线。

④台阶　要使义足使用者和半身不遂者上下台阶容易；对于不易打滑的台阶，可以采用折线台阶或者直线台阶。直线台阶要设置活动场所；宽度大于1.5m，台阶高10~15cm，踏面为30~40cm；设置扶手。尽量在两侧都要设置；为了防止拐杖先端滑落，设置5cm高的突起线；在台阶的上下两端，台阶前面30cm处，铺设30~60cm的提醒用的字线砖；照明不能有死角、不能使用对交通造成障碍的亮度。

⑤扶手　高度75~80cm。儿童利用较多的情况下，设置75~85cm与60~65cm的双层扶手；扶手直径32~40mm。与墙壁的间隔50mm；在台阶以及斜坡的上端和下端，扶手要有大于45cm的水平延长；扶手末端，朝向墙面或向下方弯曲；扶手要使用具有耐久性的材料，并且呈现易于把握的形状。

⑥侧沟盖　排水沟等的侧沟盖应与路面无高差（处于同一水平面）；沟盖的缝隙间距为12.5mm或15mm，尽量不要夹住拐杖先端和轮椅的小轮。

⑦入口　尽量减小高差，以步行道、车行道分离为原则；通路宽度在1.2m以上的，宽度尽量在1.8m以上。

⑧停车场　停车场设置在出入口附近、容易利用的场所；轮椅使用者的停车空间要宽3.3cm，深5m以上；坡度应为小于1/50的水平面，不能有高差；停车间距应为90~120cm。

11.7.9 医院、养老院花园设计要点

对于患者，医院、养老院在作为治疗、疗养场所的同时，还是生活的场所。考虑到患者的类型，除了室外，还要在露台、室内摆设植物，营造绿色并且能够成为治愈环境的空间。同时，还要考虑到探望亲朋、护理者、工作人员等的利用。

医院、老人健康设施的室外空间规划设计要点如下：

——室外空间作为无障碍设计，能够供患者与工作人员利用；
——安全，注意防止摔倒和滑倒等；
——在确保隐私的同时，能够使患者眺望外部空间；
——医院工作人员的休息空间不能被患者轻易看到；
——尽量使室外空间与饮食空间相邻接，并在儿童病房附近配置游憩区域；
——除了病房之外，在前台、社交室、餐厅等处尽量安置开放窗户，从室内可以观赏到室外的自然景观；
——出入口要明显，从各个方向都可以看到；
——道路的宽度、长度要适当，并有可以转换方向的空间；
——在散步道两侧，随处设置可供休憩的空间与坐凳；
——根据色彩心理，决定颜色和材质；
——指示图、标志规划要设置于易于明显位置；
——设置物品放置处、自来水管、洗手处、室外插头、室外照明等；
——设置作为安全对策和紧急使用的监视器和电话等；
——节约能源、资源，利用自然能源、生态材料，分类回收利用等，减少废弃物，与自然的共生，与地域环境的共生。

11.7.10 花粉症患者用花园设计要点

花粉是造成花粉敏感人群发病的诱导源，然而，不是所有植物花粉都能引起花粉症。具有致敏性的花粉有以下特点：风媒花、花小(直径 $10 \sim 100 \mu m$)、花粉量大、花粉质量轻。致敏花粉主要来自树、牧草(即禾本科植物)和杂草类植物。受到植物生长、成熟、花粉播散等条件的限制，目前已发现的致敏花粉植物有 100 余种，分布在约 40 个属(表 11-11)。

为了使该类患者也能安全地接受园艺治疗，在庭院设计及管理时应考虑以下几点：
①将流水设计在建筑物或座椅附近；
②将庭院整理干净，定期拔除杂草，不要让杂草开花；
③不种植果树，避免招致蜜蜂及蝴蝶；
④不种植产生大量花粉的植物，如柞树、赤杨、白桦或禾本科的草类等；
⑤在引种外来树种时，应注意不要形成新的过敏源，如火炬树花序大，产生花粉多，又是外来种类，而且自身的分泌物质也会引起过敏人群的不良反应，如果大面积种植，容易形成新的过敏源；
⑥采用恰当的植物配置方式。一些致敏植物，尽管容易产生致敏花粉，但其他方面

表 11-11　致敏花粉植物科属（引自汪永华，2005）

科　属	拉丁学名	科　属	拉丁学名	科　属	拉丁学名
蒿 属	Artemisia	枫杨属	Pterocarya	木麻黄属	Casuarina
藜 属	Chenopodium	大麻属	Cannabis	构树属	Broussonetia
高粱属	Sorghum	臭椿属	Ailanthus	车前属	Plantago
苋 属	Amaranthus	玉米属	Zea	榆 属	Ulmus
葎草属	Humulus	豚草属	Ambrosia	白千层属	Melaeluca
白蜡属	Fraxinus	蓖麻属	Ricinus	楝 属	Melia
冬青属	Ilex	山核桃属	Carya	胡颓子属	Elaegnus
女贞属	Logustrum	地肤属	Kochia	桑 属	Morus
槭树属	Acer	杨 属	Populus	柽柳属	Tamarix
桦木属	Betula	栎 属	Quercus	圆柏属	Sabina
芨芨草属	Achnatherum	悬铃木属	Platanus	棕榈属	Trachyearpus
柳 属	Salix	胡桃属	Juglans	侧柏属	Platycladus
栗 属	Castanea	柳杉属	Cryptomerica		
赤杨属	Alnus	桉 属	Eucalyptus		

具有较佳性能，在园林配置中也可以选用，但在配置方式上应作相应调整：栽植数量不宜过多，不宜栽植于人群活动中心主风向的上风口，栽植地宜与人群活动中心保持或间隔一定距离，或者中间设置隔离带（如乔木林带），尽量采用混交林的方式，以减轻污染的程度；

⑦加强现有致敏植物的管理，通过改变栽培密度和水肥条件，加强修枝，或将当年生的结果枝全部剪掉，减少现有的开花数量。

⑧在园艺活动时间上尽量避开引发过敏反应的花木开花时间，或在过敏源开花期间将活动安排在室内。

小　结

园艺疗法专类园规划设计是建设高品质园艺疗法实施空间的基础，是保障园艺疗法高标准与顺利实施的先决条件。本章首先从一般分类、综合分类两个方面归纳了园艺疗法专类园的类型、设计的目标与原则。其次，探讨了作为园艺疗法专类园的场地选择和构建、植物选择与种植设计、园路与设施以及各类园艺疗法专类园的设计要点。最后，以国外案例为主，说明了园艺疗法专类园的规划设计、构建与维护管理。

思考题

1. 园艺疗法专类园主要有哪些类型？
2. 了解园艺疗法专类园规划设计的目标与原则。
3. 解释园艺疗法专类园的三大功能分区。
4. 从哪些方面进行园艺疗法专类园的植物种类选择？
5. 了解园艺疗法专类园活动设施设计要点。
6. 掌握不同目的、不同服务对象的园艺疗法专类园设计要点。

附录一 部分果品的保健功能

1. 柑橘类

柑橘类中主要包括柑橘、柚、金柑等,其药用功效各有不同。

(1) 柑橘

柑橘果肉味甘、酸,性微热,有润肺健脾、止咳化痰、解酒等功效。橘皮性温、味辛、无毒、入肺脾二经,有健胃、祛痰、镇咳、平喘、祛风、利尿等功效。未成熟柑橘的果皮或青果称为青皮,有疏肝破气、散结化滞等功效。橘络味苦、性平,有化痰、通经等功效,含有较高的维生素P(卢丁),对防治高血压有较好的辅助效果。食疗方法如下:

① 老年性或慢性咳嗽、痰多 用鲜果(带皮)100g左右,剥出果皮和果肉,与冰糖20g,生姜5g,一起用水炖60~70min,果肉、果皮一道食用,每日1次。

② 肺气肿 用鲜果(带皮)20g,红枣10g,用水炖30min后食用,每日早晚各1次。

(2) 柚

柚果肉味甘、酸、性寒、无毒,具有健脾、止咳、解酒等功效。柚皮味辛、苦、甘、性温,有化痰、止咳、理气、止痛等功效。果核味苦,性温,可治疝痛。食疗方法如下:

① 咳嗽痰多 柚果肉100g,米(水)酒15g,蜂蜜25g,用水炖烂服用,每日1次。

② 小儿腹胀疼痛、消化不良的腹泻 柚皮糖20g或柚皮4g,水煎后喂服,每日3次。

③ 皮肤过敏、疹块或瘙痒 未成熟的柚果1个,连皮切碎,水煎外洗,每日3~5次。

(3) 金柑

金柑味辛、甘、微酸,性温,具有开胃通气、化痰止咳、解郁、醒酒等功效。金柑富含维生素P,具有软化血管,防治高血压和心脏病的功效,还具有扩张心血管之功效。

2. 荔枝、龙眼

(1) 荔枝

荔枝果肉味甘、酸,性温,无毒,具有止渴滋润、益气通神、滋养心血、养颜益智等功效。可解治疗毒、痘疹、泄泻等。荔枝核入肝肾二经,能散汗祛湿,是肝经血分的良药,可治一切因寒而致的疝疾、胃病、睾丸肿痛等症。食疗方法有如下:

① 病后体弱、贫血 每日食用鲜荔枝100~120g,连食10~25d,或荔枝和大枣各7粒,水煎服,每日1次。

② 疗毒 荔枝干肉3个、白梅3个,捣烂敷于患处出,可拔脓毒。

(2) 龙眼

龙眼果肉味甘,性平,无毒,入脾胃二经。为补血益心之佳果、益脾长智之药。龙眼益智强身在许多古籍中都有记载。《本经》上说:龙眼"久服强眼益智,聪明"。我国中医上用以治疗思虑过度、劳伤心脾、健忘失眠的著名药方"归脾汤",就是以龙眼肉为主的方剂。食疗方法有三:

① 神经衰弱、健忘、脑力衰退 每日早晚各服1汤匙龙眼膏。

② 虚劳 桂圆肉15g,白糖5g,蒸熟服,每日1次。此方在产妇临产前服用亦佳。

③ 神经性心悸 桂圆肉20g,白糖10g,水煎饮服,每日1次。

3. 苹果、梨、山楂

(1) 苹果

苹果味甘、酸、凉，性平，无毒。具有补心养气、润肺和胃、生津除烦、醒酒止泻等作用。适用于中焦气不足者。食疗方法有二：

①腹泻　苹果果肉100g，捣烂如泥食用，每日4次。

②低血糖　每次苹果两个，去皮核食用，每日4次，连服3日。

(2) 梨

梨果味甘、酸、凉，性微寒，无毒。具有生津润肺、清热化痰、解毒降压等功效。一般认为生梨化痰止咳，熟梨滋阴养肺。可治热病、烦渴、热咳、便秘、惊狂等症。食疗方法有二：

①支气管炎、热咳　鲜梨200g，切小块，加冰糖40g(也可再加蜂蜜50ml)，用水炖，每日睡前食用。

②慢性咽喉炎　大梨1只，挖去果心，装入川贝末2~3g，加冰糖15g，同煮后食用，每日2次。

(3) 山楂

山楂果主要供健脾消积、化痞祛痰之用；著名成药焦三仙(焦山楂、焦神曲、焦麦芽)中，焦山楂是一仙。现代医学认为，山楂含有丰富的黄酮类物质，对多种心血管病有治疗和保健功能；含有壮荆素，具有抗癌作用。食疗方法有二：

①食积不化、腹胀、腹痛　山楂鲜果2~3个，捣烂，榨汁服，每日两次。

②急慢性胃炎、肠炎引起的腹泻　用焦山楂研末6~9g，开水送服。

此外，食用鲜山楂或山楂煎汤服用对高血压、高血脂、冠心病、心绞痛、心动过速和风热感冒等症都有一定的疗效。

4. 杧果、杨梅、余甘

(1) 杧果

杧果味甘、酸、凉，性平，无毒，具有益胃、解渴、利尿、止晕、止呕等功效。杧果核味甘、苦，性平，能行止痛。富含纤维素而对结肠癌等有较好的预防作用。食疗方法有二：

①音哑　杧果连皮水煎，代茶频饮。

②多发性疣、皮炎、湿疹　取100~150g重的杧果1个，削取果肉食用，果皮水煎，洗患处，每日2~3次。

此外，对于因食物中缺少纤维素而造成的疾病(现代病)，如结肠癌等有较好的预防作用。

(2) 杨梅

杨梅味酸、甘，性平，物毒，具有止咳生津、消暑解酒、助消化、治霍乱之功效。果核可治脚气；根可止血理气，治下痢出血；杨梅树皮泡酒，搽之，对跌打损伤、红肿疼痛有疗效。食疗方法有三：

①小便不利、有灼痛感　鲜杨梅果60~80g，捣烂，加凉开水，调匀滤汁饮，每日3次。

②口干舌燥、低热烦渴　生食鲜杨梅果50~60g，每日3次。

③夏季痧症、腹痛吐泻　食用泡酒杨梅2~3个，每日2~3次。

(3) 余甘

余甘果味甘、凉、微涩，性平，具有降低血压、防治肝胆病等功效。现代医药研究表明，余甘除了有以上的作用外，还具有抗衰老和抗癌等作用。食疗方法有三：

①维生素缺乏　每日食用余甘鲜果10~20个。

②消化不良、积食　饮余甘露30ml，每日2次；或食用鲜余甘或腌余甘数个。

③肠炎、胃痛　余甘根20~40g，切碎水煎服，每日3次。

5. 桃、李、梅

(1) 桃

桃果味甘、酸、辛，性温，有微毒，具有生津、润肠、活血、清积、敛肺、敛汗等作用。桃仁味苦、甘，性平，有小毒，具有活血、润肠等作用。桃仁作用似杏仁，但杏仁用于上焦，主治上半身病，以行气、水为主；桃仁用于下焦，主治下半身病，以行血为主。食疗方法如下：

①虚劳喘咳　鲜桃300g，去皮核，加冰糖30g，用水炖服，每日1次。
②白发增多　桃仁20g，水浸3昼夜，取出去皮、去尖，白糖30g加水在锅中加热溶化，倒入桃仁中混匀，冷却后食用，每日2次，连服两个月可见效。

此外，桃仁还可治许多妇科疾病；桃花可治积滞；桃枝可治心腹痛；桃根可治风湿；桃树胶可治石淋、血淋等症。

(2) 李

李果味甘酸，性平，有清肝涤热、生津利水、治虚劳骨蒸、治腹水等功能。李的种仁性味甘、苦、平，能润肠通便、利尿消肿，可用于大便秘结、小便不利、痰饮咳嗽。食疗方法如下：
①消化不良、牙龈出血　鲜果1~2个，早晚各服1次。
②虚劳骨蒸　鲜李果适量捣烂，绞汁冷服，每次服25ml，每日3次。

(3) 梅

鲜梅果有生津、止咳、杀菌、解毒、净化血液、增强肝功能及抑制多种肿瘤。梅汁可治肠炎和痢疾。梅花有开胃散郁、生津安神之功效。乌梅味酸涩，性平，可治肺气、躁咳、伤寒、下痢、蛔虫、虚劳、酒毒、反胃噎嗝等疾病。乌梅对多种肠内细菌有抑制作用，对血痢有明显的疗效。食疗方法如下：
①急性胃肠炎　鲜梅适量，去核捣烂取汁，文火煎成胶状，每次3~5ml，每日3次，饭前服用。
②暑热繁咳、不思饮食　梅果1~2个，加白糖，开水冲服。
③蛔虫、涤虫、钩虫　乌梅15~30g，加水500ml，煎成120ml，早晨空腹一次服完；二煎在午饭前一次服下。

6. 杏、樱桃、枣

(1) 杏

杏果味甘酸，性平。具有润肺定喘、止咳生津等功能。甜杏仁味辛、甘，性温。具有润肠、止咳、补气等功能。苦杏仁味辛、苦，性温，有毒，具有止咳、平喘、润肠等功能。现代医学研究认为，杏果含有维生素B_{17}，具有较强的防癌作用。食疗方法如下：
①咽干烦渴　鲜果或杏干2~3个，每日早晚各服1次。
②体质虚弱、怕冷、全身无力　甜杏仁5~10粒，去皮嚼服，每日早起1次，日久可见效。

(2) 樱桃

樱桃果实性味甘、温，无毒，具有益气、祛风湿、透疹、解毒等功效。可治疗瘫痪、四肢不仁、风湿腰痛、冻疮。樱桃核味苦、辛，性平。透疹、解毒。食疗方法如下：
①烫烧伤　鲜樱桃汁，用棉花频涂患处，能止痛、防止起泡化脓。每日多次；把樱桃果贮储于瓷瓶内，7~10d后即化成樱桃水，将这水涂于患处，对烫烧伤、冻疮有良效。
②未溃冻疮　将樱桃浸入烧酒中，外擦患处，每日多次，可缓解冻疮。

(3) 枣

枣味甘，性温，无毒，有润心肺、止咳、补五脏、治劳损、除肠胃癖气等功效。以黑枣、南枣养血补中作用较好；红枣性温，补养力较薄，一般少入补剂；蜜枣味清长而厚爽，滋润解毒较好。枣果甘温，是常用的调补脾胃的药物。近年来，临床上用大枣治疗非血小板减少性紫癜，效果较好。枣果能和百药，降低药物的毒性和刺激性，减少副作用。食疗方法如下：
①过敏性紫癜　鲜食大枣10~15粒（或红枣15粒，水煎服），每日3次。
②病后体虚、饮食减少　红枣10粒，党参10g，用水炖，水代茶饮。

此外，枣的药用很广。枣还能和其他药配伍，用于治疗遗尿、痔疮、月经不调、慢性肾炎、神经衰弱、肺燥咳嗽、小儿湿疹、急性乳腺炎、头晕、血虚心悸等疾病。

7. 核桃、银杏、石榴

(1) 核桃

核桃仁味甘，性温，具有补肾固精、补气养血、润燥化痰、温肺润肠等功能。现代医学认为，核桃仁对肾虚腰痛、病后虚症、阳痿遗精、神经衰弱有辅助疗效。食疗方法如下：

①神经衰弱　每日早晚各食核桃两个；或核桃仁10g，黑芝麻10g，桑叶60g，共捣成泥状，加适量糖，临睡前服。

②肾虚、耳鸣、遗精　核桃仁10g，五味子4.5g，鲜蜂蜜5g，临睡前加水炖服。

③肾虚尿频　核桃数个，煨熟，剥壳取仁30g，温热米酒30g，临睡前送服，连服5日。

(2) 银杏

银杏又称白果树，其味甘、苦涩、性平，有毒，有化痰、止咳、补肺、通经、利尿等功能。现代医学认为银杏含有银杏酸、氢化白果酸、氢化白果亚酸和银杏醇等。银杏叶制剂对冠心病、心绞痛、脑血管疾病有一定的疗效。银杏在清除自由基方面的效率比维生素E还要高。食疗方法如下：

①气管炎、喘咳痰多　白果仁20克，加水煮熟，放冰糖或加蜜，连汤服，每日1次。

②肺结核　取白果用菜油浸一年以上，每次服两粒，每日两次，疗效佳。

③蛲虫　生白果数个，捣烂成糊，敷肛门上，每晚1次，连用5~7d。

(3) 石榴

石榴果性味微甘、酸涩，无毒，有虚寒久咳、下血崩带、涤虫病、久泻脱肛等功能。现代医学认为石榴皮是强力的治痢药，并对伤寒、结核、绿脓杆菌和各种皮肤真菌有抑制作用。石榴汁有助消化、软化血管、降血脂、降血糖和降低胆固醇等多种功能，可防止冠心病、高血压。石榴中含有延缓衰老、预防动脉粥样硬化和减缓癌变进程的高水平抗氧化剂（类黄酮）。预防和治疗动脉硬化引起的心脏病方面，石榴汁比红葡萄酒更佳。

8. 枇杷、番木瓜、香蕉

(1) 枇杷

枇杷果实味甘酸、凉，性平，具有清热、润肺、止咳、祛痰、润燥、涤烦、和胃、止渴、下气、止吐逆等功效，是润肺、止咳、健胃、清热的良药。枇杷叶味苦，性微寒，具有清热止咳、降逆和胃的功效。枇杷叶中所含的扁桃甙即氰酸苷，经人体吸收后可分解成氰酸和苯甲醛，这两种物质均有抗癌和止痛的作用。食疗方法如下：

①急慢性咽喉炎　枇杷鲜果100g，去皮核，加冰糖15g，用水炖25min，饮汤食肉。每日早晚各1次，连服5日。

②咳嗽初起　在枇杷叶中加麻黄8g，可使气管松弛，咳嗽便能减轻。

③肺热咳嗽　将枇杷去皮，生食，每日10~15个，分2~3次吃完。

(2) 番木瓜

番木瓜味甘，性平，无毒。具有主利气、散滞血、疗心痛、解热郁、治手脚麻痹和烂手烂脚等功效。现代研究认为，番木瓜所含的番木瓜碱具有抗肿瘤作用，对淋巴性白血病细胞有强烈抗癌活性。食疗方法如下：

①婴儿湿疹　未熟番木瓜1个，研成细粉，撒布患处，每日2~3次，能消炎收敛。

②驱涤虫、蛔虫　未熟番木瓜干粉，每次10g，早晚空腹服。

(3) 香蕉

香蕉果实味甘，性寒，具有清热解毒、利尿通便、凉血安胎等功效。对老年性便秘、痔疮便血、小儿食积尤为佳品。现代医学认为香蕉具有辅助降压的作用。食疗方法如下：

①便秘　食用成熟的鲜香蕉1~2个，早晚各1次。

②高血压　每次食用1~2个香蕉，每日3次，连服20~30d，有一定的疗效；或香蕉梗25g，白菜根1个，加冰糖15g，水煎汤服，每日2次。

9. 葡萄、中华猕猴桃

(1) 葡萄

葡萄味甘酸,性平,无毒,有补五脏、解表透疹、益气补血、健胃利尿、利筋骨、安胎等功效。葡萄藤有清热祛湿的作用,还有抗癌的作用,常用于治疗食道癌、乳腺癌及淋巴肉瘤等。葡萄酒有开窍苏醒之功,是我国民间常用的虚脱急救药。食疗方法如下:

①麻疹不退 葡萄干 30g,水煎服;另用葡萄藤、叶煎水洗身。

②营养不良性水肿 葡萄干 30g,生姜皮 15g,水煎服,每日 2 次。

③病后体虚 葡萄干 30g 或葡萄酒 30g,早晚各服 1 次,30d 为一个疗程。

(2) 中华猕猴桃

中华猕猴桃果实味酸、甘,性寒,无毒,具有清热生津、健脾、止泻、通淋等功效。中华猕猴桃根、藤及叶可清热利水、散瘀止血。有研究表明,中华猕猴桃果汁能有效阻断致癌性亚硝基吗啉含量,阻断率达 98.5%(维生素 C 溶液仅 50% 左右)。因此,对食道癌、胃癌等有良好的疗效。食疗方法如下:

①维生素 C 缺乏者、暑热咽干者 可食用中华猕猴桃鲜果 60~80g,每日早晚各 1 次。

②胃热干呕 猕猴桃鲜果 70~80g,生姜 5g,共捣烂,榨汁饮服,每日 3 次。

10. 无花果、柿

(1) 无花果

无花果果实味甘,性平,具有健脾止泻、消肿解毒、活血化瘀、明目、治痔疮等功效。叶含有治疗白癜风的物质,还可治肿毒、心痛。根可治筋骨疼痛、痔疮、瘰疬。在维吾尔族的药方中记载了 70 余种病的药方需用无花果入药。现代医学研究认为,无花果是目前发现的少数具有抗癌药理的,并在临床证实有明显抗癌作用的果品。食疗方法如下:

①消化不良、不思饮食 鲜果 1~2 个,早晚各服 1 次。

②胃弱,消化不良 干果切成小块,炒至半焦,加少量糖,开水冲泡代茶饮,每日数次。

③阴虚咳嗽、干咳无痰、咽喉痛 鲜果 1~2 个,蜜枣两个,用水炖烂服,每日 2~3 次。

(2) 柿

柿果味甘涩,性寒,无毒,具有润心肺、补虚、清热、健脾、止渴、涩肠、化痰、解酒毒、治吐血等功能。

柿饼味甘,性平,健脾补胃、杀疳疗疾、止痔血、治吐血。柿饼烧熟食之止泻、止痢;生食之可治便秘、痔疮出血。柿霜,别名干柿白霜、柿霜饼、柿花霜,味甘,性寒,归心、肺、胃、肝经,可清热润燥、化痰,治咳嗽、喉痛、口疮、口角炎。食疗方法如下:

①胃痛、胃热 鲜果 1 个,去皮吃,每日 2 次。

②高血压、甲状腺肿大 半熟鲜果,捣烂取汁 100ml,温开水冲服,每日两次。

③恶心呕吐 柿饼两个,切碎拌入粳米中蒸熟吃,每日 3 次,连服 2d;或柿饼捣烂如泥,每次 9g 开水冲服,每日 3 次。

附录二 部分蔬菜的保健功能

(一) 根菜类蔬菜的保健功能

1. 萝卜

别名莱菔、芦菔,以变态肉质根为食用器官。萝卜味辛、甘,性温,无毒。萝卜的食用方法因其种类不同而异,青萝卜以鲜食为主,可以生食或凉拌,也可作为其他蔬菜的配菜;红萝卜以熟食和做馅为主;白萝卜以熟食和加工为主。

萝卜中含有淀粉酶、芥辣油和莱菔子素等物质,具有很强的保健功效。

(1) 萝卜的保健作用

①开胃消食、减肥　萝卜中含有大量的淀粉酶，可以水解碳水化合物，所以饭后食用萝卜有消食开胃、防止发胖的作用；同时萝卜中含有的辛辣物质——芥辣油，可有力地促进人体内脂肪的新陈代谢，增加肠胃的蠕动，减少脂肪在人体内的积累，帮助消化，有利于减肥。

②防癌、抗癌　医院里经常使用一种叫"干扰素"的药物来治疗癌症，其为人体自身白细胞所产生的一种糖蛋白，在人体内具有抑制癌细胞快速分裂的作用。虽然人体自身能形成"干扰素"，但产生的量很少，不能满足防癌、抗癌的要求。1996年我国科学家研究发现，萝卜中含有一种活性物质"干扰素诱生剂"，它能够刺激细胞产生干扰素，对胃癌、食管癌、鼻咽癌和宫颈癌等细胞的分裂有明显的抑制作用。"干扰素诱生剂"的有效成分是双链核糖核酸，其耐热性较差，遇热易分解，故只有生吃萝卜才能使这种有效成分释放出来。所以生吃萝卜才能起到防癌、抗癌的作用。

③生津止渴、清热化痰　萝卜中含有较多的水分，食用后可以增加人体内的水分，增加口腔中唾液的分泌量，达到生津止渴的作用。萝卜中含有的芥辣油不仅可帮助消化，而且可消除人体内热，具有清热化痰的作用。

④免疫调节作用　萝卜中含有木质素，它可以提高机体的免疫功能，提高杀伤细胞的活力。

(2) 萝卜的食疗方法

①治糖尿病　把新鲜的红萝卜择洗干净后，捣烂取汁，直接饮用，每日早晚各服100ml，连服1个月后，可明显减轻病症，此法对血糖、尿糖均有明显的调节作用。

②治小儿积食　取绿萝卜种子100g，炒熟研末，每次吃饭时加入粥中食用，可很好地治疗小儿消化不良、积食等症。

③治扁平疣　把新鲜萝卜500g，洗净，切成细丝，用纱布包裹，压榨取汁，每日早晚各服1次，每次150ml，同时用棉花蘸取新鲜萝卜汁涂搽患处，每日4~5次，2~3周即可痊愈。

④防癌　每天食用新鲜的绿萝卜，食用量为100~150g，食后半小时不要吃其他的东西。

2. 胡萝卜

别名红萝卜、黄萝卜等。胡萝卜味甘，性平。其中含丰富的胡萝卜素，据测定每100g新鲜产品中含1.67~12.1mg胡萝卜素，含量是番茄的6~8倍，食用后经肠胃消化分解成维生素A，所以胡萝卜是营养价值较高的蔬菜，具有较高的保健功效。

(1) 胡萝卜的保健作用

①保护视力、补充人体营养　胡萝卜中胡萝卜素和其他维生素的含量较高，经常食用能补充人体所需的维生素A和其他维生素，有利于人体的健康。胡萝卜中的胡萝卜素经食用后转换成的维生素A，可调节视网膜感光物质——视紫的合成，能提高熬夜者对昏暗光线的适应力，防止视觉疲劳，对于经常熬夜者可防止视力减弱，有利健康。

②调节血糖　从胡萝卜中提取的一种营养物质，经实验证明有明显降低血糖的作用，所以常吃胡萝卜可起到调节血糖、预防糖尿病的作用。

③防病、治病　胡萝卜对老年人的食欲不振或消化不良、皮肤干燥症、夜盲症、高血压、糖尿病等病症有一定的辅助疗效。另据美国科学家的最新研究证实，每天吃两根胡萝卜，可使血液中胆固醇降低10%~20%；每天吃3根胡萝卜，有助于预防心脏疾病和肿瘤等病症。

(2) 胡萝卜的食疗方法

①夜盲症　取胡萝卜250g，猪肝120g，各切成薄片，加水煎煮，待猪肝熟时加入生姜、食盐、香油少许调味，食胡萝卜和猪肝，喝汤，1周见效。

②治麻疹　取鲜胡萝卜200g，香菜150g，荸荠100g，加适量水煎熬20min，煎成约500ml的剂量，1d内服完，7d为1个疗程，2~3个疗程即可见效。

③治高血压　把胡萝卜切成丝，捣烂后放纱布中取汁，直接服用，每次服用90g，每天服2~3次，1周

即见效。

3. 甘薯

别名山芋、红薯、白薯等。甘薯味甘，性平，食用器官为块根。甘薯中碳水化合物含量较多，脂肪含量较少。另外含有丰富的β胡萝卜素，能为人体提供大量的维生素A。此外，甘薯还是钾的极佳来源。

(1) 甘薯的保健作用

①防癌抗癌　甘薯是防癌抗癌作用最强的一种蔬菜，因为在甘薯中含有一种抗癌物质，并具有消除活性氧的作用，而活性氧是诱发癌症的原因之一，所以甘薯有抑制癌细胞发生的作用。

②润肠通便　甘薯蒸煮后，部分淀粉发生变化，与生食相比可增加40%左右的食物纤维，能有效地刺激肠道的蠕动，起到润肠通便的作用。据记载，清朝乾隆皇帝晚年患老年性便秘，食用甘薯而得以缓解。

③调节酸碱、防止动脉硬化　甘薯是一种生理碱性食物，和酸性物质产生中和作用，对调节人体酸碱平衡、维持健康有着积极作用。甘薯中含有一种黏蛋白的特殊成分，它能维持人体心血管壁的弹性，防止动脉发生硬化，并可使皮下脂肪减少，防止肝肾中结缔组织萎缩，预防胶原病的发生。还可对呼吸、消化道、关节腔、浆膜腔起到良好的润滑作用。

④美容、减肥　红薯可抑制人体黑色素的产生，起到防止雀斑、蝴蝶斑和老年斑出现的可能，同时也能抑制肌肤老化，保持肌肤的弹性，延缓人体衰老。甘薯中含有丰富的胶原纤维素，有阻碍体内剩余的碳水化合物转变为脂肪的特殊作用，加上胶原纤维与胆汁结合后，能降低血清胆固醇，逐步促进体内脂肪的消除，所以甘薯是减肥膳食中的佳品。

(2) 甘薯的食疗方法

①便秘、大便带血　新鲜甘薯250g洗净，切成块，与粳米100g，加水共煮成粥，加适量白糖，煮沸即可。对夜盲症、黄疸等病也有一定的疗效。

②血痢　用甘薯粉加蜂蜜调服，每日早晚各1次，痊愈为好。

③毒蛇、毒虫咬伤　将甘薯叶捣烂，加适量红糖外敷，干后更换。

4. 根用芥菜

别名大头菜、疙瘩头等。根用芥菜味辛，性温，以肉质根供食用。根用芥菜质地紧密，水分少，纤维多，有强烈的芥辣味并稍带苦味。特别是它含有一种硫代葡萄糖苷的物质，水解后能产生挥发性芥子油，具有很好的开胃消食的功效。

(1) 根用芥菜的保健作用

①开胃消食　根用芥菜中含有硫代葡萄糖苷，经水解后能产生挥发性芥子油，具有增强食欲，开胃消食的功效。同时它还含有一种特殊的鲜香气味，能增进食欲，帮助消化。

②解毒抗癌　根用芥菜中含有丰富的食物纤维，可促进结肠蠕动，缩短粪便在结肠中的停留时间，防止便秘，并通过稀释毒素，降低致癌因子浓度，从而发挥解毒防癌的作用。经常食用对一些肠道癌症有很好的疗效。

③其他　根用芥菜含营养较高，特别是含维生素较高，有增强人体健康、醒脑提神、宣肺豁痰、温中利气的功效，可治寒饮内盛、咳嗽痰滞、胸膈满闷等病症。根用芥菜还具有清热解毒、抗菌消肿的作用，能抗感染和预防疾病的发生，抑制细菌毒素的毒性，促进伤口愈合。能利尿除湿，促进机体水、电解质平衡。因其性热，故还可温脾暖胃。

(2) 根用芥菜的食疗方法

①治头昏目暗、耳目失聪　取根用芥菜100g，切片，与50g粳米同煮粥，每天早晨服用。

②急性乳腺炎、发热、恶寒　根用芥菜根叶200g，捣烂和盐外敷，热即换，2~3次/d。

(二) 茎菜类蔬菜的保健功能

1. 马铃薯

别名土豆、地蛋等。马铃薯味甘，性平寒，食用器官为地下块茎。马铃薯中所含有的蛋白质是完全蛋白质，赖氨酸的含量最高。含有脂肪很少，用它作为主食含有极低的热量，所以是肥胖者理想的减肥食物。

(1) 马铃薯的保健作用

① 和中养胃、宽肠通便　马铃薯所含少量龙葵素，能减少胃液分泌，缓解痉挛，对胃痛有一定的治疗作用。马铃薯含有大量纤维，能宽肠通便，帮助人体及时排泄毒素，防止便秘，预防肠道疾病的发生。马铃薯只含有 0.1% 的脂肪，是所有充饥食物望尘莫及的，所以食用马铃薯可以减少脂肪的摄入，使多余脂肪渐渐代谢掉，达到减肥的作用。

② 降糖降脂、美容养颜　马铃薯能供给人体大量有特殊保护作用的黏蛋白，可保持消化道、呼吸道以及关节腔、浆膜腔的润滑，预防心血管系统的脂肪沉积，保持血管的弹性，有利于预防动脉硬化的发生。马铃薯也是一种碱性蔬菜，有利于体内酸碱平衡，中和体内代谢后产生的酸性物质，所以有极佳的美容养颜、抗衰老作用。

③ 补充营养、利水消肿　马铃薯含丰富的维生素及钙、钾等微量元素，且易于消化吸收，是欧美国家的主要食品。马铃薯所含的钾能取代体内的钠，而使钠排出体外，有利于高血压和肾炎水肿患者的康复。需要注意的是彩色马铃薯的营养更丰富一些。

(2) 马铃薯的食疗方法

① 皮肤湿疹　马铃薯洗净，切细，捣烂如泥，敷患处，用纱布包扎，每天换药 4~6 次，1~2 次后患部即明显好转，2~3d 后大都消退。

② 十二指肠溃疡疼痛　新鲜马铃薯，洗净（不去皮），切碎，捣烂，用纱布包好挤汁，每日早晨空腹服 1~2 匙，酌加蜂蜜适量，连服 2~3 周。服药期间禁忌刺激性食物。

③ 胃痛　鲜马铃薯 100g，生姜 10g，鲜橘汁 30ml。将鲜马铃薯、生姜榨汁，加鲜橘汁 30ml 调匀，将杯放热水中烫温。每日服 30ml，分 3 次服。

2. 姜

别名生姜、黄姜。姜味辛，性微温，以地下肉质根茎为食用器官。姜中因含有较多的挥发油、姜辣素及树脂、淀粉等而具有特殊的芳香，是烹调菜肴必不可少的作料，它具有把自身特有的辛辣芳香油溶于菜肴之中，使菜肴更加鲜香可口，增进食欲的功能。但要注意食用不要过量，否则由于姜中所含有的辛辣素等成分，经过消化道吸收后，会引起口干、咽喉痛、便秘等症状。

(1) 姜的保健作用

① 解热镇痛　生姜中所含有的特殊物质能刺激胃黏膜，引起血液运动中枢及交感神经的反射性兴奋，促进血液循环，振奋胃功能，达到健胃、止痛、发汗、解热的作用，并对风寒感冒有良好的治疗作用。

② 助消化、止呕吐　姜的挥发油能增强胃液的分泌和肠壁的蠕动，从而帮助消化，且姜中含有的姜烯、姜酮的混合物有明显的止呕吐作用。

③ 抑制癌肿　生姜有抑制癌细胞活性、降低癌细胞的毒害的作用。根据研究表明生姜水提取液对子宫颈癌细胞有明显的抑制作用，抑制率高达 90% 以上。

④ 改善睡眠　姜中含有的松果体素可起到诱导睡眠的作用。据测定，在每克姜中含有 0.58mg 的松果体素，食用姜后可增加人体内松果体素的含量，达到改善睡眠的作用，所以姜是失眠患者的食疗佳品。

⑤ 抑菌杀虫、安全度夏　"冬吃萝卜夏吃姜、不劳医生开药方"，这句话表明了夏天食姜对人体健康的重要性。夏日，人体受暑热侵袭，出汗过多，消化液分泌减少，而生姜中的姜辣素却能刺激舌头上的味觉神经和刺激胃黏膜上的感受器，通过神经反射促使胃肠道充血，增强胃肠蠕动和促进消化液的分泌，使消化功能增强。同时生姜还能刺激小肠，使肠黏膜的吸收功能增强，从而起到开胃健脾、促进消化、增进食欲的作用。

夏天，人们喜欢生食一些瓜果蔬菜和生冷食品，这些食物不仅刺激肠胃，也易感染病菌虫卵，若不慎食入，便会引起恶心、呕吐、腹痛、腹泻等病症，甚至会威胁生命。而生姜中所含的挥发油有杀菌解毒作用，故可避免病菌对人体的危害，使人们安全过夏。再有，夏日里人们食用过多的冷制品时，易导致脾胃虚寒，出现腹痛、腹泻等症状。而生姜中含有的姜辣素能够刺激心脏和血管，有温中、散寒、止痛的作用，可避免上述现象的发生。

（2）姜的食疗方法

①风寒感冒　生姜芥菜汤的制作。取鲜芥菜500g，洗净切段，生姜10g，切片，把两者放入沙锅中，加清水4碗煮至2碗，放少许盐调味，1d内分2次服饮。

②急性喉炎　生姜50g，白萝卜100g，分别洗净，切碎，用洁净纱布绞汁，二液混匀，每日3次饮用。

③急性细菌性痢疾　鲜生姜45g，红糖30g，捣为糊状，每日分3次服用，7d为1个疗程。

3. 莲藕

别名莲、水芙蓉等。莲藕味甘，性寒，食用器官为肥嫩的根茎。莲藕是人们较喜欢的一种水生蔬菜，其营养丰富，特别是含碳水化合物较多。另外莲藕中含有棉子糖、水苏糖、果糖、蔗糖和多酚类化合物等物质，是不可多得的保健食品。

1）莲藕的保健作用

①清热凉血、调中开胃　中医认为，生藕性寒，甘凉入胃，可消淤凉血，清烦热，止呕渴。适用于烦渴、咯血等症。妇女产后忌食生冷，唯独不忌藕，就是因为藕有很好的消淤作用，故民间有"新采嫩藕胜太医"之说。熟藕，其性也由凉变温，有养胃滋阴、健脾益气的功效，是一种很好的食补佳品。用藕加工制成的藕粉，既富营养，又易于消化，有养血止血、调中开胃之功效。

②益血生肌　莲藕的营养价值很高，富含铁、钙等微量元素，植物蛋白质、维生素以及淀粉含量也很丰富，有明显的补益气血、增强人体免疫力作用。

③止血散淤　莲藕含大量的单宁酸，有收缩血管作用，可用来止血。藕还能凉血散血，中医认为其止血而不留淤，是热病血症的食疗佳品。在平时食用藕时，人们往往除去藕节不用，其实藕节是止血良药，其味甘、涩、性平，含有大量的单宁酸，有收缩血管作用，专治各种出血，如吐血、便血、子宫出血等症。民间常用藕节捣碎加适量红糖煎服，用于止血。

（2）莲藕的食疗方法

①烦渴不止　生藕适量，捣烂绞汁放入杯中，放入适量蜂蜜，搅拌调匀，分2次服。

②虚劳失血、便血　藕米糕。取藕粉、糯米粉、白糖各250g，用清水适量把用料揉成面团样，放入容器内压平，蒸熟即可，随量食用或分几次用油略煎食。

③尿路感染、尿血　鲜荷叶汁250ml，葡萄汁250ml，生地200g。将生地洗净浸泡发透，再加热煎煮，每20min取煎液1次，共3次，合并煎液，以小火煎熬浓缩至较黏稠时，掺入藕汁、葡萄汁继续熬成膏状，加入等量的蜂蜜，至沸停火，待冷却后装瓶备用，每次1汤匙，沸水冲饮，每日两次。

4. 竹笋

别名笋、竹芽、竹胎等。竹笋味甘，性微寒，以肥嫩幼芽为食用器官。竹笋含丰富营养，特别是蛋白质含量较多，人体必需的赖氨酸、色氨酸、苏氨酸，以及在蛋白质代谢过程中占有重要地位的谷氨酸和有维持蛋白质构型作用的胱氨酸，都有一定的含量，为优良的保健蔬菜。

（1）竹笋的保健作用

①通肠排便、减肥养生　竹笋甘寒通利，其所含有的植物纤维可以增加肠道水分的潴留量，促进胃肠蠕动，降低肠内压力，减少粪区黏度，使粪便变软利于排出，对治疗便秘，预防肠癌很有效。竹笋含脂肪、淀粉很少，属天然低脂、低热量食品，是肥胖者减肥的佳品。养生学家认为，竹林丛生之地的人们多长寿，且极少患高血压，这与经常吃竹笋有一定关系。

②降糖降脂　竹笋富含植物纤维，具有低脂肪、低糖、多纤维的特点，可降低体内多余脂肪，消痰化淤滞，可以治疗高血压、高血脂、高血糖症，且对消化道癌肿及乳腺癌有一定的预防作用。

③祛病、提高免疫力　竹笋在药用上具有清热化痰、益气和胃、利水道、利膈爽胃等功效。尤其是江浙民间以虫蛀之笋供药用，名"虫笋"，为有效之利尿药，适用于水肿、腹水、足肿、急性肾炎、糖尿病等病

症。竹笋中植物蛋白、维生素及微量元素的含量均很高，有助于增强人体的免疫功能，提高防病抗病能力。

(2) 竹笋的食疗方法

① 治热痰咳嗽、胸膈不利　竹笋 100~200g，煮熟，加生姜、醋等拌食，每日 2 次。

② 治胃热烦渴　竹笋 250g，煮烂后食用，每日 2 次。

③ 久泻、久痢、脱肛　鲜竹笋 50g，粳米 100g，煮粥常食。

5. 莴笋

别名莴苣笋、青笋等。莴笋味苦，性冷，以肉质嫩茎供食用。莴笋含钾量较高，有利于促进排尿，可减少对心房的压力，这对高血压和心脏病患者极为有益。莴笋还具有镇静作用，经常食用有助于消除紧张，帮助睡眠。需要注意的是莴笋中的某种物质对视神经有刺激作用，因此，有眼疾特别是夜盲症的人不宜多食。

(1) 莴笋的保健作用

① 开通疏利、消积下气　莴笋味道清新且略带苦味，可刺激消化酶分泌，增进食欲。其乳状浆液，可增强胃液的分泌和胆汁的分泌，从而促进各消化器官的功能。对消化功能减弱、消化道中酸性降低和便秘的病人尤其有利。

② 利尿通乳　莴笋有利于体内的水电解质平衡，促进排尿和乳汁的分泌。对高血压、水肿、心脏病人有很好的食疗作用。

③ 强壮人体、防癌抗癌　莴笋含有多种维生素和矿物质，具有调节神经系统功能的作用，其所含有机化合物中富含人体可吸收的铁元素，有利于缺铁性贫血病人的康复。莴笋的提取物对癌细胞的抑制率达 90%，故是极佳的防癌抗癌食品。

④ 宽肠通便　莴笋含有大量纤维素，能促进肠壁蠕动，通利消化道，帮助大便排泄，可用于治疗各种便秘。

⑤ 安神催眠　莴笋的茎、叶里含有一种乳白色的浆汁，有特殊香味，味甘而微苦，中医将它入药，称为"莴亚片"。这种浆液无毒，具有镇静作用。神经衰弱经常失眠者，常喝一些莴笋的汁液，即可以消除失眠的困扰。所以莴笋有良好的安眠作用。

(2) 莴笋的食疗方法

① 小便不下、尿血　取适量莴笋，洗净后捣成泥，做成饼状贴在肚脐上。

② 母乳不足　去皮莴笋 250g，切成细丝，放入碗中，加盐 10g，腌制 15min，挤出水分。另取海蜇皮 200g，泡入清水中，洗去泥沙后捞起切成细丝，与莴笋丝同拌，加盐、味精调味。麻油、葱加热煸香后浇在上面即可食用。

③ 皮肤瘙痒　用 1~2 片莴笋叶，放在锅里水煮，水开后约 3min 关火，待所煮的水降至适当温度，用来擦洗患处，每天洗 2 次。

6. 荸荠

别名地栗、马蹄等。荸荠味甘，性寒，以地下球茎为食用器官。荸荠中淀粉的含量较多一些，是制作淀粉的很好原料。另外，荸荠中还含有较多的不耐热的抗菌成分及防癌的有效成分，对人体健康有一定的益处。需要注意的是不要生吃荸荠，以防姜片虫病感染，食用时应洗刷干净，削皮后，再经沸水方可食用。

(1) 荸荠的保健作用

① 清热化痰、生津止渴　荸荠甘寒，能清肺热，同时因其富含黏液质，具有生津润肺化痰、生津止渴的作用，能清化痰热，治疗肺热咳嗽、咯吐黄黏脓痰，以及热病津伤回渴和感冒等病症。对糖尿病者也有一定的辅助治疗作用。

② 利肠化积，治疗便秘　荸荠含有较多的粗蛋白、淀粉，食用后能促进大肠蠕动，可起到帮助消化的作用。并有滑肠通便功用，可用来治疗便秘等病症。

③ 利尿、杀菌，抗病毒　荸荠水煎汤汁能利尿排淋、杀菌，对于小便淋沥涩痛者有一定治疗作用，可作为尿路感染患者的食疗佳品。同时近年研究发现荸荠含有一种抗病毒物质，可抑制感冒病毒，能用于预防脑

炎及感冒的传染。对肾病也有一定的疗效。

(2)荸荠的食疗方法

①治尿道感染和肾炎水肿　取荸荠200g，洗净后放入沙锅中煎汤，至荸荠煮熟，喝汤食用荸荠。此汤名为"荸荠汁"，可代茶饮用，具有清热利尿和消肿的作用。

②治发烧口渴、预防感冒　取鲜荸荠250g，甘蔗1根。将荸荠洗净，甘蔗去皮切成3cm长小段，共入锅中煎煮，至荸荠熟后即可食用。本品具有清热消炎、生津止渴的功效。适宜发热后期所致的心烦口渴、低烧不退等病症，还可预防感冒。

7. 芦笋

别名石刁柏、龙须菜等。芦笋味苦，性凉，以嫩茎供食用。芦笋有养心安神、降压、除烦、消抑肿瘤的功效。

(1)芦笋的保健作用

①防癌治癌　芦笋含有大量以天门冬酰胺为主的非蛋白质含氮物质和天门冬氨酸，也含有较多的多种甾体皂糖苷物质，这些物质对预防癌症和治疗癌症有很好的作用，所以目前认为芦笋对癌症有一定的功效。其对淋巴肉芽肿瘤、膀胱癌、肺癌、皮肤癌等均有特殊疗效。

②利尿、防水肿、防结石　芦笋对水肿、膀胱炎、排尿困难等病症有一定的疗效，所以可用芦笋来做利尿剂。也能溶解胆囊中的凝石，可用于治疗胆结石。对肾结石也有一定的疗效。

(2)芦笋的食疗方法

①清热抗癌　取芦笋250g洗净，切成段或丝，放入碗内，加精盐少许，腌渍片刻，滗去腌渍水，待用。炒锅置火上，加植物油烧到八成热时，加入芦笋丝，黄豆芽150g，急火翻炒，加精盐、味精等调味品，熘炒均匀即可。有清热抗癌的功效，特别适用于膀胱癌。

②治淋巴结结核　鲜芦笋根60g，炒荞麦面16g，捣成泥膏，外敷，每日换药1次。

③视力下降、眼睛疲劳　鲜芦笋100g洗净切碎，与绿茶3g同入沙锅，加水500ml，煮沸10min后，去渣留汁。代茶频饮，当日服完。有滋阴清肝、泻火明目的功效，尤其适宜眼睛充血者。

(三)叶菜类蔬菜的保健功能

1. 大白菜

别名结球白菜、白菜等。大白菜味甘，性温，无毒，以叶球供食用。大白菜是我国北方冬季的主要蔬菜，具有营养丰富、菜质鲜嫩、清爽适口等特点，是深受我国人民喜食的蔬菜之一。大白菜不仅是日常佳蔬，还具有药用价值，对人体有很好的保健功效。它含有丰富的纤维素，不仅可以促进胃肠蠕动，帮助消化，防止大便干燥，还具有防治结肠癌的作用。

(1)大白菜的保健作用

①利肠通便、帮助消化　大白菜中含有大量的粗纤维，可促进肠襞蠕动，帮助消化，防止大便干燥，促进排便，稀释肠道毒素，既能治疗便秘，又有助于营养吸收。

②消食健胃、防病美容　大白菜有开胃消食的功效。另外，大白菜中的有效成分能降低人体胆固醇，增加血管弹性，常食可预防动脉硬化和其他心血管疾病。大白菜中含丰富的维生素E，而维生素E是脂质抗氧化剂，能够抑制过氧化脂质的形成。皮肤上出现的色素沉着——色斑，就是由于过氧化脂质增多造成的，所以常吃大白菜能防止过氧化脂质所引起的皮肤色素沉着，可以抗皮肤衰老，减缓老年斑、黄褐斑的出现，起到美容的作用。

③防癌抗癌　大白菜可降低妇女乳腺癌的发生率。科学家在比较了世界各国的三餐食谱后得出结论：中国和日本妇女乳腺癌的发病率之所以比西方低得多，是由于多吃大白菜的缘故。调查资料表明，每10万名妇女中，每年乳腺癌的发病率为：中国9人，日本21人，北欧84人，美国91人。大白菜为什么有如此神奇功效，这主要得益于大白菜中所含有的一种化合物——吲哚-3-甲醇。这种化合物能够帮助分解与乳腺癌有关

联的雌激素，约占干白菜重量的1%。据测算，每天吃1磅*大白菜，就能吸收到500mg这种化合物，达到预防乳腺癌的目的。同时，大白菜含有的丰富纤维素，不仅可以促进胃肠蠕动，帮助消化，防止大便干燥，还具有防治结肠癌的作用。

(2) 大白菜的食疗方法

① 治感冒　用大白菜洗净的根2~3个，红糖50g，生姜15g，加适量的水煎汤，代水饮，特别是每晚喝后即卧床休息，对预防和治疗感冒有一定的疗效。

② 治冻疮　将白菜、辣椒煎水洗脚，能预防及治疗冻疮。冻疮患者还可用白菜心捣烂涂敷患处，能促进血液循环，疗效颇佳。

③ 治食欲不振　大白菜500g，干红辣椒7.5g，淀粉适量。大白菜洗净，切成3cm长、1.5cm宽的长条；辣椒切开，去子切成3cm长的段；用油将辣椒炸焦，放入姜末、白菜，大火急速煸炒，加醋、酱油、精盐、白糖等调料，用淀粉勾芡后即可装盘。具有养胃助食的功效，适用于脾胃虚弱、食欲不振等病症。

④ 美容养颜　把大白菜的中部叶片摊平，用酒瓶碾压十几分钟，直到叶片成网糊状，然后将叶片覆盖脸上，每10min换1~2次，可达到美容效果。平时经常自我治疗，不但可使皮肤保持娇柔，还可以去除一般青年人最感苦恼的粉刺。

2. 洋白菜

别名结球甘蓝、甘蓝、包心菜等。洋白菜味甘，性平，食用器官为叶球。洋白菜含有抗氧化的营养素，具有防衰老、美容的功效。此外，洋白菜富含叶酸，是妇女的重要美容品，并能提高人体免疫力，有预防感冒、防癌抗癌的作用。洋白菜中还含有某种"溃疡愈合因子"，对溃疡有着很好的辅助治疗作用，能加速创面愈合，是胃溃疡患者的食疗佳品。

(1) 洋白菜的保健作用

① 增强人体免疫功能　洋白菜中含有大量人体必需营养素，如多种氨基酸、胡萝卜素等，其维生素C含量尤多，比橘子的含量多1倍，比西瓜多20倍，这些营养素都具有明显地提高人体免疫功能的作用。

② 和胃健脾、止痛　洋白菜中含有维生素U，能促进胃、十二指肠溃疡的愈合。

③ 防癌抗癌　洋白菜中含有较多量的元素钼，能抑制亚硝胺的合成，具有一定的抗癌作用。此外，洋白菜中的果胶及大量粗纤维能够结合并阻止肠内吸收毒素，促进排便，达到防癌的目的。

④ 促进血液循环　洋白菜中含有丰富的维生素A、钙和磷。这些物质是促进骨骼发育、防止骨质疏松的主要营养物质，所以常食洋白菜有利于儿童生长发育和老年人骨骼健壮，对促进血液循环也有很大的好处。

(2) 洋白菜的食疗方法

① 烫伤　将洋白菜捣烂，与蛋白混合，外敷患处。

② 胃病　洋白菜叶250g，柠檬1个，蜂蜜适量。洋白菜叶加水煮，刚熟捞起备用；柠檬榨汁加适量蜂蜜调匀，再和煮熟的洋白菜叶调和，一天分数次吃，连吃15~20d。具有促进溃疡愈合的作用，适于胃及十二指肠溃疡患者。

3. 韭菜

别名韭、壮阳草、懒人菜等。韭菜味辛、微酸，性温、涩，以嫩叶和柔嫩花茎为食用。韭菜含营养丰富，特别是韭菜中含有一种特殊的挥发性物质——硫化丙烯，其具辛香味，可增进食欲，并有一定的药用价值。

(1) 韭菜的保健作用

① 补肾温阳　韭菜性温，味辛，有补肾起阳的作用，可用于治疗阳痿、遗精、早泄等病症。因此在药典上有"起阳草"之称。韭菜子有固精、助阳、补肾、治带暖腰膝的功能，适用于阳痿、早泄、遗精、多尿等症。

---

* 1磅=0.4536kg。

②益肝健胃、降血脂　现代医学证明，韭菜中含有挥发性精油及硫化物等特殊成分，能散发出一种独特的辛香气味，有助于疏调肝气，增进食欲，增强消化功能，是食疗佳品。

③行气理血、止汗固涩　韭菜的辛辣气味有散淤活血、行气导滞作用，适用于跌打损伤、反胃、肠炎、吐血、胸痛等症。韭菜叶微酸性，具有酸敛固涩作用，可用于治疗阳虚自汗等病症。

④润肠通便、延缓衰老　韭菜含有大量维生素和粗纤维，能增进胃肠蠕动，可治疗便秘，预防肠癌。韭菜中也含有一定量的硫化物，其所含的硫离子具有软化血管、促进淤血吸收、疏通微循环、增进免疫等功效，从而有防治老年病和抗衰老的作用。

(2) 韭菜的食疗方法

①遗精　韭菜子 5g，粳米 50g，精盐适量。先将韭菜子用文火炒熟，与淘洗干净的粳米及食盐一同下锅，加水 500ml，先用旺火烧开，再转用文火熬煮成稀粥，日服 1~2 次，温热食用。

②慢性便秘　取带根韭菜适量，捣烂取汁，用温水加少许酒冲服，每次 1 杯，每日 2 次。

③止吐　韭菜 250g，生姜 25g，洗净，切碎，捣烂，用洁净纱布绞汁，放入锅内，再兑入牛奶 250g，加热煮沸，趁热食用。有温中下气、和胃止呕的功效。

4. 洋葱

别名葱头、圆葱等。洋葱味微辛，性温，以肉质鳞芽构成鳞茎为食用器官。洋葱是人们餐桌上的一种平常蔬菜，由于味辛，有许多人不喜食。殊不知，洋葱有许多保健功能，对老年病、视力下降、美容养颜、减肥都有一定的疗效，在欧美一些国家洋葱被誉为"菜中皇后"。中老年人平时应多食一些洋葱，但要注意的是洋葱易产气，请不要多食，并以熟食为好。

(1) 洋葱的保健作用

①发散风寒、杀菌　洋葱鳞茎和叶子含有一种油脂性挥发物——蒜辣素，具有辛香辣味，刺激消化腺的分泌，具有增进食欲、帮助消化、抗寒、抗病毒、发散风寒和杀菌的作用，对葡萄球菌、链球菌、痢疾杆菌及白喉杆菌具有杀灭作用。在美国南北战争时，北方军就是利用洋葱，使军队摆脱了痢疾的威胁，取得了胜利。直到今天美国洋葱产量仍居世界首位。

②降压降脂　洋葱是目前所知唯一含有前列腺素的植物，能减少血管和心脏冠状动脉的阻力，在降低血压、防止血栓，以及保护大脑与心脏等方面具有不可代替的作用，是高血脂、高血压患者的佳蔬良药。洋葱几乎不含脂肪，但却含有二烯丙基、二硫化物和能激活血溶纤维蛋白活性的成分。这些物质均为较强的血管舒张剂，能减少外周血管和冠状动脉血管的阻力，有对抗体内地茶酚胶等升压物质的作用。所以洋葱是降压降脂的食疗佳品。

③解毒防癌、抗突变　洋葱中含有一种名为"栎皮黄素"的物质，这是目前所知最有效的天然抗癌物质之一，它能控制癌细胞的生长，具有较强的防癌抗癌作用。洋葱中含有的维生素和多酚类化合物能有效地阻止许多致突变剂的诱变作用，从而防止了人体由于突变而引起的病变。

④提神健体、美容　洋葱有很好的提神作用，它能帮助细胞更有效地利用葡萄糖，同时降低血糖，供给细胞热能，是糖尿病、神志委顿患者的食疗佳蔬。洋葱也能有效地消除老年斑，并有助于去除面部疣斑，延迟皮肤老化；洋葱中所含有的挥发油也有助于老年人性能力的恢复；洋葱还有降糖作用，能有效地预防糖尿病；洋葱对胆固醇似乎也有正面的影响；洋葱也有增强纤维蛋白溶解的作用。

(2) 洋葱的食疗方法

①糖尿病　洋葱 100g，剥皮洗净后，用开水浸泡 20min，取出切成细丝，拌入适量调味品食用，每日 2 次，经常食用有一定的疗效。

②降血压、血脂　把洋葱 300g 洗净切碎，与粳米 500g 共入沙锅中煮粥。待粥熟时，酌情加入适量调味品即成。此粥不仅可降压降脂，而且可止泻止痢，并能提高人体免疫力，有防癌抗癌的作用，是心血管病人和胃肠炎、糖尿病、癌症患者的保健食品。

③痢疾　把洋葱 1 个洗净切细，加适量水煎煮，每日 2 次，连服数日。

5. 菠菜

别名赤根菜、波斯菜等。菠菜味甘、性冷、滑、无毒，以绿叶、叶柄和花茎为主要食用器官。菠菜含纤维素和矿物质较多，经常食用有利于人体健康。但要注意菠菜中含有较多量的草酸，食时有涩味，会影响风味。而且草酸又容易与钙结合成不溶性的草酸钙，影响钙质的吸收，甚至造成结石。建议烹煮菠菜之前，先用沸水烫一下，可消除大部分的草酸。此外，菠菜较冷滑，肠胃较虚寒或经常腹泻的人，不宜大量食用。

(1) 菠菜的保健作用

①通肠导便、防治痔疮　菠菜含有大量的植物粗纤维，具有促进肠道蠕动的作用，利于排便，且能促进胰腺分泌，帮助消化。对于痔疮、慢性胰腺炎、便秘、肛裂等病症有治疗作用。

②保障营养、增进健康　菠菜中含有丰富的胡萝卜素，维生素C，维生素E等维生素，以及钙、磷、铁等营养元素，能促进人体新陈代谢，增进身体健康。菠菜中含有的铁质，对缺铁性贫血有较好的辅助治疗作用；含有的胡萝卜素，能维护正常视力和上皮细胞的健康，防止传染病的发生；菠菜根中含有的维生素K，有助于防治皮肤和内脏的出血。

③美容、抗突变　用菠菜汁每周洗脸数次，连续使用一段时间，不但可清洁皮肤毛孔，还能减少皱纹及色素斑，保持皮肤光洁。菠菜内含有较多的多酚类化合物，这些物质能有效地阻止许多致突变剂的诱变作用，从而防止了人体由于突变而引起的病变。

(2) 菠菜的食疗方法

①贫血　方法一是把60g菠菜洗净切段后，加适量水煮，煮开后放入适量姜丝、盐等调味品，卧入2个鸡蛋，每日服用2次。方法二是在锅中加入适量的水，煮开后加入洗净切段的菠菜和切片的猪肝，并放入适量的姜丝和盐等调味品，猪肝熟后食用。

②便秘　菠菜200g，洗净后切段，与150g切块的猪血共煮，熟后加适量盐，喝汤，每日2~3次，可经常饮用。

③高血压　方法一是菠菜根60g，山楂15g，水煎服，每日2~3次。方法二是鲜菠菜200g，先用热水烫熟，挤出其中水分，再用香油拌均匀，每天早晚当菜吃。方法三是菠菜洗净，放沸水中烫2~3min捞出，将海蜇皮洗净切丝放入沸水中烫后，加生姜丝、葱丝、少量盐、味精等拌食。

④糖尿病　方法一是鲜菠菜150~200g，银耳9g，水煎服，每日3次。方法二是鲜菠菜250g，鸡内金10g，粳米50g，将菠菜根洗净，切碎，加水同鸡内金共煎煮30~40min，然后下米煮成烂粥，连菜、粥服食，每日2次。

⑤脱发　菠菜50g洗净切碎，黑芝麻20g，炒熟后食用，每日1~2次。

6. 芹菜

别名芹、旱芹等。芹菜味辛、甘，性凉，以肥嫩叶柄供食用。芹菜中含有较多的矿物盐和维生素类物质，是人体维生素的主要来源之一。另外芹菜中还含有芹菜油，具芳香气味，有降压、健脑和清肠利便的作用，是药菜兼用的蔬菜。但要注意的是叶片中的营养物质的含量比叶柄中要高，食用时尽量不要去掉叶片。

(1) 芹菜的保健作用

①降压安神　如果血压偏高，有眩晕、头痛、面红目赤、烦躁失眠、便秘、尿黄等症状，在药物治疗的同时，辅以芹菜食疗，对平稳降血压、安定情绪、消除烦躁颇有益处。经常食用芹菜对于原发性、妊娠性及更年期高血压均有效，对经常失眠者也有良好的效果。

②防癌抗癌　芹菜也是高纤维食物，它经肠内消化作用产生一种木质素或肠内脂的物质，这类物质是一种抗氧化剂，可抑制肠内细菌产生的致癌物质，它还可以加快粪便在肠内的运动时间，减少致癌物与结肠黏膜的接触，达到预防结肠癌的目的。

③避孕　科学家通过试验发现，芹菜具有避孕作用。试验证实，健康男子如果每天食用75g芹菜，连续2周后，精子量明显减少，从正常的10×10^7个/ml锐减到3×10^7个/ml，而这样的精液是难以让女人受孕的，所以芹菜是天然的避孕药物。不仅如此，如果停吃芹菜4个月后，其精液中的精子数量又可恢复到正常

水平,而且没有任何副作用。

④帮助消化、消脂肪　芹菜含水量较高,更含有丰富的纤维,经常食用不仅可生津止渴,而且有利于食物的消化,并可减少其他食物的进食,有利于减肥消脂。另外,芹菜含铁量较高,能补充妇女经血的损失,多食能避免皮肤苍白、干燥、面色无光,而且可以使目光有神,头发黑亮。芹菜还含有利尿的有效成分,有利于利尿消肿。

(2)芹菜的食疗方法

①治小儿百日咳　取500g整株芹菜洗净,切段,加入食盐少许腌渍7～10h,后捣烂搅汁,温热后服用,早晚各服用15ml,连服10～15d即可见效。

②治失眠　取芹菜根90g,酸枣仁9g,加适量水煎服,每日早晚各服用1次,连服20d可见效。

③高血压病　取新鲜芹菜500g,切段后加适量水煎汤,加适量糖代茶饮;也可用芹菜250g,大枣10个水煎,吃枣饮汤,半个月可见疗效。

④高胆固醇血症　用芹菜根10个,洗净捣烂,加大枣10枚,水煎,分2次服,每日1剂,15～20d为1疗程。

(四)果菜类蔬菜的保健功能

1. 番茄

别名番茄、柿子等。番茄味甘、酸,性平,以成熟浆果为食用器官。番茄中各种维生素的含量是西瓜的4倍,且具有有机酸的保护,不易受破坏。番茄中碳水化合物的主要成分为葡萄糖,且易被人体吸收。番茄中所含的番茄碱,经药理研究证实,对多种细菌和真菌有抑制作用。所含柠檬酸和苹果酸具有分解脂肪,有助于人体胃肠的食物消化和利尿的功效。

(1)番茄的保健作用

①生津止渴、去胃热、助消化　番茄中含有大量的水分和有机酸,食用后有生津止渴、去胃热的功效,特别是新鲜番茄的汁液治疗效果更好。另外,番茄中所含的柠檬酸、苹果酸和糖类等营养物质,食用后有促进消化的作用。

②促进骨骼发育、抗疲劳　番茄中含有较高的胡萝卜素,可保护皮肤弹性,促进骨骼钙化,并有防止小儿佝偻病、夜盲症和眼干燥症的作用。番茄中含有的维生素 B_1 有利于大脑发育,缓解脑细胞疲劳;所含的氯化汞,对肝脏疾病有辅助治疗作用。

③防治心血管疾病　番茄中含有的 B 族维生素可起到保护血管、防止高血压的作用。所含的矿物质成分对婴幼儿生长发育很有利。番茄中含有一种特殊的番茄素成分,有利尿功效,有益于肾脏病患者。

④抗癌、防衰老　番茄内含有谷胱甘肽,可使癌症发病率明显下降。此外,番茄可使人体沉着的色素减退、消失,减少人体面部的雀斑,起到养容美颜的作用。

⑤改善睡眠　番茄中含有的松果体素可起到诱导睡眠的作用。据测定,在每克番茄中含有0.5mg的松果体素,食用番茄后可增加人体内的松果体素的含量,达到改善睡眠的作用,所以番茄是失眠患者的食疗佳品。

(2)番茄的食疗方法

①治口干舌燥、口疮　取番茄汁150ml,甘蔗汁20ml,混合后服用,一日多次,可明显缓解口干症状。每天多次口含几分钟的番茄汁,可有效治疗口疮、牙龈出血。

②高血压、慢性肝炎　取鲜番茄250g洗净切块,鲜牛肉100g切成薄片,加少许油、盐、糖调味同煮佐膳。此法有平肝益血、健胃消食、养肝补脾的功效。

③消化不良、食欲不振　洗净番茄捣烂挤汁,每次饮用150ml,每日2～3次,1周即可见效。

④胃热口苦、胃溃疡　用番茄汁150ml,另加山楂汁15ml混合均匀服下,每日2～3次,可很好地消除胃热口苦的症状;把番茄汁和马铃薯汁各150ml混合后服下,可治疗胃溃疡。

2. 辣椒

别名辣子、青椒、海椒等。辣椒味辛，性热，以果实为食用器官。辣椒含营养丰富，特别是维生素 C 的含量是所有蔬菜中含量最高的，有些辣椒品种的维生素 C 甚至高达 342mg/100g，因此辣椒有"营养辣袋"的美名。辣椒中还含有具辛辣味的辣椒素，这种辛辣味具有增进食欲、帮助消化等作用，所以辣椒不仅可作为蔬菜食用，也具有很好的医疗作用。

（1）辣椒的保健作用

①增进食欲、帮助消化　辣椒中所含的辣椒素具有芳香的味道，食用后可增强人的食欲，同时较强的辣味也刺激人多进食。辣椒中的辣椒碱有改善消化、促进新陈代谢的作用。

②抗菌杀菌　辣椒中含有的辣椒素和二氢辣椒素对各种细菌有明显的抑制作用，所以辣椒可起到抗菌杀菌的作用。

③促进循环、增强代谢　食用辣椒后由于强烈的辛辣味刺激，使得人体内血液流动加快，促进了血液循环，有利于身体健康。但要注意的是食用过多的辣椒会引起血压的上升。

④增加营养、有利健康　辣椒中含有较多的维生素，经常食用可增加营养，有利于身体健康。而且据分析，较辣的辣椒中含营养要高一些。

（2）辣椒的食疗方法

①功能性子宫出血　辣椒根 15g，或鲜品 30g（越辣越好），鸡爪 4 只，每日 1 剂，早晚 2 次煎服，血止后继续服 5~6 剂以巩固治疗。

②久痢脱肛　青辣椒子（辣味较重者为佳）研末，加水内服，成人每天 2~3 次，每次 9g，病愈为止。

③冻疮　干辣椒煎水外洗，每日早晚 1 次，连洗数日可愈；或红辣椒（去子）9g，樟脑 3g，白酒浸红辣椒 6~7d，再加入樟脑摇匀，用棉花蘸少许涂患处，每日 2~3 次。

④关节痛　辣椒面适量，冬天用酒，夏天用醋调和，涂敷患处。

⑤腋臭　辣椒切碎，放入碘酒中，适量擦患处，每天 1~2 次，一般 1 周可愈。

⑥胃痛　新鲜辣椒叶 60~90g，鸡蛋 2 只，鸡蛋去壳，花生油煎黄，再加清水 700~800ml 与辣椒叶同煮汤，食盐调味佐膳。此法有驱寒、止痛、养血的功效。用于治疗胃痛、嗳气等症。

3. 黄瓜

别名王瓜、胡瓜、刺瓜等。黄瓜味甘，性寒，以果实为食用器官。黄瓜含有人体必需的营养元素及丙醇二酸、纤维素、绿原酸、咖啡酸和葫芦素等，对减肥、美容、降低胆固醇、抗肿瘤、咽喉肿痛有一定的疗效。

（1）黄瓜的保健作用

①免疫调节、抗衰老　黄瓜中含有的葫芦素具有提高人体免疫功能，促进细胞及体液的免疫作用，可达到抗肿瘤的目的。黄瓜中含有丰富的维生素 E，可达到延年益寿、抗衰老的作用；黄瓜酶有很强的生物活性，能有效地促进人体的新陈代谢。用黄瓜捣汁涂擦皮肤，有润肤、舒展皱纹之功效。

②减肥健体、美容　黄瓜中所含的丙二酸，可抑制糖类物质转变为脂肪，有减肥的作用。此外，黄瓜中的纤维质对人体肠道腐败物质的排出和降低胆固醇有极佳的作用，能强身健体。身体如果被强烈的阳光晒伤后，可将黄瓜切成片放于晒伤的部位，具有很好的止痛和恢复皮肤的效果。若将其贴到眼角或贴满脸部，可以起到吸油和滋润皮肤的作用，经常使用，还可以预防粉刺的发生。

③防酒精中毒　黄瓜中所含的丙氨酸、精氨酸和谷氨酰胺对肝脏病人，特别是对酒精性肝硬化患者有极好的辅助治疗作用，可用于防治酒精中毒。

④健脑安神、降血糖　黄瓜含有维生素 B_1，对改善大脑和神经系统功能有利，能安神定志，辅助治疗失眠症。糖尿病人用黄瓜代淀粉类食物充饥，血糖反而会降低。

（2）黄瓜的食疗方法

①腹泻　黄瓜叶晒干研末，每次 6~10g，米汤送服；或黄瓜叶切碎调醋，煎鸡蛋食之。

②痢疾　黄瓜藤、叶(不限量水煎服)，或鲜黄瓜叶90g，干黄瓜藤30g加水500ml，煎成250ml，分2次服用。

③高血压　干黄瓜藤加水浓煎，每日2次内服；或干黄瓜秧12g水煎，每日3次内服；或鲜黄瓜秧(去根去叶)250g，加水300ml，煎至150ml，每日2次，冲淡代茶饮。

④烧伤、烫伤　老黄瓜种1只去瓤，捣烂取汁涂患处，每日数次。

4. 冬瓜

别名有水芝、地芝等。冬瓜味甘，性寒，以果实为食用器官。冬瓜是瓜蔬中唯一不含脂肪的蔬菜，含糖量亦低，维生素含量相当于黄瓜的2倍。还含有丙醇二酸成分，对防止人体虚胖、健体美容有重要意义。同时冬瓜的含钠量较低，对高血压、冠心病、糖尿病、动脉硬化有良好的治疗作用。

(1) 冬瓜的保健作用

①清热解暑、利尿消肿　冬瓜可清热生津，解暑除烦，在夏日服食尤为适宜。冬瓜含维生素C较多，且钾含量高，钠盐含量较低，适于高血压肾脏病、水肿病患者食用。

②减肥　冬瓜中含的丙醇二酸，能有效地抑制糖类转化为脂肪，加之冬瓜本身不含脂肪，热量不高，有利于体形健美。

③抗癌　冬瓜仁既含有较多的蛋白质，又含有能治疗动脉硬化的不饱和脂肪酸，可煎汤口服。而且，冬瓜仁还能诱生出抗病毒、抗肿瘤的干扰素等，所以是很好的抗癌食品。

(2) 冬瓜的食疗方法

①水肿　冬瓜皮120g，玉米须30g，白茅根30g，水煎，每日3次分服；或冬瓜1只，赤小豆120g，加水炖烂饮服。

②慢性支气管炎　冬瓜皮、冬瓜子、麦冬各15g，水煎服，每日1～2次；或冬瓜仁15g，加红糖适量，研细捣烂，开水冲服，每日2次。

③慢性肾炎、肝硬化腹水　冬瓜(连皮)500g，赤小豆60g，葱白5枚，新鲜生鱼1条(100～150g)，清水适量，煎汤服用(不加食盐)。

④清热利尿、减肥　粳米30g，冬瓜块60g同放入锅内，加水1000ml，先用大火煮沸，再用小火慢煮，至瓜烂粥稠即可。此法适于暑热烦闷、水肿、肺热咳嗽等病状。

⑤利水消脂　冬瓜片50g，加水200ml，煮约10min，去冬瓜取汤汁，代茶饮服。此法适于肥胖、水肿诸病症。

5. 中国南瓜

别称南瓜、倭瓜、窝瓜等。中国南瓜味甘，性温，无毒，以果实为食用器官。中国南瓜营养丰富，其中胡萝卜素可居瓜类首位，另外还有葫芦巴碱、精氨酸、瓜氨酸、葡萄糖、甘露醇等有机化合物，都有益于身体健康。

(1) 中国南瓜的保健作用

①保护胃黏膜、帮助消化　中国南瓜所含果胶可以保护胃肠道黏膜，免受粗糙食品刺激，促进溃疡愈合，适于胃病患者；中国南瓜所含成分促进胆汁分泌，促进胃肠蠕动，帮助食物消化。

②消除致癌物质　中国南瓜能消除致癌物质亚硝胺的突变作用，有防癌功效，并能帮助肝、肾功能的恢复，增强肝、肾细胞的再生能力。其所含有的维生素和果胶，也可吸附体内细菌毒素和其他有害物质，减少癌症发生。

③防治糖尿病、降低血糖　中国南瓜含丰富的钴，钴能促进人体的新陈代谢，促进造血功能，并参与人体内维生素B_{12}的合成，是人体胰岛细胞必需的微量元素，对防治糖尿病、降低血糖有特殊的疗效。但是，由于中国南瓜中含有淀粉及氨基酸，宜少量多餐并应扣除相当热量的主食。另外，因未成熟的青南瓜中淀粉含量比成熟南瓜中的淀粉含量要低得多，故以选用青南瓜更好。

④促进生长发育、防止结石　中国南瓜中含丰富的锌，参与人体内核酸、蛋白质合成，是肾上腺皮质激

素的固有成分，为人体生长发育的重要物质。南瓜子中含有大量磷质，如果人们常吃南瓜子，就可防止矿物质在人的尿道系统凝结，使之随尿排出体外，达到预防肾结石的目的。

(2) 中国南瓜的食疗方法

① 哮喘　中国南瓜1只（500g左右），蜂蜜60ml，冰糖30g。先在瓜顶上开口，挖去部分瓜瓤，纳入蜂蜜、冰糖盖好，放在盘中蒸1h即可。每日早晚各1次，连服5~7d。

② 支气管哮喘、老年慢性支气管炎　鲜南瓜（削皮）约500g，红枣（去核）15~20枚，红糖适量，加水煎汤服食。

③ 降血糖止渴　中国南瓜250g，切成块，加水500ml，煮至瓜熟，加调料即可，饮汤食瓜，早晚各服1次。此法适于糖尿病患者长期服食。

④ 健脾养肝　中国南瓜块、猪肝片各250g，加水1000ml同煮，至瓜烂肉熟，加调料调匀即可。此法对夜盲有一定效果。

6. 西瓜、甜瓜

西瓜别名水瓜、夏瓜等，味甘，性凉，无毒。甜瓜别名香瓜、甘瓜等，味甘，性寒、滑。两者均以果实为食用器官。西瓜和甜瓜不仅含有较多的水分，而且还有诸多有机化合物，如丙氨酸、精氨酸、谷氨酸、苹果酸、果糖、蔗糖等，还有挥发性成分，如乙醛、丁醛、异戊醛等营养成分。特别含有抗氧化剂维生素C和β胡萝卜素，有利于人体健康。

(1) 西瓜、甜瓜的保健作用

① 生津止渴、消暑　西瓜、甜瓜含较多的糖分和水分，在夏季食用后可起到生津止渴、去暑热、利小便、泻火除烦的作用。在夏季能促进体内多余水分的排出，有利于排毒降温，是夏季的食疗佳品。

② 降低血压　西瓜、甜瓜中含有蛋白酶，可把不溶性蛋白质转变为可溶性蛋白质，其所含的糖苷具有降低血压的作用，对于由血压高而引起的头晕目眩有良好的疗效。

③ 消除炎症、消除疲劳　西瓜、甜瓜的汁液有一定的消炎作用，对于肾炎、尿道炎和膀胱炎有一定的疗效，可用之作为这些炎症的食疗食品。西瓜、甜瓜中含有较多的果糖、葡萄糖等碳水化合物，食用后能补充人体内的养分，可起到迅速缓解疲劳的作用，是劳作后恢复体力的良好食品。

④ 生津润肤　西瓜、甜瓜还是很好的润肤食品，经常食用对皮肤粗糙有一定的改善作用，特别是经常饮用含有胡萝卜和苹果汁的西瓜、甜瓜饮料美容效果更好。另外，瓜皮也是很好的润肤品，用西瓜、甜瓜皮涂抹皮肤，可使皮肤柔嫩光滑，起到美容的作用。

(2) 西瓜、甜瓜的食疗方法

① 慢性气管炎　西瓜1只，切一小口，放入冰糖50g（或生姜60g）盖好，上笼蒸2h，吃瓜饮汁，每天1只，连吃10d为1个疗程。

② 高血压　甜瓜藤、黄瓜藤、西瓜藤各15g（干品），加水500ml，煎至100ml，每日服1~2次，1个月为1个疗程。

③ 咽干喉痛　西瓜皮30g，加水500ml，煎至300~400ml，每日2次分服，连服数天。

④ 目赤、口疮、热病消渴　西瓜去子切条，晒至半干，加白糖适量腌渍，再暴晒至干后，加白糖少许，每次1~2条，每日2~3次食用。此法有清热泻火、生津止渴之功。

⑤ 去暑美容　甜瓜40g（去皮，切成小块），柠檬1/8个（绞汁），白糖适量，一起放入果汁机内，加冷开水50ml，一同制汁饮用，每日1~3次，连饮数日至数周。若在上述原料中的胡萝卜150g，苹果200g，一同绞汁饮服，则保健美容之效更佳。

⑥ 腰腿疼痛　甜瓜子90g，酒浸10d，每次服10g，空腹酒下，每日3次。

(五) 花和种子类蔬菜的保健功能

1. 花椰菜

别名白菜花、菜花等。花椰菜味甘，性平，无毒，以花球为食用器官。花椰菜的营养较丰富，特别是花椰菜中含有丰富的抗癌物质，对保持人体健康有重要意义。

(1) 花椰菜的保健作用

① 防癌抗癌　花椰菜中含有的营养比较均衡，能满足人体对各种营养的需求，特别是含有较多的胡萝卜素、维生素 A 和微量元素硒，这些物质能阻止癌前病变细胞的形成，抑制癌肿的生长，特别是对防治胃癌、乳腺癌和上呼吸道癌效果更佳。

② 生津止渴、有利消化　中医认为花椰菜有帮助消化、增进食欲和生津止渴的作用。同时花椰菜中含有热量较低，可作为减肥食品。

③ 免疫调节　花椰菜能诱导机体产生干扰素，增强机体的免疫力。

(2) 花椰菜的食疗方法

① 治食欲不振、大便不畅　用 100g 粳米（大米）熬成粥待用，将 200g 菜花切成片状入锅，再加入 50g 的猪肉末，以及盐、味精等，熬熟即可食用，一般每晚温后服用。

② 治咳嗽和肺结核　欧洲人很早就发现，用花椰菜的茎叶榨出的汁加入蜜糖制成糖浆可以治疗咳嗽和肺结核。

2. 黄花菜

别名萱草、金针菜、忘忧草等。黄花菜味甘，性凉，以鲜花蕾或干花蕾为食用器官。黄花菜干鲜均可食用，以干食为多。未经加工的新鲜黄花菜含有秋水仙碱，对人体有害。新鲜黄花菜如不进行高温加热或日晒处理，秋水仙碱不会被分解，食用后，会在体内氧化成毒性很大的类秋水仙碱。误食鲜黄花菜 50～100g，就会发生急性中毒，出现咽干、口渴、恶心、呕吐、腹痛等症状，严重者还会出现血便、血尿或尿闭等，甚至可致人死亡。为预防鲜黄花菜中毒，对鲜黄花菜每次不要多吃，食用前应当先用开水将鲜黄花菜焯一下，再用清水浸泡 2h 以上，捞出后用水洗净再烹炒或汤用。

(1) 黄花菜的保健作用

① 健脑、防衰老　黄花菜中含有丰富的卵磷脂，而卵磷脂是大脑细胞的组成成分，对增强和改善大脑功能有重要作用，同时卵磷脂能清除动脉内的沉积物，对注意力不集中、记忆力减退、脑动脉阻塞等症状有特殊疗效，所以黄花菜有健脑菜之说。

② 降低胆固醇　研究发现，黄花菜能显著降低血清中胆固醇的含量，有利于高血压患者的康复，可作为高血压患者的保健蔬菜。

③ 防癌抗癌　黄花菜中所含有的有效成分能抑制人体内癌细胞的生长，丰富的粗纤维能促进大便的排泄，因此可作为防止肠道癌瘤的食品。

④ 镇静催眠　黄花菜中含有一定量的松果体素，食用后具有一定的诱导睡眠的作用，达到镇静催眠的功效，可用来治疗失眠症。

(2) 黄花菜的食疗方法

① 治疗内痔出血　黄花菜 30g，加适量水煎汤，煎好后加入适量红糖，每天早饭前服用，连服 4～5d 即可痊愈。

② 治尿血　取适量黄花菜煎汤代茶饮，10～15d 即可见效。

③ 治感冒和流感　黄花菜 10g，红糖 20g，加适量水煎汤，代水饮用，可很好地起到预防和治疗感冒的作用。

3. 蚕豆

别名胡豆、寒豆等。蚕豆味甘，性微辛，以种子为食用器官。蚕豆是一种营养丰富、美味可口的食物。但是由于蚕豆性滞，对一些脾胃虚弱者来说过多食用蚕豆后，会出现腹胀、呃逆等现象，会损伤脾胃，所以这类人最好不要食用蚕豆。另外，在蚕豆中含有一些过敏性物质，过敏者食用后会出现头晕、恶心、腹泻等症状，严重者还会出现高烧、昏迷、惊厥等症状，甚至会因呼吸衰竭而死亡，人们称之为"蚕豆病"。据分析这种病的发生是因为患者体内缺乏一种 6-磷酸葡萄糖脱氢酶，使红细胞受到破坏，从而引起急性溶血性贫血。经观察这种病的发生以5~6岁的男孩居多,所以儿童尽量不要食用蚕豆。特别是新鲜蚕豆更易引起这种蚕豆病。

(1)蚕豆的保健作用

①补充人体营养、防病　蚕豆中所含有的磷脂是细胞膜、腺粒体膜结构的物质基础,所以食用蚕豆可以补充这些营养物质,增加人体营养的来源。另蚕豆可防治水肿、黄水疮、天疱疮等病症。

②促进骨骼发育　蚕豆中含有丰富的钙,多食用蚕豆有利于人体对钙的吸收,有利于骨骼钙化,所以蚕豆能促进人体骨骼的生长发育。

③预防心脑血管疾病　蚕豆中所含有的蛋白为植物蛋白,其蛋白中不含有胆固醇,可以减少和预防心脑血管疾病的发生。

④抗癌　国外的一些科学家最近发现在蚕豆中含有一种外源凝集素,这种物质可以附着在由肠襞细胞吸收的一些分子上,这些分子可以抑制肿瘤的生长,这种分子越多,肿瘤的生长越受到抑制,所以食用蚕豆有防治肠癌的作用。

(2)蚕豆的食疗方法

①水肿　取蚕豆30~50g磨为细粉,另用100g粳米熬成稀粥,待粥将熟时,将蚕豆粉均匀地撒入粥内,后改用文火再煮5~7min,粥较稠时即可食用。本粥适用于慢性肾炎或贫血性水肿。

②治黄水疮、天疱疮　取蚕豆壳适量,烧炭后研末,加黄丹(冰片)少许,用香油调后敷患处。

4. 甜玉米

别名菜玉米、玉米等。甜玉米味甘,性平,是以未熟果穗胚乳甜质子粒为食用器官。甜玉米富含可溶性碳水化合物(糊精)、脂肪、蛋白质、维生素和矿物质等营养成分,维生素中以维生素E的含量较多,矿物质中镁的含量较丰富,硒和谷胱甘肽等物质含量也较多。

(1)甜玉米的保健作用

①美容　甜玉米的胚尖含有大量维生素E和不饱和脂肪酸,这些物质有增强人体新陈代谢,调整神经系统功能,使皮肤细嫩光滑,抑制、延缓皱纹产生的作用,所以甜玉米可称为保健美容的食品。

②延缓衰老、促长寿　食用甜玉米时,可连同玉米粒的胚尖一块食用,其营养非常丰富,对健康长寿非常有利。另外,甜玉米有开胃、降脂、利尿、降压、助消化等功效,对各种疾病都有疗效,延年益寿。据资料介绍,世界上许多长寿地区的老人是以玉米为主要食物的。

③改善睡眠　松果体素可诱导睡眠。在每克玉米中含有1.37mg的松果体素,经常食用可增加人体内松果体素的含量,起到改善睡眠的作用,所以玉米是失眠患者的食疗佳品。

(2)甜玉米的食疗方法

①急、慢性肝炎　取玉米须、太子参各50g,水煎服,每日1剂,早晚分服。

②急性肾炎　玉米须100g,西瓜皮50g,蝼蛄7个,生地黄15g,肉桂15g,水煎服,隔日1剂,连服4~5剂。

附录三　部分花卉的保健功能

(一)春季花卉的保健功能

1. 金盏菊

金盏菊性味淡平,花、叶有消炎、抗菌作用。根能行气活血,花可凉血、止血。欧洲民间外用于皮肤、黏膜的各种炎症,也可以内服治疗各种炎症及溃疡。新鲜的花卉拌沙拉吃。

(1)金盏菊的保健作用

①护肤作用　金盏菊有超强的愈合能力，有杀菌、收敛伤口、消炎的作用，可防止暗疮、毛孔粗大、疤痕等，并有修护疤痕、滋润肌肤的效果。

②补充营养　金盏菊几乎各部位都可以食用，而且富含多种维生素，尤其是维生素A和维生素C含量较高。花中含类胡萝卜素、番茄烃、蝴蝶梅黄素、玉红黄质、挥发油、树脂、黏液质、苹果酸等。根富含苦味质——山金东二醇；种子含甘油酯、蜡醇和生物碱。可补充人体营养。

③清热解毒、保肝护肝　感冒时饮用金盏花茶，有助于退烧，而且清凉降火气。它还具有镇痉挛、促进消化的功效，对消化系统溃疡的患者极适合。此外，还能促进血液循环，帮助女性生理期间拥有清爽自由的心情。也可缓和酒精中毒，故也有益肝补肝的功效。

(2) 金盏菊的食疗方法

①治胃寒痛　用金盏菊的鲜根50~100g，水煎20min，口服；也可用酒浸泡服用。

②治疝气　用金盏菊的鲜根100~200g，水煎15min，凉后饮服；或用酒浸泡服用。

③治疗肠风便血　用金盏菊新鲜花朵10个，水煮10min，加入3~4块冰糖，每日2次。

2. 牡丹

牡丹花味苦淡，性平，具活血调经之效，主治妇女月经不调，经行腹痛。牡丹根皮中医称为"丹皮"，是名贵药材。牡丹的花、根、皮均可入药。

(1) 牡丹的保健作用

①调经活血　牡丹有调经活血的作用，主治妇女月经不调、经行腹痛、闭经等病症。

②益气止痛　牡丹花入肝、脾二经，能调理气机、疏利肝经、益气化湿、止疼痛。

③通经活络　牡丹花还能通经络，利关节，常用作关节痹痛、屈伸不利等病症的辅助治疗食品。

(2) 牡丹的食疗方法

①治疗月经不调、行经腹痛　用牡丹花6g，加入适量的水煎20min，每晚服用；或用牡丹花6g，加入适量粳米熬成粥服用。

②治疗高血压　取牡丹皮6g，野菊花9g，金银花18g，鸡血藤18g，石决明30g，水煎20min，每晚服1次。

③治疗鼻出血　取牡丹皮25g，竹叶15g，白茅根50g，水煎20min，每晚1剂。

(二) 夏季花卉的保健功能

1. 栀子花

栀子花味甘苦，性寒，入肺、肝经。栀子花含有三萜成分，栀子花酸A，B和子酸。另外，还含有碳水化合物、蛋白质、粗纤维及多种生素。有清肺止咳、凉血止血的功效。主治肺热咳嗽、鼻、咳痰、肿毒等病症。

(1) 栀子花的保健作用

①清热凉血　栀子花苦寒，具有凉血清邪热的作用，是疥疮肿毒、肠风下痢、血热妄行等病症的辅助治疗食品。

②化痰止咳　栀子花的有效成分能够抑制细菌生长，释痰液而通畅气道，具有化痰止咳的功效，可用作热痰壅而致咳嗽者的食疗品。

③宽肠通便、防癌　栀子花含有纤维素，能促进大肠蠕动，帮助大便的排泄，预防痔疮的发作和直肠癌瘤的发生。

(2) 栀子花的食疗方法

①治黄疸性肝炎　用栀子花的根30~60g，加适量瘦肉共煮，吃肉喝汤，早晚服用，15d左右黄疸可退。

②治痢疾　用栀子花的根同适量冰糖共同炖30min，早晚服用，连服7d见效。

③治疮疖红肿　取栀子、蒲公英、金银花的花各12g，水煎20min，每日1剂，分3次服用。

2. 金银花

金银花性味甘、寒，入肺、胃、心经，主要用于热毒疮痈，具有解毒散痈、清热凉血功效，还可以清肿明目、疏风散寒。现代药理研究表明，金银花具有抑菌、抗病毒、抗炎、解热、调节免疫等作用。现代药理学的分析研究，发现金银花含有环己六醇、木樨草黄素、肌醇、皂贰、鞣酸等生化成分，还含有大量还原基因。对葡萄球菌、溶血性链球菌、伤寒、结核、肺炎球菌等分泌的毒素有较强的抑制作用。故金银花已被列入抗菌药物，属于抗生素系列。

(1) 金银花的保健作用

①抗菌、抗病毒　金银花对金黄色葡萄球菌、溶血性链球菌、痢疾、伤寒、脑膜炎双球菌、肺炎双球菌、绿脓以及流感病毒等都有明显抑制作用，具有很强的杀菌消炎作用。

②增强免疫　金银花能促进淋巴细胞转化，增强白细胞的吞噬功能，具有很强的免疫调节作用。

③抗炎、解热　金银花能促进肾上腺皮质激素的释放，对炎症有明显抑制作用。

(2) 金银花的食疗方法

①治感冒　取金银花、连翘、菊花各 12g，水煎 20min，每晚 1 剂。

②预防高血脂　金银花 12g，山楂 10g，何首乌 10g，水煎 30min，分 3 次服用。

③治口腔炎　金银花 12g，夏枯草 9g，水煎 20min，分 3 次服用。

3. 百合花

百合花性微寒平，味甘微苦，入肺经，其具有润肺、清火、安神的功效，主治咳嗽、眩晕、夜寐不安、天疱湿疮等病症。中国有悠久的食用百合花的历史，药用也是源远流长，因此百合花是一种药食兼用的花卉。

(1) 百合花的保健作用

①镇静催眠　百合花中含有百合苷，有镇静和催眠的作用。试验证明，每晚睡眠前服用百合汤，有明显改善睡眠作用，可提高睡眠质量。

②抗疲劳、抗应激　百合花中含有多种营养物质，如矿物质、维生素等，这些物质能促进机体营养代谢，使机体抗疲劳、耐缺氧能力增强，同时能清除体内的有害物质，延缓衰老。

③保护胃黏膜　百合花中含有果胶及磷脂类物质，服用后可保护胃黏膜，治疗胃病。

(2) 百合花的食疗方法

①治疗癌症　百合花 200g，洗净后放入水中煮开，加入适量冰糖，文火煮 10min，分 3 次服用。对各种癌症有一定的疗效。

②治鼻出血　取鲜百合花适量，绞出汁液，用棉签等蘸取汁液涂抹鼻内出血点，每日多次。

③治咳嗽音哑　新鲜百合花 60g，蜂蜜 15g，猪肺 100g，加入适量的水共煮熟，吃肺喝汤。

(三) 秋季花卉的保健功能

1. 菊花

菊花味微辛、甘、苦，性微寒，能疏散风热、清肝明目、平肝阳、解毒。菊花清香宣散，升中有降，具有疏散风热、清肝明目、清热解毒的功效；主治外感风热或风温初起、发热、头痛、眩晕、目赤肿痛、疔疮肿毒。需注意的是菊花性凉，气虚胃寒、食少泄泻者慎服。

(1) 菊花的保健作用

①苦寒清泄，外散肌表　菊花可外散肌表之风热，内解肺肝之火热。适用于治疗外感风热，或温邪被犯所致的发热恶风、头缩鼻塞、无汗或微汗、口渴唇干、咽痛咳嗽等症。

②清热平肝，益阴明目　菊花可清内火，适用于治疗风热上攻所致的头晕目眩、心烦失眠、头痛甚烈、呕恶口苦、舌苔黄腻、头晕盗汗、潮热足软等症。

(2) 菊花的食疗方法

①降脂降压　用菊花、山楂、金银花各10g，开水泡茶，代茶饮用，能化淤消脂、清凉降压、减肥轻身，适用于肥胖症、高脂血症和高血压患者。

②降火安神　取适量菊花、金银花、茉莉花，泡水作茶饮，有清热解毒、降火安神的作用，也适用于防治风热感冒、咽喉肿痛、痈疮等。

③防辐射、明目润肠　取适量白菊花，加适量乌龙茶沏茶后，加入适量蜂蜜饮用，对体内积存的有害性的化学和放射性物质，都有抵抗、排除的疗效，是每天接触电子污染的办公室一族必备的一种茶。同时也具有养肝明目、生津止渴、清心健脑、润肠等作用。

2. 茉莉花

茉莉花味辛、甘，性温，有理气止痛、温中和胃、消肿解毒、强化免疫系统的功效，并对痢疾、腹痛、结膜炎及疮毒等具有很好的消炎解毒作用。

（1）茉莉花的保健作用

①行气开部　茉莉花所含的挥发油性物质，具有行气止痛、解郁散结的作用，可缓解胸腹胀痛、下痢里急后重等病状，为止痛之食疗佳品。

②抗菌消炎　茉莉花对多种细菌有抑制作用，内服外用，可治疗目赤、疮疡、皮肤溃烂等炎性病症。

需要注意的是，茉莉花辛香偏温，火热内盛、燥结便秘者慎食，孕妇禁用。

（2）茉莉花的食疗方法

①疏肝解郁、理气止痛　茉莉花10g，玫瑰花5朵，粳米100g，冰糖适量。将粳米加入适量水煮沸后加入茉莉花、玫瑰花、冰糖，改为文火煮成粥食用，适用于肝气郁结引起的胸胁疼痛，慢性肝炎后遗胁间痹痛，妇女痛经等病症。

②胸胁疼痛、疮疡肿毒　茉莉花5g，白砂糖适量。将茉莉花、白砂糖加水1500ml煎好，去渣饮用，有疏肝理气、止痛解毒的功效，适用于胸胁疼痛、下痢腹痛、疮疡肿毒病症。

③止痛止痢　茉莉花5g，金橘饼10g，粳米100g。将茉莉花研为细末，金橘饼切成丁状；粳米淘洗干净，加水煮成稀粥，加入金橘饼煮沸；加入茉莉花末即可。可以疏肝理气，健脾和胃，治疗腹胀腹痛和痢疾等病。

（四）冬季花卉的保健功能

1. 兰花

兰花性平，味辛、甘，无毒，全草均可入药，兰花的根、叶、花、果、种子均有药用价值。兰根顺气、和血、利湿、消肿，可治咳嗽、肠风、血崩、淋病、白带、肺结核、肺脓肿及扭伤，也可接骨。兰叶清热、凉血理气、利湿，可治咳嗽肺痛、吐血、咯血、白浊、白带、疮毒、疔肿等。

兰花具有芳香开窍、醒脑提神、抗老延寿、开胃健脾、除疲安神、益气生津、美容驻颜、祛风除湿、散寒止痛、活血通络、化淤、止血、健脑益智、调整内分泌紊乱、增强毛细血管弹性、保护肝细胞、抗癌等多种功效。特别是兰花花粉中的活性物质对机体各个器官系统具有保健作用，对各个器官系统的疾病均有良好的治疗作用。

（1）兰花的保健作用

①生津降燥　兰花对阴亏津少、口干咽燥、肺热久咳、湿热水肿、肝气郁结、气血不调，有一定的疗效。

②肿瘤辅助治疗　试验证明，用铁骨素兰根与野菊花煎水，对治疗鼻咽癌症有一定的疗效。兰花对恶性肿瘤放疗后的消渴后遗症等也有一定的作用。

③解暑降热　夏日时用晾干的兰花，加入适量蜂蜜、核桃和花椒，用开水冲饮，可起到解暑去热和止咳润肺之功效，特别对久咳不愈有一定疗效。

④除烦解恼　兰花不但可以治病，而且还可治"心病"，兰花种植者将其身心投入兰花的采撷、莳养、交

流、欣赏时，什么苦恼、烦躁、伤心之事都可抛掉，所以兰花有除烦解恼的功效。

(2) 兰花的食疗方法

①治疗肺痨咳嗽　用新鲜的建兰根 15~25g，捣烂后，取汁液汁加入冰糖煎汤服用，可有效治肺痨、咳嗽、溢血等病症。

②治疗便痛、尿血　取鲜建兰根 75g，大葱葱白 3~5 个，清水煎汤 15min，加入适量红糖后早晚服用，可治尿血或小便涩痛。

③治白带：用蕙兰根、天冬花、百合花、莲藕适量，与鸡共炖，吃鸡喝汤，可以治妇女白带。

④治疗肿瘤　新鲜兰根 50~100g，洗净捣烂敷患处，对治疗跌打损伤、皮下出血、肌肉肿瘤等有一定的疗效。

2. 梅花

梅花味苦、微甘、微酸，性凉，有疏肝止痛、理气解郁等作用，用于胸肋疼痛、脘腹胀痛、胃纳不佳等症时，可与柴胡、芍药花、佛手花等配伍；梅花有化痰清音、疏肝散结等作用，用于梅核气（慢性咽喉炎）、痰气互结等症时，可与红花、厚朴花等配伍。

(1) 梅花的保健作用

①疏肝止痛、理气解郁　用于治疗胸肋疼痛、脘腹胀痛、胃纳不佳等症。

②化痰清音、疏肝散结　用于梅核气、痰气互结等症。

(2) 梅花的食疗方法

①治疗瘰疬　把鲜鸡蛋上开 1 个小孔，放入梅花蕾 7 朵，封口，置锅内蒸熟，去梅花食蛋，每日 1 个，对治疗瘰疬有一定的疗效。

②治疗麻疹　梅花瓣 9g，青橄榄 5 个，水煎 20min，每日 1 剂分 2 次服用。

附录四　部分芳香植物的保健功能

1. 薰衣草

(1) 特性

薰衣草为唇形科薰衣草属多年生常绿耐寒亚灌木，别名爱情草、拉文达香草、宁静的香水植物等。植株高 30~40cm。呈丛生状，茎直立。叶片互生，呈长披针形或羽毛状。穗状花序顶生，以蓝紫色为主，另有深紫、粉红、白等色，花期 6~8 月。在花、叶和茎上的绒毛均藏有油腺，全株均具芳香。原产于地中海沿岸及大洋洲列岛。半耐热性，喜阳光、耐热、耐旱、耐寒、耐瘠薄、抗盐碱，但若长期受涝根烂即死。

(2) 应用

除了专门提炼精油之外，还可用作切花或花坛。将其栽培在庭院及公共场所，叶形花色优美典雅，其香气能醒脑明目，使人有舒适感，还能起到驱除蚊蝇的效果。薰衣草全株具清淡香气，植株晾干后香气不变，花朵还可做香包、干燥花束、压花、薰衣草杖等。甜蜜薰衣草口感佳，可以制作糕点。

2. 香蜂草

(1) 特性

香蜂草为唇形科滇荆芥属多年生草本植物，别名柠檬香水薄荷、蜜蜂花、香蜂花等。植株高 30~60cm。茎呈方形并具分枝，分枝性强，易丛生。叶对生，着生于每一茎节上，宽卵形或心脏形，叶缘具圆锯齿或锯齿，叶脉明显，茎及叶密布细绒毛，繁茂呈深绿色，香味较浓烈。花色为白或淡黄色，在欧美地区于 7~10 月开花。原产于中东温带地区。植株喜湿润土壤，具有耐热和耐水特性。

(2) 应用

可开发利用产品包括茶饮、袋茶、沙拉、香蜂草醋、香蜂草加味水、鱼肉类料理、蘸酱、腌制料、药草枕头及香蜂草冰块等。叶片捣碎可制作防虫药膏、驱虫剂及家具油。香蜂草单独或混合其他保健药草均可使用。

3. 百里香
（1）特性

百里香为唇形科百里香属多年生草本植物，别名麝香草、千里香、地椒等。植株高20~50cm。除了宽叶百里香外，其他品种叶片都很小，呈椭圆形，略带肉质，部分种类具有短绒毛，叶片边缘略向背面翻卷。花小，颜色有红色、粉红色、淡紫色或白色，在枝条顶端叶腋7~8朵集生。全株均具有芳香。百里香性喜酸性土，需阳光充足、排水良好的土壤。

（2）应用

百里香的新鲜枝叶可直接生食。厨艺中，百里香被称为"调和者"，常作为各式肉类、鱼贝类、牛肉等的香料用，或在饼干糕点等各式食品加工中应用，也可提炼香精，加工作为其他用品。同时，它又具有促进消化、恢复体力、抗菌、防腐之效。新鲜枝叶及花可直接剪取插于花瓶中，自然散发芳香。浸于水中取浸出液可做成简易消毒水。干燥的茎叶可作为熏肉的香料或以小布袋包裹置于房中角落有驱虫的功效。鲜叶或干叶可泡茶，也可以用作插花、干燥花、压花等。在药理上，百里香具有改善鼻喉不适的作用；民间用药时，是取其帮助消化、利尿、驱逐蛔虫等功效。著名的漱口药水李施德林即含有百里香的成分，但应注意的是，一天的食用总量不要超过10g。

4. 迷迭香
（1）特性

迷迭香为唇形科常绿多年生亚灌木，别名万年香、乃尔草、海水之露等。植株高可达150cm。叶呈狭长形似松针，边缘反卷，灰绿色革质，干燥后呈针状。花色有淡蓝色、紫色、粉红色、白色。香味强烈，略带一些苦味及甜味。原产地为地中海沿岸。

（2）应用

迷迭香的整棵植株均可利用，以枝叶为主。可用剪刀或直接以手折取，但必须特别注意伤口所流出的汁液很快会变成黏胶，很难去除，有些过敏体质的人还可能会发生过敏反应。因此，采收时必须戴手套并穿长袖服装。除非是要立刻使用，迷迭香采收后应迅速烘干，放入密闭容器中保存，以免香气逸失。将干燥的茎叶放在室内有使空气清香的效果，茎叶放入洗澡水中沐浴可促进血液循环，做成布包放入衣橱可驱除霉味。

迷迭香不仅可用于烹调，而且可利用其杀菌抗氧化的能力来保存食物。迷迭香香草精油的加工及使用更是普遍，许多洗发精便添加了其精油。据称，这可促进头发成长，改善头皮的问题。新鲜枝叶可做成花环，在圣诞节时挂于门上，象征祝福，也可用作插花。迷迭香药理上还有杀菌、抗氧化作用，可治疗头痛、神经紧张、胃口不佳等症。但是剂量不要太高，否则有癫痫或痉挛之虞。1d的适用量是新鲜茎叶4~6g，药用时须医师处理。迷迭香会造成孕妇流产，怀孕妇女必须避免使用。

5. 莳萝
（1）特性

莳萝为伞形花科莳萝属一年生草本植物，别名洋茴香、野小茴、小茴乡、野茴乡等。植株高60~75cm。茎秆直立、平滑、一般无分蘖。叶互生，具长柄，基部具鞘状苞叶，叶片具3~4回羽状分裂，裂叶线形。复伞状花序，直径约15cm；花梗不等长，无总苞与小总苞。花细小，花瓣5，黄色，向内弯曲；雄蕊5，花丝长于花瓣，花药2室；雌蕊1，子房下位，花柱2，双悬果，扁椭圆形，黄棕色，背棱稍突起，两侧肋线延长成翅状。花期6~7月，果实7~9月成熟。植株、花序与果实均具有温和的香辛味。

（2）应用

莳萝新鲜茎叶可做料理、泡菜，果实可制精油及做糕点香料添加物。莳萝具缓和疼痛的镇静作用。此外，还具有治疗头痛、健胃整肠、消除口臭的作用。种子具安神作用，用于治疗失眠、头痛、预防口臭及动脉硬化、促进乳汁分泌及治疗打嗝等用途。它最适合鱼类料理，可使鱼肉滑嫩顺口，促进消化，故有"鱼之香草"美称。种子可做糕点饼干的香辛料添加物。此外,直立的花序可作插花花材和景观栽培之用。

6. 牛至
(1) 特性

牛至为唇形科牛至属多年生草本植物,别名滇香薷、土香薷、香薷等。牛至全株具有芳香气味。原产于欧洲,从地中海沿岸至印度均有分布,尤其在法国,牛至是一种非常普通的野生植物。牛至极耐寒,在我国长江以南为常绿多年生。于北京郊区露地种植,冬季略培土覆盖即能安全越冬。在高温多雨的夏季仍能生长,不择土壤,对环境适应性强。

(2) 应用

牛至可作药用及作烹饪调味料,全草可以提取精油,又是良好的蜜源植物。它含丰富的活性物质,每毫克叶中含超氧化物歧化酶187.80μg,是蔬菜中含量最高者;同时含有较高含量的芳香挥发油、苦味素和单宁,以及具有防腐、消炎和祛痰、助消化等性能的某些物质,故在医药、蔬食、工业香精油等领域作用非凡。

7. 留兰香
(1) 特性

留兰香为唇形科薄荷属多年生草本,别名绿薄荷、青薄荷等。植株高0.3~1.3m。根茎横走。茎方形,多分枝,紫色或深绿色。叶对生,椭圆状披针形,长1~6cm,宽3~17mm,无叶柄。花序密集成顶生的穗状花序;花冠紫色或白色;雄蕊4,伸出于花冠外;花柱顶端二裂,伸出花冠外。小坚果卵形,黑色。花期7~8月,果期8~9月。留兰香适应性强,耐旱、耐瘠薄;对土壤要求不严;对温度适应范围大,生长期最适宜温度为25~30℃,30~40℃时也能正常生长;喜湿润,生长初期和中期需要较多水分;喜光性强。

(2) 应用

从留兰香茎叶提取的留兰香油主要成分为藏茴香酮、柠檬烯,是医药、食品和化工等方面的重要香料,主治伤风,理气,止痛,用于感冒、咳嗽、头痛、腹胀、痛经等。

8. 葫芦巴
(1) 特性

葫芦巴为豆科葫芦巴属一年生草本,别名香草等。株高40~50cm。全株有香气。花无梗,1朵或2朵腋生,初白色,渐变淡黄色,雄蕊10枚,雌蕊1枚,荚果细长呈筒状,略弯曲,先端有长尖,长6~11cm。种子淡棕色。花、果期4~6月。葫芦巴喜凉爽干燥气候,对土壤要求不严,一般土质均可生长,但以肥沃、排水良好的砂壤黑土或黏壤土种植为优,低洼、重盐碱地不宜种植。

(2) 应用

葫芦巴有止痛、祛寒、补肾、消肿消炎、驱虫、镇静之功效,广泛地适用于医药、食用明胶、化工等行业。

9. 罗勒
(1) 特性

罗勒为唇形科罗勒属一年生草本植物,别名毛罗勒、西洋九层塔、九层塔、零陵菜、矮糠等。罗勒全株被稀疏绒毛,不同种、变种或品种在植物学特征上略有差异。一般株高20~100cm。茎为四棱,多分枝。叶对生,卵圆形。花分层轮生,每层有苞叶2枚,花6朵,形成轮伞花序;每一花茎一般有轮伞花序6~10层;花萼筒状,宿存;花冠唇形,白色、淡紫色或紫色。每花能形成小坚果4枚,坚果黑褐色,椭圆形,遇水后种子表面形成黏液物质;种子千粒重1.25~3.00g。罗勒喜温暖湿润的生长环境,耐热但不耐寒,耐干旱而不耐涝。生性强健,具有特殊芳香味道,很少发生病虫害。

(2) 应用

可做烹调或蔬菜食用,如沙拉、汤类、烘烤等,也可加工或萃取精油,或用于休闲香草观光园区观赏。此外,在强身、健胃、美容、茶饮等方面也有较好功效,可防止蚊虫叮咬。

10. 薄荷

（1）特性

薄荷为唇形科多年生草本，别名仁丹草、绿薄荷、苏薄荷、南薄荷等。株高30~80cm，全株有清凉香气。根状茎匍匐、白色。地上茎匍匐或直立，绿色或紫色，方形，中空。叶片交互对生，卵形或长椭圆形，边缘有细锯齿。轮伞花序腋生，花萼钟形，花冠淡红紫色，二唇形。小坚果4，卵球形。花期8~10月，果期9~11月。主产于江苏、江西、安徽、河北、四川等省，全国各地均有栽培。薄荷喜阳光充足、温暖湿润环境，萌蘖力强，耐移植，生长适宜温度为20~30℃，地下根茎在-30℃的情况下仍可安全越冬。

（2）应用

在糖、酒、油、酱、醋等中皆可添加薄荷，餐后的甜点或饼干蛋糕也可酌量加入，以增加料理风味。具散风热、清头目、止痛、麻醉、抗炎防腐、利肝、健胃、提神、清新等功能。

11. 紫苏

（1）特性

紫苏为唇形科一年生草本，别名赤苏、红苏、香苏、皱紫苏等。株高1~1.5m。茎四棱形，直立，被细毛紫色或绿紫色，多分枝。叶对生，有长柄，叶片椭圆形至宽卵形，两面紫色。轮伞花序组成偏向一侧的顶生或腋生总状花序；每花有一苞片，卵圆形；花萼钟形；花冠二唇形，紫红色或粉红色。小坚果近球形，灰棕色。花期6~7月，果期7~9月。紫苏对气候、土壤条件适应性强，但在温暖湿润、土壤疏松、肥沃、排水良好、阳光充足的环境生长旺盛。种子容易萌发，发芽适温为25℃。种子寿命为1年。

（2）应用

全草名全苏，具散寒解表、理气宽胸之功能。紫苏的果实、叶片和茎干燥后分别称苏子、苏叶和苏梗，均作药用。苏子具润肺、消痰的功能；苏叶和苏梗药效同全苏。

附录五　部分药用植物的保健功能

1. 牛蒡

牛蒡味甘，性凉，别名大力子、黑萝卜等。《本草纲目》中有"牛蒡，三月生苗起茎，高者3~4尺，四月开花成丛，淡紫色，结实如枫球而小，萼上细刺百十攒簇之，一球有子数十颗。其根大者如臂，长者近尺，其色灰黪。七月采子，十月采根"的记载。在我国很早就作为药用。

（1）牛蒡的保健作用

①清喉利咽　牛蒡有清热解毒、疏风利咽的功效，可用来治疗由感冒引起的发烧、咳嗽、咽喉肿痛等病症。

②排毒利尿　牛蒡可用来治疗肺炎、脓疮、溃疡、发烧、头皮屑、咽喉炎等症状，尤其是痛风、关节炎和一些皮肤科症状，用牛蒡根、牛蒡叶外敷治疗湿疹、牛皮癣、口疮等，都具有不错的疗效。牛蒡还能够增强肝脏的解毒功能，使痛风的尿酸迅速排出，所以牛蒡也具有消除水肿、通便、恢复肾功能的作用。

③防治传染病　牛蒡有一定的排毒作用，对一些传染病也有一定的疗效，特别是对猩红热有明显的疗效。这主要是牛蒡根中含有某些类似抗生素作用的抑菌成分。用牛蒡根可治疗疔疮、坏血病、风湿症等病症。

④壮阳补肾、抗癌　日本研究结果表明，牛蒡的嫩根有壮阳补肾的作用。同时其含有的黄酮甙类化合物，对恶性肿瘤具有一定抗性，常食对某些癌症有一定的控制作用及治疗效果。近年来的研究也表明，牛蒡在癌细胞体外试验中具有一定的抗性作用。

（2）牛蒡的食疗方法

①治麻疹不透　取牛蒡子、葛根各6g，另取蝉蜕、薄荷、荆芥各3g，水煎，日服2次，1周即可见效。

②治早期急性乳腺炎　用牛蒡的鲜叶30g或干叶9g，水煎，每天早中晚3次服用，或水煎当茶饮。
③治阳痿　用牛蒡子60g，水煎当茶饮。
④治痔疮　用牛蒡、芦根各100g，猪大肠200g，共炖服用。

2. 山药

山药味甘，性温平，别名有怀山药、薯蓣等。山药中富含黏液，这种黏液是黏蛋白，含有消化酶素，可提高人体内的消化能力，有滋补身体的功效。此外，尚含胆碱、黏液汁、酶、薯蓣皂甙等，可提供人体多种营养保健功能。

（1）山药的保健作用

①健脾益胃、助消化　山药含有淀粉酶、多酚氧化酶等物质，有利于增强脾胃消化吸收功能，是一味平补脾胃的药食两用食品。不论脾阳亏或胃阴虚，皆可食用，有很好的保健功效。

②滋肾益精、延年益寿　山药中含人体性黄金（DHEA，Dehydro-epiandrosterone）的前体——薯蓣皂，满足了人体对DHEA的需求，有利于人体健康。DHEA被称为荷尔蒙之母，因为它是体内超过50种荷尔蒙的前驱物，而山药正是天然的DHEA很好的萃取来源。DHEA是分泌自肾上腺的荷尔蒙，20~30岁时，DHEA的分泌会达到巅峰，此后随年龄递减，至70岁时DHEA仅有青春期的1/10。经常食用山药有利于提高人体的DHEA含量，达到滋肾益精、延年益寿的作用。

③益肺止咳　山药有润清、滋润作用，故可益肺气，养肺阴，治疗肺虚咳嗽久咳病症。山药还具有促进干扰素生成，增加T细胞活性，提高网状内皮系统吞噬功能，增进免疫等作用。

④调节血糖　山药含有的黏蛋白，有降低血糖的作用，可用于治疗糖尿病，是糖尿病人的食疗佳品。中医书籍讲"山药健脾、补肺、固肾、益精。治脾虚、泄泻、疗消渴、遗精带下、小便频数"。消渴症包括现代的糖尿病。研究表明，山药有降血糖作用。中药古方治消渴也往往辨证加山药，这都说明糖尿病患者常吃山药有益。

（2）山药的食疗方法

①脾虚久泻　山药30g，扁豆（炒）20g，薏米30g，莲肉20g，车前子15g，烘干，共研细末，每次15g，加冷水煮成糊服，每日3次，连服3~5d。

②脾虚引起的食少、腹泻、消瘦　生山药15g，研为细末，粳米50g，煮粥食用，每日1~2次。

③咳嗽痰喘　山药捣烂半碗，加入甘蔗汁半碗，调匀，炖热饮之，每日2次。

3. 大蒜

大蒜味辛，性温，别名蒜、胡蒜等。大蒜中含有丰富的大蒜素，它是由蒜氨酸经蒜氨酸酶的作用而形成的一种挥发性硫化物，具有特殊辛辣味，可以增进食欲，并有抑菌和杀菌的作用。需要注意的是，大蒜在食用前应剥掉外皮切成片，在空气中放置10min以上，才可产生大蒜素。

（1）大蒜的保健作用

①抗菌杀菌　大蒜中含有的大蒜素，具有非凡的抑杀多种有害细菌、真菌的本领，诸如痢疾杆菌、伤寒杆菌，甚至金黄色葡萄球菌等。这是因为蒜体中"蒜氨酸"在特有的蒜酶活化作用下发生强烈酶反应，将蒜氨酸分解为大蒜素，杀灭有害细菌、真菌。可以说，大蒜最大的作用是抗菌作用，而大蒜素则是非常有效的天然抗生素。

②免疫调节　大蒜内主要的生物活性成分是大蒜素，众多试验证明，大蒜素具有诱发人淋巴细胞的作用，并且随着大蒜素浓度的增高，淋巴细胞活动的频率也随之升高，说明大蒜可增强人的机体免疫力。大蒜可提高机体的细胞免疫功能、体液免疫功能以及非特异性免疫功能。据报道，适当浓度的大蒜素，有促进T淋巴细胞激活作用，这种促进作用与大蒜素抑制巨噬细胞产生氧化亚氮的能力有关。因此大蒜素能明显增强细胞免疫功能。

③抗癌　最新的研究发现，每天生食大蒜能达到预防肠癌的作用。许多的医学研究已证实了大蒜的抗癌效果。无论是对动物或人体的试验，大蒜会有效地用来治疗癌症。大蒜也是预防大肠肛门癌和胃癌的有效武

器。大蒜不仅能够帮助人体摧毁肿瘤，大蒜所含的许多硫化物，也是很强的抗氧化剂，能够清理体内的游离基，以预防游离基对人体细胞的破坏而衍生出的癌细胞。

④抗突变和调节血脂　大蒜中含有较多的有机硫化物，这些化合物具有抗人体发生突变的能力，所以经常食用大蒜可防突变，有利健康。大蒜中含有大蒜素等营养成分，能显著降低实验性高胆固醇血症动物的血脂水平，抑制血小板聚集，起到调节血脂的作用。

(2)大蒜的食疗方法

①感冒　大蒜、生姜各15g，切成片，放入沙锅中加1碗水，煮至半碗水时放入适量红糖，每晚睡前服用，连服3~4d即可。

②急性肠炎　大蒜1头，捣烂如泥，混在适量米醋中，徐徐服用，每日2次。

③蛲虫病　取适量大蒜捣烂如泥，加入少许香油调匀，每晚临睡前涂于肛门周围。

4. 苦瓜

苦瓜味苦，性寒，别名有凉瓜、癞瓜等。苦瓜营养丰富，特别是其维生素C的含量较多，可居瓜类之首。另外，苦瓜中含有苦瓜甙和苦瓜素，是独具特色的苦味菜，又促进食欲，利尿活血的功效。同时还含有气味极苦的奎宁成分可解热，活性蛋白可抗癌。除此以外，苦瓜还含有5-羟基色氨和多种氨基酸。

(1)苦瓜的保健作用

①促进饮食、消炎退热　苦瓜中所含有的苦瓜素，有健脾开胃的功效；同时，其所含的生物碱类物质奎宁，有利尿活血、消炎退热、清心明目的功效。可以治疗上火发炎、目赤疼痛患者。夏季食用苦瓜也具有明显的去暑解热的功效。

②降低血糖　苦瓜的新鲜汁液，具有良好的降血糖作用，是糖尿病患者的理想食品。印度科学家从苦瓜中发现含有一种类胰岛素的物质"多肽-P"，有降低血糖的显著作用。动物试验也证明，类胰岛素可使试验中糖尿病动物的血糖下降，而且注射与口服疗效相同，因而营养学家和医生都一致推荐苦瓜为治疗糖尿病的良药。

③免疫调节　苦瓜中含有类似奎宁的蛋白成分及大量维生素C，能提高人体的免疫功能。苦瓜还含有较多的脂蛋白，可促使人体免疫系统抵抗各种致病因子，经常食用，可以增强人体免疫功能。

④防癌抗癌　苦瓜中所含有的营养成分，提高了机体的免疫能力，能加强巨噬细胞的吞噬能力，起到杀灭癌细胞、防癌抗癌的作用。

(2)苦瓜的食疗方法

①清热明目　鲜苦瓜片500g，加水250ml，煮10min左右，瓜熟即可，食瓜饮汁。此法适于上火发炎、目赤疼痛者饮用。

②凉肝降压：苦瓜丝150g，用开水烫一下，再用凉水过1遍，沥干后与煮熟的芹菜同拌加入调料即可。此法适于高血压患者。

5. 荠菜

荠菜性味甘平，别名荠荠菜、三角草、地地菜等。荠菜有主利肝气、和中、明目、益胃利尿止血、软坚散结等作用。民间老百姓有"三月三，荠菜当灵丹，春来荠美忽忘归"的说法，说明荠菜是蔬菜中的佳品，其药用价值也颇高。

(1)荠菜的保健作用

①防骨质疏松　钙是防骨质疏松的主要元素，荠菜中含有较多的钙，并且其中所含的钙易于被机体吸收利用，所以食用荠菜可防骨质疏松。

②止血、防溃疡　根据临床观察，荠菜有很好的止血作用，同时对溃疡，特别是胃溃疡有抑制作用，能加速溃疡的愈合。

③消肿去火　荠菜有很好的清热解毒、清热去火的功效，可治疗口腔溃疡、疥疮、水肿、目赤疼痛等症。

（2）荠菜的食疗方法

①高血压　荠菜60g，夏枯草50g，杭菊花15g，水煎服。

②肾结核、尿血、泌尿系结石　荠菜花、车前子各18g，水煎服。

③痢疾、便血　荠菜花或鲜荠菜叶50g，粳米60g，加水熬成稀粥，口服2～3次。亦用于月经过多、崩漏等。

④久泻不止　荠菜花10g，研为细末，用大枣煮汤冲服。

6. 蒲公英的保健功能

别名蒲公草、仆公英、地丁、黄花苗、婆婆丁、黄花地丁、蒲公丁、金管草、克公英等。蒲公英味苦甘，性寒，内含有蒲公英自醇、蒲公英赛醇、蒲公英苦味素、皂甙、树脂等成分。对金黄色葡萄球菌、溶血性链球菌有较强的杀菌作用，对肺炎双球菌、脑膜炎球菌、痢疾杆菌、伤寒杆菌等有一定的抑杀作用，对某些真菌亦有抑制作用。

（1）蒲公英的保健作用

①消炎解毒　蒲公英的汁液对急性乳腺炎、淋巴结炎、急性支气管炎、胃炎、肝炎、胆囊炎等有一定的疗效，同时对瘟病、疔毒疮肿、急性结膜炎也有作用，所以蒲公英可消炎解毒。

②防感染　蒲公英可防尿路感染。但脾胃虚寒者不宜多吃。

（2）蒲公英的食疗方法

①治流行性腮腺炎　取蒲公英干品20g，或鲜品30g，捣碎加入1个鸡蛋清中搅匀，再加冰糖适量，共捣成糊剂，摊于纱布上，外敷耳前区及下颌角区的肿胀处，每24h换药1次。

②痔疮　用蒲公英100g，水煎服，每天1剂；另取蒲公英500g，水煎，熏洗。

③胆囊炎　以单味鲜品蒲公英250g，每日煎服1次，连服十余日。

④各种炎症　蒲公英60g，金银花30g，水煎取汁，加粳米100g，煮为稀粥，日服2次，连服3～5日。

⑤慢性胃炎　蒲公英30g，猪肚1个，加水炖熟烂，分2次食肚饮汤。

7. 益母草

别名益母蒿、益母艾等。益母草味辛，性凉。治疗妇女月经不调、胎漏难产、胞衣不下、产后血晕、淤血腹痛、崩中漏下、尿血、泻血、痈肿疮疡等有疗效。

（1）益母草的保健作用

①活血祛淤、调经消水　益母草含益母草碱、水苏碱、益母草定、益母宁等多种生物碱，有收缩血管、短暂降压等活血化淤的作用，并能兴奋子宫，起到调经消水的作用。

②消毒杀菌　益母草中含有的有效成分也具有很好的消毒杀菌的作用，对肿毒疮疡有很好的疗效。

（2）益母草的食疗方法

①妇女血虚　益母草花60g，大枣10枚，红糖50g，水煎弃渣，吃枣饮汤。

②产后腹痛　益母草或花20g，生姜20g，大枣5枚，红糖60g，水煎加糖调服。或用成药益母草膏调服。

③月经失调　益母草30～60g，鸡蛋2枚，加水适量同煮，至蛋熟后剥壳再煮，滤汁，食蛋饮汤，经前每日1剂，连服数日。适于月经提前或错后。

8. 枸杞子

别名枸杞果、红耳坠、血杞子等。枸杞子味甘，性平。枸杞子为枸杞的干燥成熟果实。以粒大、肉厚、种子少、色红、质柔软者为佳。主产于宁夏，甘肃有少量生产。夏、秋果实成熟时采摘，除去果柄，置阴凉处晾至果皮起皱纹后，再暴晒至外皮干硬、果肉柔软即得。

（1）枸杞子的保健作用

①补肾益精、养肝明目　经试验，枸杞子有轻度抑制脂肪在肝细胞内沉积，促进肝细胞新生的作用。并有补肾脏、益精气的作用。

②补血安神、延缓衰老　枸杞子为扶正固本、生精补髓、滋阴补肾、益气安神、强身健体、延缓衰老之

良药，自古以来就是滋补、强壮、养人的上品，能有效地增强各种脏腑功能，改善大脑功能和对抗自由基的功能，具有明显的延缓衰老的作用。

(2) 枸杞子的食疗方法

①虚损劳伤(枸杞丸) 枸杞子150g，干地黄(切)50g，天门冬50g，细捣，令曝干，以绢罗之，蜜和作丸，大如弹丸，日服两剂。

②肾虚损眼花(四神丸) 甘州枸杞子500g好酒润透，分作4份，125g用蜀椒30g炒，125g用小茴香30g炒，125g用芝麻30g炒，125g用川楝肉炒，拣出枸杞，加熟地黄、白茯苓各30g，研末，炼蜜丸，日服。

附录六 园艺疗法各种用表

附表1 园艺疗法初期（实施前）评价记录表

记录时间：　　年　月　日　　　　　　　　　　　　　　　记录人：

姓名：	性别：	生日：
诊断名称、现在症状	工作经历等	
	身心状态与危险	

参加的经过
医院处方　　　　委托与介绍（委托与介绍人：　　　）　　自愿参加
其他（　　　　　　　　　　　　　　　　　　　　　　　　　　）

园艺操作经验（内容与程度）

兴趣、爱好

尝试参加时的状态（　　　/　　　/　～　/　　　/　　次参加　）
是否适合参加（　　　　　　　　　　　　　　　　　　　　　）
其他

注：1. 根据山根宽《园艺康复：园艺疗法的基础与事例》改编。
　　2. 该表可以复印使用。

附表2 园艺活动经验、兴趣调查表

记录时间：　　年　　月　　日　　　　　　　　　　　　　　　负责人：

| 姓名： | | 性别： | | 生日：　年　月　日 | | | |

在以下的园艺操作活动中，请在体验过一栏标注○符号；无论有无体验过，根据兴趣希望尝试参加者请在◎符号处，尝试着参加一下也可以者请在△符号处，特别想参加者请在×符号处标注○符号

	活动名称	体验过	兴 趣				活动名称	体验过	兴 趣		
			◎	△	×				◎	△	×
植物栽培	蔬菜类					园艺相关活动	播种				
	花卉类						栽苗				
	芳香植物						扦插				
	观叶植物						嫁接				
	果树						分株				
	盆栽						造园				
	盆景						庭园管理				
植物利用	花卉装饰						花坛制作				
	干花制作						草坪管理				
	插花						除草				
	压花						浇水				
	花环						堆肥				
	花卉松鼠						修剪				
	香草手工艺品						上盆				

请将使用过的工具标注○符号

铁锹		割草机		喷雾器	
锄头		草坪修剪机		栽植塑料容器	
移植花铲		修剪剪刀		花盆（陶盆）	
铁耙		手锯			

备注	

注：1. 根据山根宽《园艺康复：园艺疗法的基础与事例》改编。
　　2. 该表可以复印使用。

附表3 园艺作业实施特性评价表

对象：	性别：	年龄：	观察者：			
园艺操作种类、内容						

		评价实施时间	①	②	③
		评价等级	5 4 3 2 1 N	5 4 3 2 1 N	5 4 3 2 1 N
评价项目	认知实施	操作内容理解 中途阶段的理解与安排 操作准备 持续、集中 正确、详细 顺序变动、对于问题的处理			
	感觉运动	动作速度 运动耐久性 目的动作的协调性 感觉功能			
	心理方面	压力耐性 感情的控制 对于作业的兴趣、爱好 意志、意愿			
	社会技能	参加、交流 基本考虑 主张、意思表达 协调性			
评价备注	① ② ③				

注：1. 根据山根宽《园艺康复：园艺疗法的基础与事例》改编。
　　2. 该表可以复印使用。

园艺作业实施特性检查表

评价项目		内　　容
认知实施	操作内容理解 中途阶段的理解与安排 操作准备 持续、集中 正确、详细 顺序变动、对于问题的处理	能够理解为了进行园艺活动的必要的操作内容； 理解接下来进行怎样的活动等内容，能够把握全局顺利进行园艺作业； 进行活动必要的设备准备； 对于普通的园艺操作能够集中精力完成； 对于栽植花苗、浇水等作业，能够按照预定目标完成； 在作业顺序发生变化、有些事情发生变化时，能够通过自己的思考或者求助别人等完成
感觉运动	动作速度 运动耐久性 目的动作的协调性 感觉功能	身体运动的速度能够适应作业的要求； 基于身体的疲劳度判断出完成作业所必需的耐久性； 园艺操作中眼睛与手的协调、两手的协调等身体协调性； 作业所必要的视觉、触觉、听觉、嗅觉等
心理方面	压力耐性 感情的控制 对于作业的兴趣、关心程度 意志、意愿	在进行操作作业时的心理压力； 在进行操作作业时，能够控制自己的感情； 对于正在进行的操作作业，是否具有兴趣及关心程度； 对于必要的操作作业是否表现出意愿
社会技能	参加、交流 基本性思考 主张、意思表达 协调性	对于与其他人的共同操作作业，能够自发地参加交流； 能够进行社会生活所必要的常识性行为； 在与其他人的共同作业中，根据需要能够传达自己的思考与心情； 根据具体情况，能够与他人进行协调行动

注：1. 各项目的评价标准，根据障碍大小分为以下五阶段：5——大体上没有问题；4——有时需要帮助和确认；3——需要定期的帮助和确认；2——有必要进行部分帮助；1——全部需要援助。对于判定不明时，则为 N. 不明。此外，对于操作作业的兴趣、关心程度与意志、意愿，可以采用以下五阶段进行判定：5——十分有；3——一般有；1——没有。

2. 在评价备注栏中，与各评价日①、②、③相对应，记录整体评价。

附表4 园艺治疗效果判定表

对象：	性别：	年龄：	负责人：		
作业种类、内容					

	评价实施时间	①	②	③
	评价等级	5 4 3 2 1 N	5 4 3 2 1 N	5 4 3 2 1 N
基本项目	参加率 活动进行情况 身体的稳定性 情绪的稳定性			
个别目标	Ⅰ			
	Ⅱ			
	Ⅲ			
	Ⅳ			
评价备注	①			
	②			
	③			

注：1. 根据山根宽《园艺康复：园艺疗法的基础与事例》改编。
    2. 该表可以复印使用。

园艺治疗效果判定检查表

	评价项目	内　　容
基本项目	参加率 活动进行情况 身体的稳定性 情绪的稳定性	园艺活动的参加率标准如下：5. 全部参加；4. 70%参加；3. 50%参加；2. 30%参加；1. 基本上不参加。 属于参加的意愿，采用园艺作业进行特性评价的标准； 从园艺活动中观察身体功能状态：5. 没有大的障碍；4. 有时有必要注意；3. 有必要注意；2. 有必要帮助；1. 作业有大的障碍； 从园艺活动中精神方面状态进行观察，与身体稳定性的标准相同
个别项目	记录作为园艺疗法的个别帮助目标	根据以下设定标准：5. 全部完成；4. 基本完成；3. 没有特别变化；2. 稍低；1. 低下

注：在评价备注栏中，与各评价日①、②、③相对应，记录整体评价。

附表5 园艺疗法心情变化图

开始时 脉搏：_____ 血压：_____　　　　　　序　号：_____
结束时 脉搏：_____ 血压：_____　　　　　　姓　名：_____
　　　　　　　　　　　　　　　　　　　　　　___年___月___日

开始时：以○记入
结束时：以△记入

附表6　园艺疗法自我评价表

姓名：	性别：	年龄：	负责人：		
目标					
评价实施时间			①	②	③
评价等级			5 4 3 2 1 N	5 4 3 2 1 N	5 4 3 2 1 N
基本项目	参加比例 作业内容的难易度 作业准备与收拾 身体的持续力与集中力 精神的持续力与集中力 作业速度 作业能力（正确性、细致性） 与其他参加者的共同协作 对于作业的兴趣与关心度 对于今后的参加意愿				
个别目标	目标1				
	目标2				
	目标3				
	目标4				

在进行自我评价时，对于参加园艺疗法的感受、注意到的事情、意见、建议以及今后自身的课题等进行记录

①

②

③

注：1. 根据山根宽《园艺康复：园艺疗法的基础与事例》改编。
　　2. 该表可以复印使用。

填表说明：该表为对于参加园艺疗法进行评价的标准表。根据以下标准对现在的状态进行评价：

对于个别目标，根据以下尺度进行分级评价：5. 完全达到；4. 基本达到；3. 接近达到；2. 有差别；1. 有大的差别。对于不清楚的项目在 N 栏内标注○符号。

(1) 参加比例
  5. 几乎全参加   4. 有时缺席
  3. 一半程度参加   2. 有时参加
  1. 基本上不参加

(2) 作业内容的难易度和(3)作业准备与收拾
  5. 基本上能够没有问题进行   4. 稍加提醒自己可以进行
  3. 指导之后可以进行   2. 稍加帮助可以进行
  1. 基本上全部需要帮助

(4) 身体的持续力与集中力和(5)精神的持续力与集中力
  5. 可以持续、集中进行
  4. 稍加休息可以继续进行
  3. 进行足够休息后可以继续进行
  2. 若无长时间的休息，作业不能继续进行
  1. 即使休息后也难以进行作业

(6) 作业速度
  5. 作业进行没有任何问题   4. 作业进行没有大的障碍
  3. 稍慢，但没有大的障碍   2. 速度慢，作业有障碍
  1. 很慢，进行作业有困难

(7) 作业能力(正确性、细致性)
  5. 达到标准要求   4. 稍有必要进行订正
  3. 有必要进行修改指导   2. 有必要进行大量修改指导
  1. 即使进行修改指导，也难以达到标准

(8) 与其他参加者的共同作业
  5. 根据情况，没有大的问题进行作业 4. 稍加提醒后可以进行作业
  3. 进行提醒后基本上可以进行作业 2. 有必要帮助
  1. 困难

(9) 对于进行的作业的兴趣与关心程度
  5. 有兴趣，表现出愉悦感   4. 一定程度上有兴趣
  3. 一般   2. 几乎没什么兴趣
  1. 对进行的作业无兴趣

(10) 对于今后的参加
  5. 想继续参加   4. 可以继续参加
  3. 根据作业内容决定是否参加   2. 考虑后决定是否参加
  1. 如果可能就不参加了

附表7　园艺疗法程序计划表

时间：　　年　月　日　　　　　　　　　　　　　　负责人：

姓名：	性别：	生日：　年　月　日
诊断名称		
康复目标		
长期目标		
短期目标		

场所	期间：　　　　　～ 频度：　　次/周　　　时间：　　h/次				
主要活动内容与进度表	0	2个月	4个月	6个月	8个月	10个月
注意事项						

注：1. 根据山根宽《园艺康复：园艺疗法的基础与事例》改编。
　　2. 该表可以复印使用。

附表 8　园艺疗法日记

姓名：	性别：	生日：　年　月　日	
时间：　年　月　日（星期　）		天气情况：	
进行活动：		感想：	
时间：　年　月　日（星期　）		天气情况：	
进行活动：		感想：	
时间：　年　月　日（星期　）		天气情况：	
进行活动：		感想：	
时间：　年　月　日（星期　）		天气情况：	
进行活动：		感想：	
时间：　年　月　日（星期　）		天气情况：	
进行活动：		感想：	

注：1. 根据山根宽《园艺康复：园艺疗法的基础与事例》改编。
　　2. 该表可以复印使用。

附表 9　精神症状自评量表 SCL-90

精神科有许多量表是让被试者自行评定的，统称为自评量表(self-rating scale)。其中，应用最广泛的是症状自评量表(self-rating symptom scale)。症状自评量表的种类很多，临床最常用的是 90 项症状清单(symptom checklist 90，SCL-90)，又名症状自评量表(self-reporting inventory)，有时也叫做 Hopkin 症状清单(HSCL)。此量表包含有广泛的精神病症状学内容，如思维、情感、行为、人际关系以及生活习惯等。SCL-90 的使用范围颇广，主要为成年的神经症、适应障碍及其他轻型精神障碍患者。不适于躁狂症和精神分裂症。在进行自评时应注意以下几点：①在开始评定前，先由工作人员把总的评分方法和要求向受检者交代清楚，然后让其做出独立的、不受任何人影响的自我评定；②对于文化程度低的自评者，可由工作人员逐项念给他听，并以中性的、不带任何暗示和偏向方式把问题本身的意思告诉他；③评定的时间范围是"现在"或者是"最近 1 周"的实际感觉；④评定结束时，由本人或临床医生逐一查核，凡有漏评或者重复评定的，均应提醒自评者再考虑评定，以免影响分析的准确性；⑤SCL-90 有两种评分方法，分别为 1~5 的 5 级评分和 0~4 的 5 级评分。如果为 0~4 的 5 级评分，总分超过 70 分，可考虑筛选阳性。

		无	轻度	中度	相当重	严重
1	头痛					
2	神经过敏，心中不踏实					
3	头脑中有不必要的想法或字句盘旋					
4	头晕和昏倒					
5	对异性的兴趣减退					
6	对旁人责备求全					
7	感到别人能控制自己的思想					
8	责怪别人制造麻烦					
9	健忘					
10	担心自己的衣饰整齐及仪态的端正					
11	容易烦恼和激动					
12	胸痛					
13	害怕空旷的场所或街道					
14	感到自己的精力下降，活动减慢					
15	想结束自己的生命					
16	听到旁人听不到的声音					
17	发抖					
18	感到大多数人都不可信任					
19	胃口不好					
20	容易哭泣					
21	同异性相处时感到害羞不自在					
22	感到受骗、中了圈套或有人想抓住您					
23	无缘无故地突然感到害怕					
24	自己不能控制地发脾气					

(续)

		无	轻度	中度	相当重	严重
25	怕单独出门					
26	经常责怪自己					
27	腰痛					
28	感到难以完成任务					
29	感到孤独					
30	感到苦闷					
31	过分担忧					
32	对事物不感兴趣					
33	感到害怕					
34	自己的感情容易受到伤害					
35	旁人能知道自己的私下想法					
36	感到别人不理解、不同情					
37	感到人们对自己不友好,不喜欢自己					
38	做事必须做得很慢以保证做得正确					
39	心跳得很厉害					
40	恶心或胃部不舒服					
41	感到比不上他人					
42	肌肉酸痛					
43	感到有人在监视自己、谈论自己					
44	难以入睡					
45	做事必须反复检查					
46	难以做出决定					
47	怕乘电车、公共汽车、地铁或火车					
48	呼吸有困难					
49	一阵阵发冷或发热					
50	因为感到害怕而避开某些东西、场合或活动					
51	脑子变空了					
52	身体发麻或刺痛					
53	喉咙有梗塞感					
54	感到没有前途、没有希望					
55	不能集中注意力					
56	感到身体的某一部分软弱无力					
57	感到紧张或容易紧张					
58	感到手或脚发重					
59	想到死亡的事					

（续）

		无	轻度	中度	相当重	严重
60	吃得太多					
61	当别人看着自己或谈论自己时感到不自在					
62	有一些不属于自己的想法					
63	有想打人或伤害他人的冲动					
64	醒得太早					
65	必须反复洗手、点数目或触摸某些东西					
66	睡得不稳不深					
67	有想摔坏或破坏东西的冲动					
68	有一些别人没有的想法或念头					
69	感到对别人神经过敏					
70	在商店或电影院等人多的地方感到不自在					
71	感到任何事情都很困难					
72	一阵阵恐惧或惊恐					
73	感到在公共场合吃东西很不舒服					
74	经常与人争论					
75	单独一人时神经很紧张					
76	别人对自己的成绩没有做出恰当的评价					
77	即使和别人在一起也感到孤单					
78	感到坐立不安、心神不定					
79	感到自己没有什么价值					
80	感到熟悉的东西变得陌生或不像是真的					
81	大叫或摔东西					
82	害怕会在公共场合昏倒					
83	感到别人想占自己的便宜					
84	为一些有关"性"的想法而很苦恼					
85	认为应该因为自己的过错而受到惩罚					
86	感到要赶快把事情做完					
87	感到自己的身体有严重问题					
88	从未感到和其他人很亲近					
89	感到自己有罪					
90	感到自己的脑子有毛病					

填表说明：精神症状自评量表SCL-90的分析统计指标：

1. 总分

①总分是90个项目所得分之和。

②总症状指数，也称总均分，是将总分除以90（总分/90分）。

③阳性项目数是指评为1~4分的项目数，阳性症状痛苦水平是指总分除以阳性项目数（总分/阳性项目数）。

④阳性症状均分是指总分减去阴性项目（评为0的项目）总分，再除以阳性项目数。

2. 因子分

SCL-90包括9个因子，每一个因子反映出病人的某方面症状痛苦情况，通过因子分可了解症状分布特点。

$$因子分 = 组成某一因子的各项总分 / 组成某一因子的项目数$$

9个因子含义及所包含项目为：

①躯体化：包括1，4，12，27，40，42，48，49，52，53，56，58共12项。该因子主要反映身体不适感，包括心血管、胃肠道、呼吸和其他系统的主诉不适和头痛、背痛、肌肉酸痛，以及焦虑的其他躯体表现。

②强迫症状：包括了3，9，10，28，38，45，46，51，55，65共10项。主要指那些明知没有必要，但又无法摆脱的无意义的思想、冲动和行为，还有一些比较一般的认知障碍的行为征象也在这一因子中反映。

③人际关系敏感：包括6，21，34，36，37，41，61，69，73共9项。主要指某些个人不自在与自卑感，特别是与其他人相比较时更加突出。在人际交往中的自卑感，心神不安，明显不自在，以及人际交流中的自我意识，消极的期待亦是这方面症状的典型原因。

④抑郁：包括5，14，15，20，22，26，29，30，31，32，54，71，79共13项。以苦闷的情感与心境为代表性症状，还以生活兴趣的减退、动力缺乏、活力丧失等为特征。还反映失望、悲观以及与抑郁相联系的认知和躯体方面的感受，另外，还包括有关死亡的思想和自杀的想法。

⑤焦虑：包括2，17，23，33，39，57，72，78，80，86共10项。一般指那些烦躁、坐立不安、神经过敏、紧张，以及由此产生的躯体征象，如震颤等。测定游离不定的焦虑及惊恐发作是本因子的主要内容，还包括一项身体感受的项目。

⑥敌对：包括11，24，63，67，74，81共6项。主要从三方面来反映敌对的表现：思想、感情及行为。其项目包括厌烦的感觉、摔物、争论直到不可控制的脾气爆发等各方面。

⑦恐怖：包括13，25，47，50，70，75，82共7项。恐惧的对象包括出门旅行、空旷场地、人群或公共场所和交通工具。此外，还有反映社交恐怖的一些项目。

⑧偏执：包括8，18，43，68，76，83共6项。本因子是围绕偏执性思维的基本特征而制订：主要指投射性思维、敌对、猜疑、关系观念、妄想、被动体验和夸大等。

⑨精神病性：包括7，16，35，62，77，84，85，87，88，90共10项。反映各式各样的急性症状和行为，限定不严的精神病性过程的指征。此外，也可以反映精神病性行为的继发征兆和分裂性生活方式的指征。

此外，还有19，44，59，60，64，66，89共7个项目未归入任何因子，反映睡眠及饮食情况，分析时将这7项作为附加项目或其他，作为第10个因子来处理，以便使各因子分之和等于总分。

各因子的因子分的计算方法是：各因子所有项目的分数之和除以因子项目数。例如，强迫症状因子各项目的分数之和为30，共有10个项目，所以因子分为3。在①~②评分制中，粗略简单的判断方法是看因子分是否超过3分，若超过3分，即表明该因子的症状已达到中等以上严重程度。下面是正常成年人SCL-90的因子分常模，如果因子分超过常模即为异常。

项 目	X + SD	项 目	X + SD
躯体化	1.37 + 0.48	敌对性	1.46 + 0.55
强迫症状	1.62 + 0.58	恐 怖	1.23 + 0.41
人际关系敏感	1.65 + 0.61	偏 执	1.43 + 0.57
抑 郁	1.5 + 0.59	精神病性	1.29 + 0.42
焦 虑	1.39 + 0.43		

附表10　园艺疗法实施部门自我评价表

评价时间：　　年　　月　　日　　　　　　　　　　　　　评价者：

评价项目	评价等级			
Ⅰ　全体设施中园疗法的定位	1	2	3	N
1　是否设置统管园艺疗法的部门				
2　是否在统管园艺疗法部门配置园艺疗法师				
3　统管者不是园艺疗法师的情况下，是否清楚园艺疗法师的作用和决定权				
4　是否合理配置工作人员				
5　是否有保管资料、记录、开会等专用场所和办公桌				
6　是否有制订园艺疗法意见、提案的体制				
7　是否从使用者角度考虑到园艺疗法部门的交通条件				
8　园艺疗法部门是否具有足够的空间				
Ⅱ　业务管理	1	2	3	N
1　是否明确园艺疗法部门的事业规划				
2　上述事业规划是否与组织整体的事业规划相一致				
3　对于园艺疗法部门的业务内容是否在年底进行检查				
4　园艺疗法部门的工作人员组织图是否明确				
5　园艺疗法工作人员的职责是否明确				
6　园艺疗法部门的运营会议是否定期举行				
7　是否明确每年的园艺疗法业务指标				
8　工作人员的业务量是否适当分配				
9　是否明确规定就业规则				
10　是否遵守伦理纲领				
Ⅲ　人事管理	1	2	3	N
1　原有园艺疗法师是否参与了园艺疗法部门工作人员的录用				
2　园艺疗法部门工作人员休产假时是否有代替者				
3　园艺疗法部门工作人员倒休时是否有代替者				
4　园艺疗法部门工作人员是否定期进行健康检查				
5　是否能够确保园艺疗法部门工作人员休息的时间、空间				
6　园艺疗法部门工作人员年休是否合理进行				
Ⅳ　设备、物品、消耗品管理	1	2	3	N
1　园艺疗法部门的清扫是否定期进行				
2　园艺疗法部门是否具有足够的物品存放空间				
3　园艺疗法部门的物品是否时常得到补充				
4　是否对于园艺疗法部门的设备、物品的功能定期进行检查				
5　园艺疗法部门是否进行整理、整顿				

（续）

评价项目	评价等级			
Ⅴ 有关对于对象者的评价	1	2	3	N
1　是否充分收集专业信息				
2　是否做成评价总结的表格				
3　是否进行第一次评价				
4　是否进行最后一次评价				
5　根据需要是否进行中间评价与再评价				
6　是否对评价内容进行说明，并得到了解（同意）				
7　是否具备有关评价技术的指导体制				
Ⅵ 有关对于对象者的疗法（援助、指导）	1	2	3	N
1　对于全体对象者是否做成与明示园艺疗法的最初程序				
2　对于全体对象根据需要是否重新改正园艺疗法程序				
3　园艺操作活动种类是否范围广泛				
4　是否具备治疗（援助、指导）所必要的设备、物品、消耗品等				
5　是否向全体对象及其家人对于治疗（援助、指导）内容进行说明，并得以了解（同意）				
6　是否根据全体对象制订必要的进程表				
7　对于全体对象是否一边进行意见反馈一边进行治疗（援助、指导）				
8　在治疗（援助、指导）技术方面，是否形成由上级（园艺疗法师）组成的指导体制				
Ⅶ 记录（文书）管理	1	2	3	N
1　对于园艺疗法实施件数是否每次都进行了记录				
2　对于每次的园艺疗法是否记录了实施时间、期间、实施内容、负责人等				
3　对于运营会议、事例检查等的内容是否每次都进行了记录、保管				
4　对于其他部门、其他机关的报告的复印件是否保存、保管				
5　对于所有的园艺疗法记录是否根据必要保存期间进行了保存、保管				
Ⅷ 风险管理	1	2	3	N
1　紧急对应器具类是否配备				
2　设施内感染防止对策是否实施				
3　对于园艺工具和资材类是否进行了定期检查和安全管理				
4　紧急对策是否制订并且进行了传达（是否具有紧急时实施手册）				
5　防灾训练是否定期进行				
Ⅸ 与其他部门的协作	1	2	3	N
1　对于所有对象的有关园艺疗法委托材料是否得以保管				
2　对于所有对象的治疗方针是否与其他部门达成共识				
3　症状病例检查等是否定期进行				
4　有关所有对象的园艺疗法实施的进程表变更等的联络方法是否确立				
5　对于其他部门的有关园艺疗法的广告、宣传是否进行				

(续)

	评价项目	评价等级			
6	每位对象的园艺疗法结束时,是否根据必要已经与其他部门进行协调				
	X 教育、研修、研究	1	2	3	N
1	是否实施了园艺疗法学生的临床教育(实习)				
2	是否明示园艺疗法学生的临床教育(实习)内容、部门的方针				
3	是否在一定期间实施了新的园艺疗法师的教育				
4	是否定期实施部门内研修、设施内研修等				
5	是否能够保证1年1次参加外部的研修会、讲习班等				
6	是否能够保证参加学会、学会论文公表的费用				
7	是否能够保证业务上必要的图书				
	总　计				
对于需要改善问题的总结					

注: 1. 评价标准: 1. 是; 2. 不是; 3. 不属于上述二者; N. 不明。
　　2. 根据山根宽《园艺康复: 园艺疗法的基础与事例》改编。
　　3. 该表可以复印使用。

参考文献

中文文献

D A 麦金泰尔. 1998. 室内气候[M]. 龙惟定,等译. 上海:上海科学出版社.
宫野弘司. 2004. 78 种香草栽培[M]. 刘京梁,译. 北京:中国建材工业出版社.
只木良也,吉良龙夫. 1992. 人与森林——森林调节环境的作用[M]. 唐广仪,等译. 北京:中国林业出版社.
PAUL GILBERT. 2000. 走出抑郁[M]. 宫宇轩,等译. 北京:中国轻工业出版社.
班瑞益. 2001. 园艺疗法辅助治疗慢性精神分裂症病人效果观察[J]. 护理学,16(9):518 - 520.
班瑞益. 2001. 园艺疗法对慢性精神分裂症患者的康复效果观察[J]. 南方护理学报,8(5):8 - 10.
班瑞益. 2002. 园艺疗法对慢性精神分裂症的康复效果分析[J]. 实用护理,18(2):50 - 51.
蔡春菊,王成,陶康华. 2007. 城市绿地对空气负离子水平的影响[J]. 城市环境与城市生态,20(5):6 - 9.
陈春贵,陈亮明,殷丽华. 2007. 大力倡导保健植物在园林中的应用[J]. 江西林业科技(2):58 - 61.
陈欢,章家恩. 2007. 植物精气研究进展[J]. 生态科学,26(3):281 - 287.
陈培栋. 2005. 破译植物精气之谜[J]. 大自然(6):32 - 33.
陈培栋. 2005. 用植物精气为人类造福[N]. 中国绿色时报,03 - 10(4).
陈学年. 2002. 香花有益于健康[J]. 西南园艺,30(4):59.
丛继信. 2003. 神奇的负氧离子[J]. 解放军健康(3):39.
但新球. 1994. 森林公园的疗养保健功能及在规划中的应用[J]. 中南林业调查规划(1):54 - 57.
范亚民,何平,李建龙,等. 2005. 城市不同植被配置类型空气负离子效应评价[J]. 生态学,24(8):883 - 886.
高益民. 2004. 健康与亚健康新说[M]. 北京:化学工业出版社.
郭华. 2000. 蔬菜药用巧治百病[M]. 沈阳:辽宁科学技术出版社.
郭圣茂,杜天真,赖胜男,等. 2006. 城市绿地对空气负离子的影响[J]. 河北师范大学学报(自然科学版),30(4):478 - 482.
胡毅. 1994. 应用气象学[M]. 北京:气象出版社.
黄建武,陶家元. 2002. 空气负离子资源开发与生态旅游[J]. 华中师范大学学报(自然科学版),36(2):257 - 260.
黄淑芳,梁纪文. 2002. 走出亚健康[M]. 呼和浩特:内蒙古人民出版社.
黄彦柳,陈东辉,陆丹,等. 2004. 空气负离子与城市环境[J]. 干旱环境监测,18(4):208 - 211.
姜国义. 2001. 生态园林绿地建设中应用树木与草坪效果对比分析[J]. 防护林科技(1):25 - 27.
蒋继宏,李晓储,陈凤美,等. 2004. 芳香型植物挥发油抑菌活性的研究[J]. 江苏林业科技,31(3):6 - 7,12.
康宁. 2008. 园林植物与绿地的视觉特性对人心理影响的研究[D]. 北京:中国农业大学.
康宁,李树华,李法红. 2008. 园林景观对人体心理影响的研究[J]. 中国园林,24(7):69 - 72.
柯联才. 1994. 花果疗法[M]. 长沙:湖南科学技术出版社.
黎凯东,王卫红. 1999. 环境知觉与医疗建筑色彩环境设计[J]. 华南建设学院西院学报,7(2):76 - 81.
李安伯. 1991. 我国空气负离子研究所面临的挑战[J]. 工业卫生与职业病,17(6):372 - 373.
李法红,李树华,刘国杰. 2008. 苹果树花叶的观赏活动对人体脑波的影响[J]. 西北林学院学报,23(4):62 - 68.
李树华. 2000. 尽早建立具有中国特色的园艺疗法学科体系(上)[J]. 中国园林,16(3):17 - 19.

李树华.2000.尽早建立具有中国特色的园艺疗法学科体系(下)[J].中国园林,16(4):32-34.
李树和.2005.蔬菜药用70例[M].天津:天津科学技术出版社.
李天舒,陈亮明,李德敏.2006.健康住宅园林植物景观设计初探[J].辽宁林业科技(6):33-36.
李向明.2004.森林浴及森林浴场的开发[J].江西林业科技(1):24-26.
李延华.2004.食药用花卉[M].北京:中国农业出版社.
李永真.2004.让自然角不再成为摆设[J].早期教育(4):14.
厉曙光,刘琦,李进,等.2000.喷泉产生的空气负离子及其影响因素的研究[J].环境与健康,17(4):205-207.
林蕙君.2005.香草花园[M].上海:文化出版社.
林忠宁.1999.空气负离子在卫生保健中的作用[J].生态科学,18(2):87-91.
刘凯昌,苏树权,江建发,等.2002.不同植被类型空气负离子状况初步调查[J].广东林业科技,18(2):37-39.
刘义满,李峰,魏玉翔.2006.常用保健型香辛蔬菜栽培技术[M].武汉:湖北科学技术出版社.
刘云国,吕健,张合平,等.2003.大型人造园林中的空气负离子分布规律[J].中南林学院学报,23(1):89-92.
刘志皋.2006.食品营养学[M].北京:中国轻工业出版社.
陆玲香.1997.尘肺患者接受森林浴康复治疗方法与体会[J].职业医学,24(6):37-38.
蒙晋佳,张燕.2005.地面上的空气负离子主要来源于植物的尖端放电[J].环境科学与技术,28(1):112-113.
聂树人.1988.医学地理学概论[M].西安:陕西师范大学出版社.
欧阳杰,王晓东,赵兵,等.2002.香料植物应用研究进展[J].香料香精化妆品,(5):32-34.
郄光发,王成,彭镇华.2005.森林生物挥发性有机物释放速率研究进展[J].应用生态学报,16(6):1151-1155.
裘爱国,蔡鸣,谢英彪.2004.自然疗法500问[M].上海:科学技术出版社.
若兰.2005.老年人的生活习惯与心理辅导[M].北京:中国纺织出版社.
山东农业大学.1997.蔬菜栽培学各论(北方本)[M].北京:农业出版社.
邵海荣,贺庆棠.2000.森林与空气负离子[J].世界林业研究,13(5):19-23.
邵海荣,贺庆棠,阎海平.2005.北京地区空气负离子浓度时空变化特征的研究[J].北京林业大学学报,27(3):35-39.
沈渔顿.1993.精神病防治与康复[M].北京:华夏出版社.
苏树权.2002.不同林分类型对空气质量的影响研究[J].中南林业调查规划,21(4):47-48.
粟娟,谢德兴,廖少波,等.2001.珠海市板樟山森林公园休闲保健型森林营建的研究[J].林业科学研究,14(5):496-502.
田思胜,尹桂平,马晓亮,等.2004.休闲保健浴[M].上海:科学技术出版社.
王海燕.2002.芳香疗法[M].长沙:湖南科学技术出版社.
王洪俊.2004.城市森林结构对空气负离子水平的影响[J].南京林业大学学报(自然科学版),28(5):96-98.
王家保,任杰,阮龙,等.2006.冬季田间农作物对环境空气负离子浓度影响的研究[J].安徽农业科学,34(6):1131-1133.
王雨来.1996.芳香疗法漫谈[J].中国化妆品(4):1-2.
王振宇.2000.儿童心理学[M].南京:江苏教育出版社.
魏凤英.1999.现代气候统计诊断预测技术[M].北京:气象出版社.
吴楚材,郑群明.2005.植物精气研究[J].中国城市林业(4):61-63.
吴际友,程政红,龙应忠.2003.园林树种林分中空气负离子水平的变化[J].南京林业大学学报(自然科学版),7(4):78-80.
吴敏.2006.5种杉科植物不同部位的精气成分[J].中南林学院学报,26(3):82-86.
吴章文,吴楚材,石强.1999.槲树精气的研究[J].中南林学院学报,19(4):38-40.
吴章文.2003.森林旅游区22个树种的精气(芬多精)成分、含量及用途的研究报告//森林旅游区环境资源评价研究[M].北京:中国环境科学出版社.

吴志萍,王成.2007.城市绿地与人体健康[J].世界林业研究,20(2):32-37.
修美玲,李树华.2006.园艺操作活动对老年人身心健康影响的初步研究[J].中国园林,22(6):46-49.
许淑莲.1987.老年心理学[M].北京:科学出版社.
许亚文,鲁坤元,杨慧.1999.住宅庭院空间设计与环境心理学[J].四川建筑(11):34-35.
薛茂荣,马维基,孙志德.1984.城市公园空气负离子的调节作用[J].环境科学(1):77-78.
言涓.2005.花卉养生[M].重庆:重庆出版社.
严炜,刘敏,石星堂.2006.负氧离子与地区生态旅游[J].中国科技信息(24):21-22.
杨建松,杨绘,李绍飞,等.2006.不同植物群落空气负离子水平研究[J].贵州气象,30(3):23-27.
杨徐航,孙理军.2001.鲜花疗法探讨[J].陕西中医学院学报(9):11-12.
杨月欣.2002.21世纪膳食营养指南[M].北京:中国轻工业出版社.
俞益武,张建国,朱铨,等.2007.休闲观光农业园区的规划与开发[M].杭州:杭州出版社.
曾曙才,苏志尧,陈北光.2007.广州绿地空气负离子水平及其影响因子[J].生态学,26(7):1049-1053.
张宝海,韩向阳,孙京涛.2003.28种芳香特菜栽培[M].北京:中国农业出版社.
张明华.2001.城市林业[M].北京:中国环境科学出版社.
张日升.2006.箱庭疗法[M].北京:人民教育出版社.
章俊华.2008. Landscape 思潮[M].北京:中国建筑工业出版社.
赵凌杰.2002.老年人心理卫生[M].上海:上海中医药大学出版社.
赵瑞祥.2002.空气负离子疗法在疗养医学中的应用[J].中国疗养医学,11(2):5-7.
浙江农业大学.1999.蔬菜栽培学总论[M].北京:中国农业出版社.
中国农业百科全书总编辑委员会.1990.中国农业百科全书——蔬菜卷[M].北京:农业出版社.
中国农业科学院蔬菜研究所.1987.中国蔬菜栽培学[M].北京:农业出版社.
中一贝,刘慧懿.2001.食物营养与健康——蔬菜篇[M].北京:中国物资出版社.
祝恒琛,谢成.2002.亚健康[M].北京:中国医药科技出版社.
宗美娟,王仁卿,赵坤.2004.大气环境中的负离子与人类健康[J].山东林业科技(2):32-34.

日文文献

浅野房世.2002.園芸療法の現状とALPHA園芸療法課程の役割[J].ALPHA 2002:5-24.
浅野房世,等.1996.人にやさしい公園づくり[M].東京:鹿島出版会.
アン・マッキンタイア,飯岡美紀訳.1997.花のもつ癒しの魅力[M].東京:産調出版株式会社.
大塚能理子.1995.アメリカのリハビリテーション施設における園芸療法[J].グリーンエージ,22(2):22-26.
片桐義子.1994.花療法[M].東京:東京新聞出版局.
金恩一,藤井英二郎.1994.植物の色彩と眼球運動及び脳波との関わりについて[J].造園,57(5):139-144.
京都大学農学部蔬菜花卉園芸学研究室.1982.園芸を通じての治療とリハビリテーション[J].新花卉113:28-29.
グリーン情報.2002.日本における園芸療法の実際30の実際例を中心に[J].名古屋:グリーン情報.
グロッセ世津子.1995.イギリスにおける園芸療法[M].東京:日本緑化センター.
建設省都市局公園緑地課.1999.みんなのための公園づくり ユニカーサルデザイン手法による設計指針[M].東京:日本公園緑地協会.
近藤三雄.1978.緑のもたらす心理的効用[J].グリーンエージ,5(4):23-28.
近藤まなみ.1997.癒しのガーデニング[M].東京:創森社.
近藤まなみ.1999.やすらぎのガーデニング~育てる・彩る・楽しむ~[M].東京:創森社.
高知県農林水産部園芸流通課.1998.園芸セラピーガイドブック高知版[M].高知:高知県農林水産部園芸流

通課.
　澤田みどり.1995.園芸療法の現状と市民参加による都市緑化[J].グリーンエージ,22(10):25-29.
　澤田みどり.1996.園芸療法研修会の活動[J].グリーンエージ,23(7):8-12.
　ジーン・ロサート著,園芸療法研修会監訳.2002.バリアフリーガーデニング.東京:エンパワメント研究所.
　Suzanne E. 著.グロッセ世津子訳.1998.園芸療法と高齢者[M].東京:日本緑化センター.
　ダイアン・レルフ編.佐藤由巳子訳.1998.園芸社会学[M].東京:マルモ出版.
　高江洲義夫.1997.園芸療法覚書—園芸療法の理解と実践のために—[M].東京:園芸療法研修会.
　武川満夫,武川政江.1988.園芸健康法[M].東京:誠文堂新光社.
　田中直人.2002.ユニバーサルデザインの考え方[M].東京:丸善株式会社.
　谷田貝光克.1995.森林の不思議[M].東京:現代書林.
　塚本洋太郎.1978.園芸の時代[M].東京:日本放送出版協会.
　都市緑化技術開発機構,公園緑地バリアフリー共同研究会.2000.公園のユニバーサルデザインマニュアル[M].東京:鹿島出版会.
　豊田幸夫.2005.エコ&ヒーリング・ランズケープ環境配慮と癒しの環境づくり[M].東京:鹿島出版会.
　中島宏.2005.緑化・植栽マニュアル計画・設計から施工・管理まで[M].東京:経済調査会:191-192.
　日本造園学会.1998.緑空間のユニバーサル・デザイン[M].京都:学芸出版社.
　日本緑化センター.1992.ホーテイカルチュラルセラピー(園芸療法)現状調査報告書[M].東京:日本緑化センター.
　日本緑化センター.1993.Gardens for Everybody —ホーテイカルチュラルセラピー実践のための庭づくり[M].東京:日本緑化センター.
　日本緑化センター.1995.園芸セラピー研究会(仮称)の発足について[M].東京:日本緑化センター.
　日本緑化センター.1996.アメリカにおける園芸セラピー[M].東京:日本緑化センター.
　日本緑化センター.1997.園芸セラピー実践のためのガイド[M].東京:日本緑化センター.
　日本緑化センター.1997.アメリカ西海岸・カナダにおける園芸セラピー[M].東京:日本緑化センター.
　農山漁村文化協会.2002.花卉園芸大百科6ガーデニグ/ハーブ/園芸療法[M].東京:農山漁村文化協会.
　藤井英二郎,中村隆亮,三島孔明.1993.脳波による緑地の視覚心理的効果の検//国際シンポジュウム'93'アメニテイのデザイン'学術講演概要集[J].東京:論文集.250-251.
　松尾英輔.1998.園芸療法を探る[J].名古屋:グリーン情報.
　松尾英輔.1997.園芸療法における植物とのかかわりその2[J].グリーン情報18(3).
　松尾英輔.1997.心を育てる園芸療法[J].福岡精神保健42:3-24.精神保健叢書その47.福岡県地域精神保健協議会.
　松尾英輔.1998.園芸福祉(学)(Horticultural Welfare)の提唱[J].グリーン情報19(1).
　松尾英輔.1998.園芸療法の教育、普及に関係する組織の活動の実情その1[J].グリーン情報19(2).
　松尾英輔.1998.園芸療法の教育、普及に関係する組織の活動の実情その2[J].グリーン情報19(3).
　宮崎良文.2003.森林浴はなぜ体にいいか[M].東京:理想社.
　山根寛.1997.精神障害と作業療法[M].東京:三輪書店.
　吉長元孝,塩谷哲夫,近藤竜良.1998.園芸療法のすすめ[M].東京:創森社.

英文文献

　BERMAN R.1980. Green therapy for the disabled[J]. Kiwanis Magazine:4.
　GILMAN E.1992. Horticulture:Nature's therapy[J]. New Jersey Outdoors (Fall):4-5.
　JANE STONEHAM,PETER THODY.1994. Landscape design for elderly & disabled people[M]. West sussex, UK:Packard Publishing Limited.

JONE WILEY, SONS. 1999. Healing Gardens:Therapeutic benefits and design recommendations[M]. New York: Clare Cooper Marcus Marni Barnes.

LEWIS C A. 1995. Human health and well-being:The psychological, physiological, and sociological effects of plants on people[J]. Acta Horticulture,391:31-39.

LEWIS. 1996. Green Nature,Human Nature[M]. Urbana and Chicago:University of Illinois Press.

PARK S H, MATTSON R H,KIM E. 2004. Pain tolerance effects of ornamental plants in a simulated hospital patient room[J]. Acta Horticulture, 639: 241-247.

PREDNY M L,RELF D. 2004. Horticulture therapy activities for preschool children, elderly adults and intergenerational groups[J]. Activities, Adaptation and Aging,28(3): 1-18.

RELF D. 1992. Human issues in horticulrure[J]. HortTechnology,2(2):159-171.

RELF D. 1992. The role of horticulture in human well-being and social development[M]. Timber Press,Inc.

RELF D. 2001. The role of plant and horticulture in human well-being and quality of life[J]. People-plant Relationship (1):2-5.

ROGER ULRICH. 1981. Effects of natural view and urban view on human emotion and physiology[J]. Environment and Behavior(13):523-556.

SARMO M T,CHAMBERS N. 1997. A horticulture therapy program for individuals with acquired aphasia[J]. Activities, Adaptation, and Aging(22): 81-91.

TERMAN M,TERMAN J S. 1995. Treatment of seasonal affective disorder with high-output negative ionizer[J]. Journal of Alternative and Complementary Medicine(1):87-92.

ULRICH ROGER S. 1984. View Through a Window May Influence Recovery from Surgery[J]. Science, 224(4647): 420-421.

ULRICH ROGER S,U DIMBERG, B L DRIVER. 1991. Psychophysiological indicators of leisure benefits[J]. PA:Venture Publishing. 73-89.

WILD ECK St. 2004. Perception of urban green spaces and quality of life[J]. Schweizerische Zeitschrift fuer Forstwesen,154(10):405-409.

YAMANE K. 2003. Roles of daily horticultural activities in physical and mental QOL for elderly adults[J]. People-plant Relationships(3): 19-22.

YAMANE K. 2000. Effects of cut flowers on physiological and psychological parameters of human being under stress [J]. Eviron Hort. Sci,14(2): 97-100.